Sanfte Wege zur Gesundheit

Homöopathie

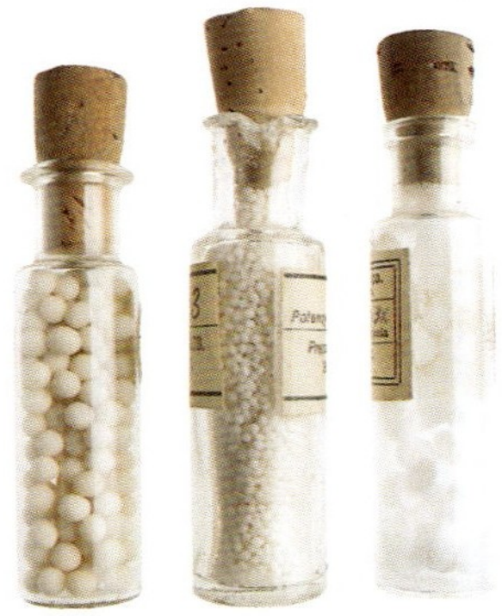

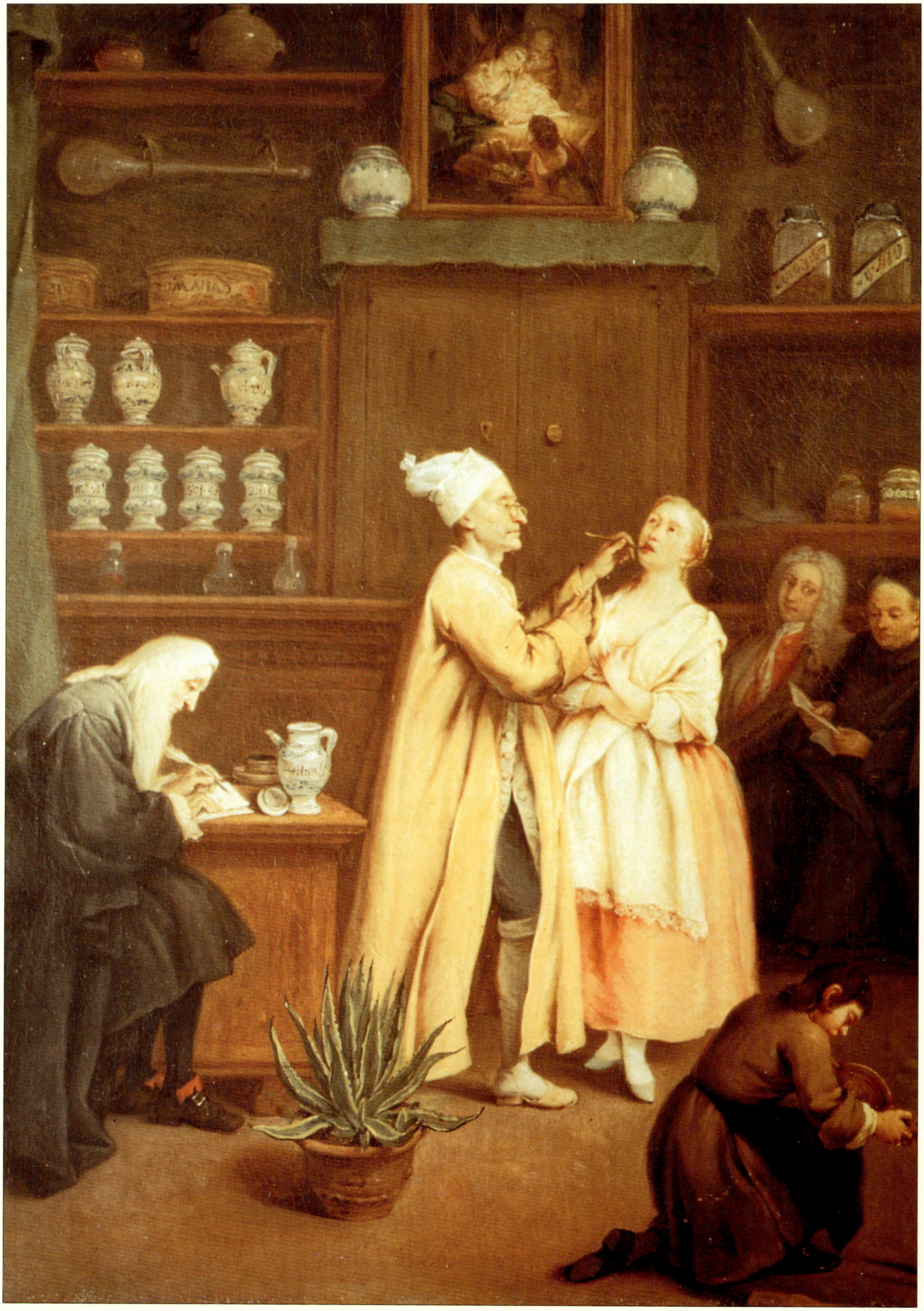

Sanfte Wege zur Gesundheit

Homöopathie

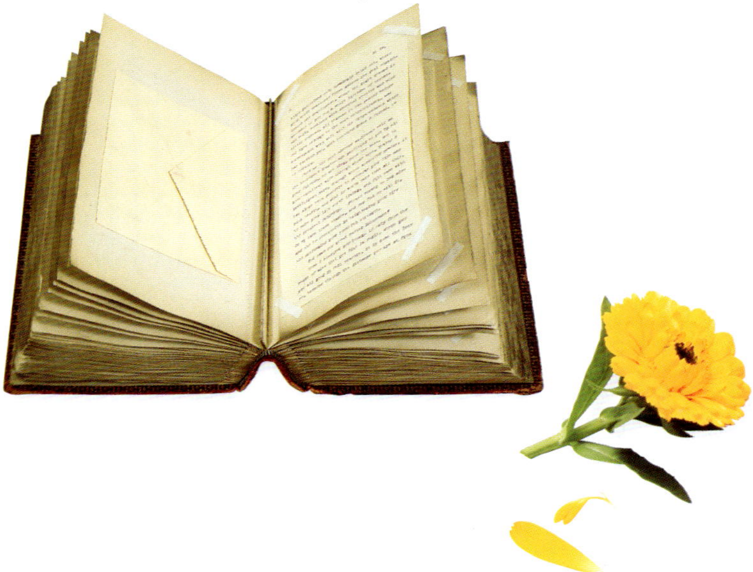

Ilana Dannheisser

& Penny Edwards

KÖNEMANN

Originaltitel: Homeopathy, An Illustrated Guide

THE BRIDGEWATER BOOK COMPANY
Dreidimensionale Modelle: MARK JAMIESON
Studiofotografien: WALTER GARDINER PHOTOGRAPHY
Zusätzliche Fotografien: IAN PARSONS, GUY RYECART
Graphiken: JOANNE MAKIN, TONY SIMPSON
Wissenschaftliche Graphiken: MICHAEL COURTENEY

Hinweis des Herausgebers

Die in diesem Buch gegebenen Informationen können keinesfalls eine fachmännische Diagnose oder Behandlung ersetzen. Bei ernsten Erkrankungen oder in Zweifelsfällen ist ein Arztbesuch dringend anzuraten.

Übersetzung aus dem Englischen: Walter Spiegl (für VerlagsService)
Beratung: Dr. Eva Kell-Grunwald (für VerlagsService)
Produktion und Satz: VerlagsService
Dr. Neuberger & Karl Schaumann, Heimstetten

Projektkoordination: Sylvia Hecken
Herstellungsleitung: Detlev Schaper
Assistenz: Ursula Schümer
Druck und Bindung: Sing Cheong Printing Co., Ltd.
Printed in Hong Kong, China

ISBN 3-8290-1497-X
10 9 8 7 6 5 4 3 2 1

Danksagungen

Der Herausgeber dankt folgenden Leihgebern für die Zurverfügungstellung ihrer Bilder:
A–Z Botanical Collection: 48m, 72r, 100m.
Bridgeman Art Library: 14u (British Library, London); 45ul (Musée D'Unterlinden, Colmar, France).
Bruce Coleman: 18r, 88u (Michael Fogden).
e.t. archive: 2, 10ul, 70u, 119.
Garden Picture Library: 16or, 44m (Vaughan Fleming); 30m (Roger Hyam); 69l (Emma Peios); 104or (Sunniva Harte); 105r (David Russell); 108m (Kim Blaxland); 122r (John Glover).
Hahnemann House Trust: 3, 10ol & ur, 11ul & ur.
Harry Smith Collection: 33u, 68l, 90r.
Image Bank: 75u.
Natural History Museum: 58or, 82m, 106m.
NHPA: 54m, 92m.
Robert Harding Picture Library: 95o.
Science Photo Library: 102u.
Sue Cunningham Photographic: 64ur, 84r.
Zefa UK/Stock Market: 6l, 16ul, 23u, 24ul & ur, 39u, 40u, 41ol, 46u, 48u, 59, 63ol, 64u, 67o, 71u, 74m, 80ul, 89o, 90ul, 93u, 98u, 109u.

Besonderer Dank gilt:
Rukshana Chenoy, Jessie Fuller, Simon Holden
Helen Jordan, Pat Knight, Julia Knight
Kay MacMullen, Andrew Milne, Sam Sains,
Steven Sparchett, Bob Sullivan, Jenny Sullivan,
Amelia Whitelaw, Ian Whitelaw
für ihre Mitarbeit bei den Aufnahmen.

Der Autor dankt:
John Morgan und Mitarbeitern der Helios Pharmacy, Tunbridge Wells, Kent, für ihre Hilfe und Unterstützung.

SEITE 2
Die Apotheke, Pietro Longhi

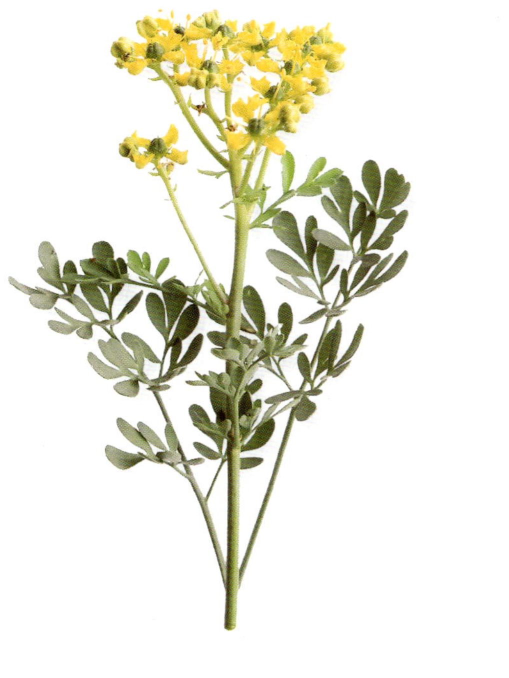

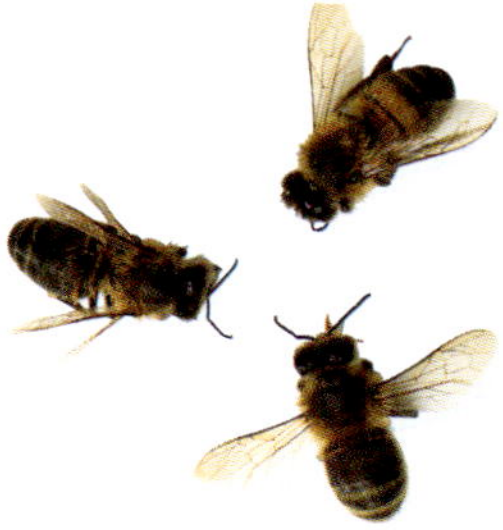

Inhalt

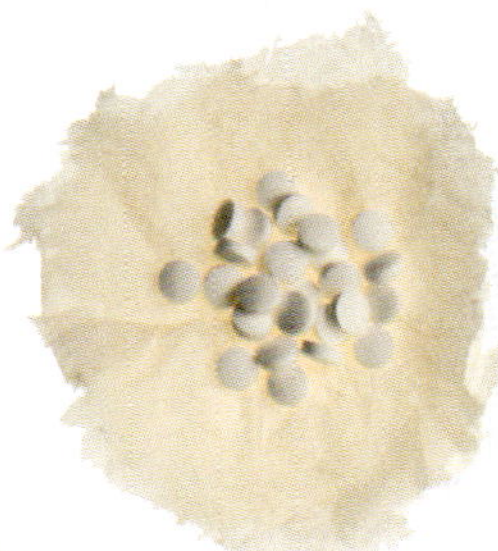

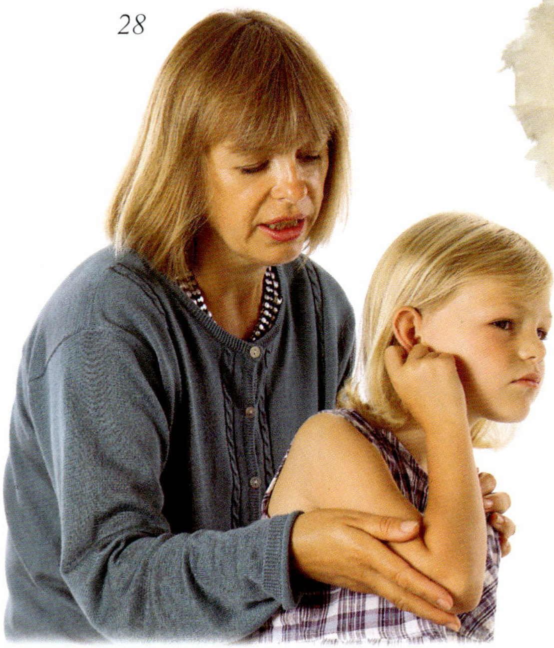

Einführung

Wir befinden uns in einer Phase des Umdenkens, was unsere Gesundheit und unsere Lebensgewohnheiten angeht. Zunehmend erkennen wir, daß wir in unserem Alltag Belastungen ausgesetzt sind, die uns krank machen. Viele Menschen haben deshalb den Wunsch, die Sorge um ihre Gesundheit nicht allein der von knappen Krankenkassenbudgets behinderten Schulmedizin zu überlassen. Wir wenden uns alternativen oder komplementären Behandlungsmethoden zu, weil wir belastende Pharmazeutika meiden und unseren Gesundheitszustand verbessern wollen, um Krankheiten vorzubeugen.

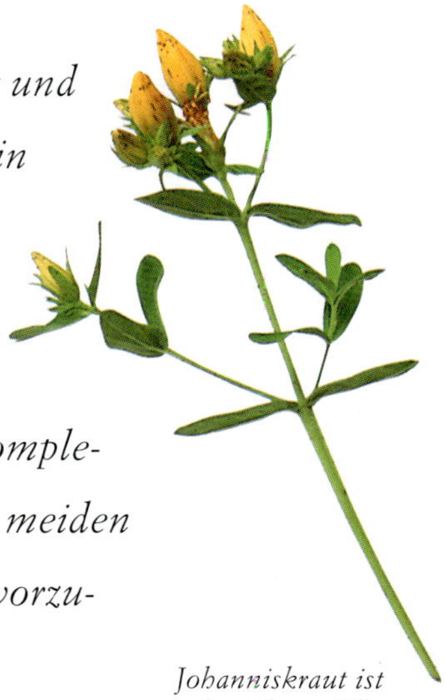

Johanniskraut ist ein bewährtes Pflanzenheilmittel.

Zwar kann die Schulmedizin die Symptome vieler Krankheiten und chronischer Beschwerden bessern, aber die auslösenden Faktoren bleiben bestehen und mit ihnen die Gefahr, daß wir erneut erkranken. Die Homöopathie hingegen behandelt den Menschen, indem sie individuell auf ihn eingeht, den Grund seiner Krankheit und belastende Umstände untersucht. Sie kann die Belastungen, mit denen wir leben, nicht lindern, aber sie kann unsere Selbstheilungskräfte mobilisieren und stärken.

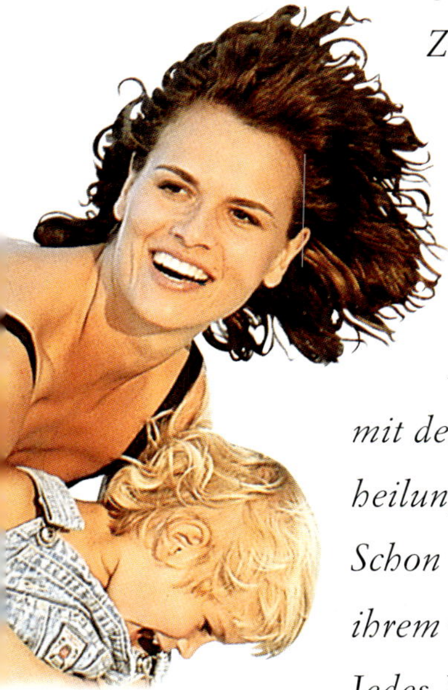

Heilkräuter helfen der gesamten Familie.

Schon nach kurzer Zeit werden Sie mit den Heilmitteln und ihrem Gebrauch bei verschiedenen Beschwerden vertraut sein. Jedes Präparat ist bei mehreren Beschwerden anwendbar, und es gibt stets mehrere Mittel, die gegen eine bestimmte Krankheit wirken. Sie müssen deshalb wissen, wie man die Symptome definiert, gegen die Sie etwas unternehmen wollen, und welche Unterschiede zwischen den Heilmitteln in diesem Buch bestehen.

Um die Mittel der Homöopathie richtig anwenden zu können, müssen Sie Erfahrungen sammeln, aber Sie werden staunen, wie schnell der Körper aus eigener Kraft genesen kann.

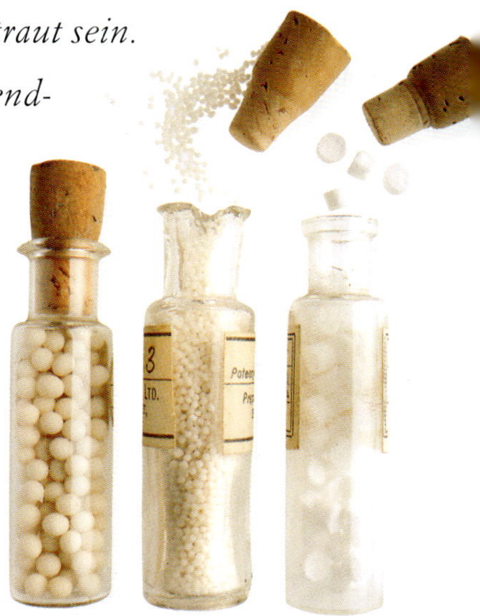

Homöopathische Heilmittel gibt es als Pillen, Tabletten und Pulver.

Zur Benutzung dieses Buches

Das Leben konfrontiert uns mit vielen kleineren Notfallsituationen und Beschwerden. Dieses Buch soll Ihnen dabei helfen, in solchen Fällen mit den Mitteln der Homöopathie richtig zu reagieren. Versuchen Sie niemals, ernste Verletzungen oder Krankheiten, Infektionen und psychische Probleme selbst zu kurieren. Sie gehören in die Hände eines erfahrenen Arztes. Bevor Sie Homöopathika anwenden, müssen Sie sich mit Grundregeln vertraut machen, nach denen die richtigen Präparate gewählt werden. Diese Informationen finden Sie im ersten Teil dieses Buches. Der Abschnitt »Materia Medica« ist den Präparaten selbst gewidmet. Der Anhang mit Stichwortverzeichnissen enthält weitere nützliche Informationen.

Der erste Teil dieses Buches macht den Leser mit den Grundzügen der Homöopathie sowie der Anwendung und Dosierung der Mittel vertraut.

Die Wahl des Heilmittels wird durch das Krankheitsbild bestimmt (siehe S. 15).

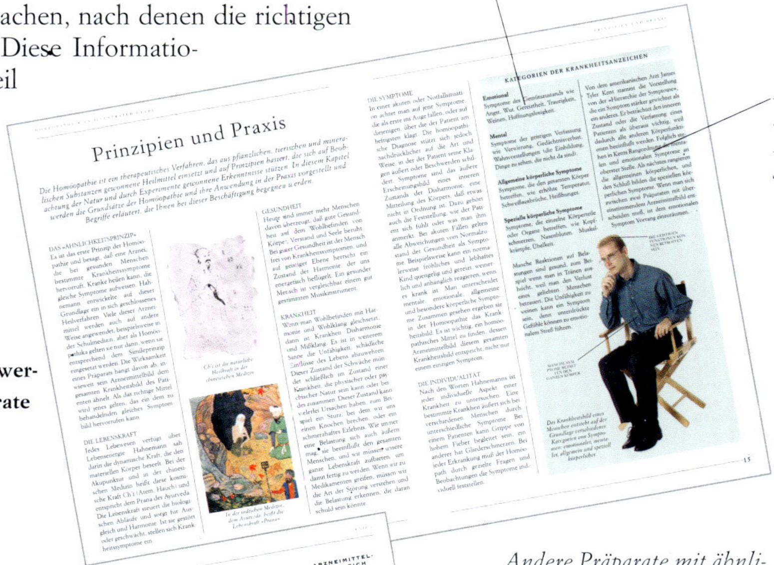

Die Homöopathie kennt verschiedene Kategorien von Symptomen.

Im Abschnitt »Materia Medica« werden die homöopathischen Präparate beschrieben *(siehe S. 28).*

Die Präparate sind alphabetisch geordnet.

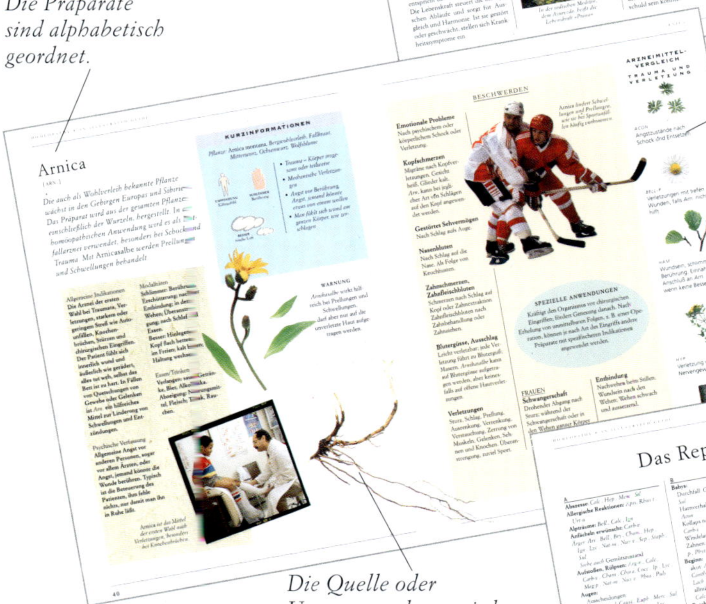

Andere Präparate mit ähnlichen Eigenschaften sind in einer gesonderten Rubrik aufgeführt.

Die Quelle oder Ursprungssubstanz jedes Mittels ist als farbige Abbildung dargestellt.

Ein ausführliches Nachschlageverzeichnis ermöglicht das Auffinden des geeigneten Mittels.

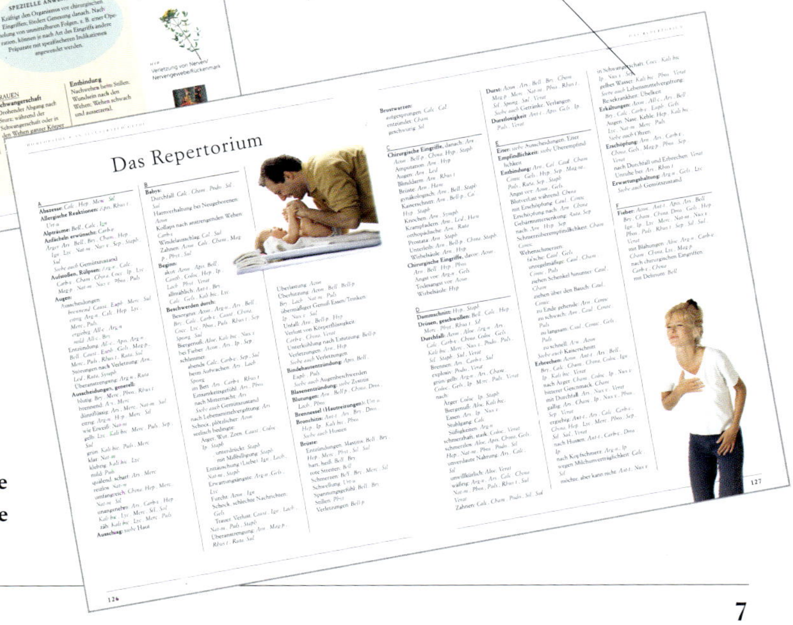

Im Verzeichnis der Symptome können Sie charakteristische Symptome und betroffene Organe nachschlagen und das angemessene Präparat heraussuchen *(siehe S. 124).*

Was ist Homöopathie?

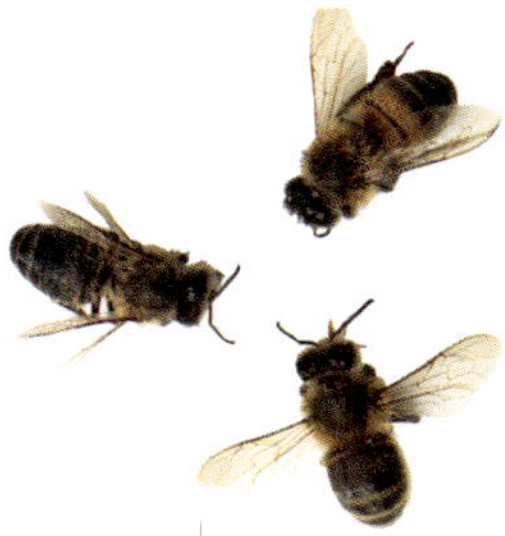

Die Honigbiene liefert ein wertvolles Heilmittel.

Homöopathie ist eine sanfte, aber wirksame Behandlungsmethode für viele funktionelle Störungen, Beschwerden und Krankheiten. Sie folgt den Prinzipien des ganzheitlichen Heilens, die neben spezifischen Problemen und Störungen auch die Persönlichkeit des Patienten in das therapeutische Verfahren einbeziehen. Die homöopathischen Präparate oder Heilmittel beinhalten äußerst geringe, besonders aufbereitete Mengen natürlicher Substanzen von Pflanzen, Tieren und Mineralien.

Die Bezeichnung Homöopathie geht auf die griechischen Begriffe *homoios* = ähnlich und *patheia* = leiden zurück. Im übertragenen Sinne ist die Homöopathie also eine Behandlungsmethode mit Mitteln, die bei einem gesunden Menschen die Symptome der Krankheit hervorrufen würden. Die Schulmedizin verfolgt das entgegengesetzte Prinzip und bekämpft Krankheiten mit einem Gegenmittel.

Wenn wir mit dem Begriff »gesund« den normalen Zustand von Körper und Geist bezeichnen, dann ist Krankheit »ungesund«. Der Therapieform Homöopathie liegt der Gedanke zugrunde, daß wir die Kraft in uns haben, das Ungesunde zu überwinden. Die uns innewohnende Lebenskraft ermöglicht es dem Körper zu wachsen, Wunden zu heilen, äußeren Belastungen zu widerstehen und einen Zustand aufrechtzuerhalten, der uns Wohlbefinden verschafft. Situationen, die das Wohlbefinden stören, äußern sich in bestimmten Symptomen, Anzeichen eines ungesunden Zustands. Durch die Anwendung eines geeigneten homöopathischen Mittels werden die natürlichen Selbstheilungskräfte stimuliert, der Körper kann das funktionelle Gleichgewicht wiederherstellen und sich von den Symptomen befreien, die seine normalen Funktionen gestört haben.

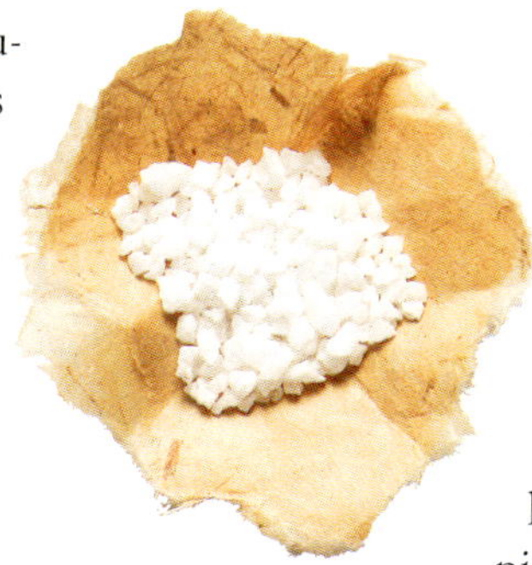

Minerale sind die Ursprungssubstanz vieler homöopathischer Mittel.

Homöopathische Arzneien versetzen den Organismus in die Lage, sich selbst zu heilen – ohne die Nebenwirkungen manch anderer Medikamente. Sie haben darüber hinaus den Vorteil, daß sie den allgemeinen Gesundheitszustand verbessern und die Anfälligkeit für zukünftige Störungen verringern.

Mit Hilfe dieses Buches lernen Sie, wie man viele kleinere Verletzungen und Beschwerden behandelt, die weder kompliziert noch lebensgefährlich sind. In folgenden Fällen sollten Sie jedoch einen ausgebildeten Homöopathen zu Rate ziehen:

- Die Selbstbehandlung bewirkt nichts; die Beschwerden treten erneut auf.
- Ein allgemeiner Streßzustand mit geschwächter Immunabwehr stellt sich ein.
- Die Beschwerden häufen sich.
- Die körperliche und seelische Gesundheit gerät aus dem Gleichgewicht.
- Ernste Gesundheitsprobleme.

Beschwerden lassen sich in drei Kategorien einteilen:

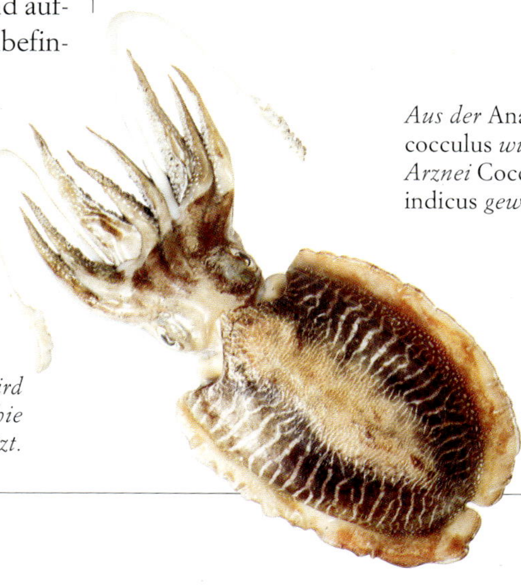

Der Tintenfisch wird in der Homöopathie als Arznei genutzt.

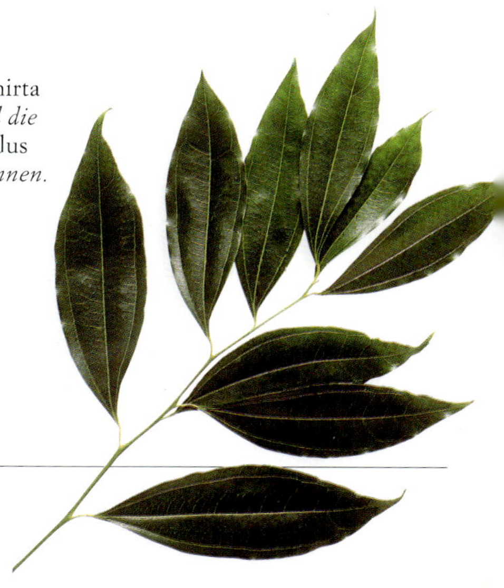

Aus der Anamirta cocculus *wird die Arznei* Cocculus indicus *gewonnen.*

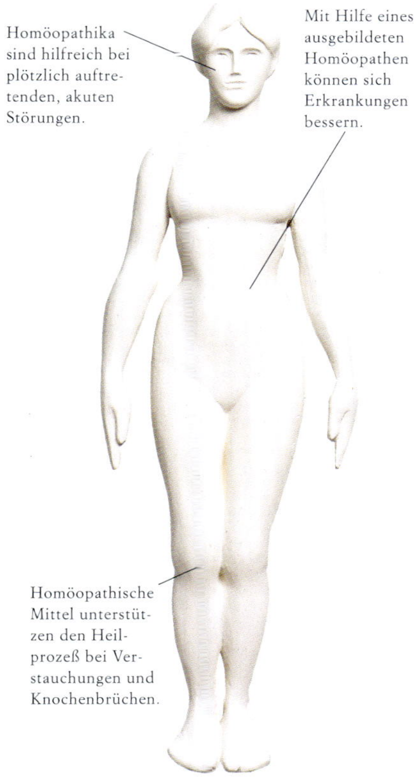

In diesem Buch lernen Sie, wie man leichtere Gesundheitsstörungen behandelt.

UNFÄLLE/VERLETZUNGEN

Wenn Beschwerden auf äußere Einflüsse zurückgehen, die örtlich begrenzte Schädigungen des Gewebes zur Folge haben, fühlt man sich zeitweilig beeinträchtigt, aber nicht krank. Homöopathische Mittel fördern den Heilungsprozeß und stellen die Vitalität wieder her.

Beispiele: Verbrennungen, Prellungen, Schnitt- und Schürfwunden, Insektenstiche, Stichwunden, Verstauchungen, Zerrungen, Brüche, Beschwerden nach Durchfall und chirurgischen Eingriffen.

AKUTE BESCHWERDEN

Ihr Allgemeinbefinden ist gut, Sie haben keine größeren Beschwerden, leiden aber gelegentlich unter Erkältungen oder Grippe. Eine akute Krankheit tritt schlagartig auf, vergeht aber ganz von selbst. Es kann sich um eine leichte Infektion oder vorübergehende Störung handeln, verursacht durch Überanstrengung, übermäßiges Essen oder veränderte Lebensbedingungen. Symptome von Infekten und Erkältungen wie Fieber, Schnupfen und Husten sind natürliche Reaktionen des Immunsystems.

Unter der Einwirkung homöopathischer Mittel arbeitet der Körper mit diesen Symptomen, statt sie zu unterdrücken, und gewinnt so seine volle Funktionsfähigkeit schneller zurück.

Beispiele: Bakterielle und virale Infekte wie Erkältungen, Husten, Bronchitis, Mandelentzündung, Blasenentzündung, Ohrenentzündung, Grippe, Kinderkrankheiten und Beschwerden infolge von Erschöpfung, Sonnenbrand, Reisekrankheit oder Prüfungsangst.

CHRONISCHE BESCHWERDEN

Chronische Erkrankungen sind in der Regel die Folge verschiedener Leiden und Störungen, einer oder mehrerer verborgener Ursachen, geschwächter Lebenskraft mit immer wiederkehrenden oder ständig zunehmenden Krankheitsanzeichen. Es kann zwar ein medizinischer Befund vorliegen, aber oft ist das Allgemeinbefinden des Patienten gestört, obwohl nichts festgestellt werden konnte. Mit den Mitteln der Homöopathie können auch im Verborgenen liegende Probleme mit psychischen und/oder physischen Symptomen behandelt werden. Diese Situationen sind jedoch komplexer und erfordern die Behandlung durch einen ausgebildeten Homöopathen. Eine solche Behandlung kann Monate oder Jahre dauern.

Beispiele: PMS sowie andere Regelbeschwerden, Rheuma und Arthritis, Depressionen, kräftezehrende oder Autoimmunerkrankungen, Hyperaktivität, Verhaltensstörungen und Lernschwäche bei Kindern.

VORSICHT

Klären Sie bei Beschwerden oder Verletzungen in jedem Fall, wie ernst diese sind. Homöopathie ist kein Ersatz für ärztliche Betreuung, aber die Homöopathika können verabreicht werden, während Sie auf den Arzt oder Rettungswagen warten. Bei schweren Infektionen wie Gehirnhautentzündung und Lungenentzündung müssen Sie sich unbedingt in ärztliche Behandlung begeben.

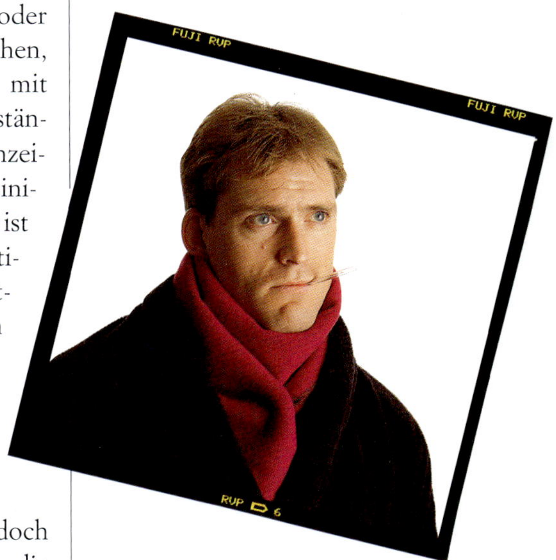

Bei Erkältungen und anderen akuten Erkrankungen sind homöopathische Mittel angezeigt.

Die Ursprünge der Homöopathie

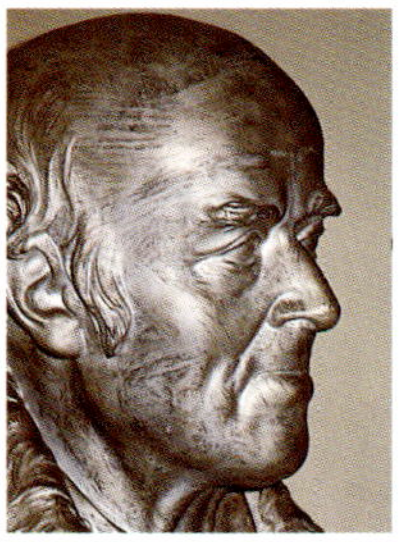

Samuel Hahnemann (1755–1843), der Begründer der Homöopathie.

Das Fundament der heutigen Homöopathie bilden die Arbeiten Samuel Hahnemanns, der seine Theorien vor 200 Jahren veröffentlichte. Die ihnen zu Grunde liegenden Prinzipien und Erkenntnisse sind jedoch wesentlich älter und waren schon Hippokrates, der im 5. Jahrhundert v. Chr. wirkte, und den alten Ägyptern bekannt. Auch die uralten Heilmethoden Asiens wie Ayurveda und die chinesische Medizin sind mit der Homöopathie insoweit verwandt, als sie, ausgehend von der Vorstellung von einer »vitalen Kraft«, den ganzen Menschen behandeln.

Samuel Hahnemann (1755–1843) wurde im sächsischen Meißen geboren, studierte Medizin und erwarb 1779 den Doktortitel. Damals gehörten Aderlassen, Abführen, Erbrechen und der Einsatz hoher Dosen von Chemikalien wie Quecksilber und Arsen zu den meistverwendeten Behandlungsmethoden.

Hahnemann erkannte rasch, daß diese Therapien reich an Nebenwirkungen und wenig nützlich waren. Er gab seine Arztpraxis auf und entwickelte sich zum Kritiker seines Berufsstandes. Mit den Übersetzungen medizinischer Fachliteratur verdiente er sich fortan seinen Lebensunterhalt.

Während er an William Cullens' »Materia Medica« arbeitete, erfuhr er, daß Chinin oder Chinarinde zum Kurieren von Malaria benutzt wurde, weil sie bitter waren. Nachdem aber andere, ebenfals bittere Substanzen gegen Malaria nichts ausrichteten, beschloß er, einen Eigenversuch mit Chinin anzustellen. Die Folge war, daß er Symptome entwickelte, wie sie typischerweise von Malaria ausgelöst wurden – zum Beispiel Fieberanfälle –, ohne an Malaria zu erkranken. Als er die Einnahme von Chinin abbrach, vergingen damit auch die malariaähnlichen Symptome. Das war die erste »Erprobung«.

Hahnemann kannte auch die Lehren des Hippokrates, der 2000 Jahre vor seiner Zeit erklärt hatte, Krankheiten ließen sich auf zweierlei Weise behandeln: mit »Gleichem« oder »Gegensätzlichem«. Das heißt, daß man eine Arznei gegen die Krankheit verabreichen kann oder eine, die ähnliche Symptome wie diese hervorruft.

Das Ergebnis der Selbstversuche Hahnemanns war folgende Erkenntnis: Eine Arznei, die bei einem gesunden Menschen bestimmte Krankheitssymptome hervorruft, kann einen Kranken, der ähnliche Symptome aufweist, heilen. Er stellte den Grundsatz auf: »Similia similibus curantur« (»Gleiches wird durch Gleiches geheilt«). Das »Simileprinzip« ist das erste Prinzip der Homöopathie.

An Familienmitgliedern, Freunden und Studenten erprobte Hahnemann weitere Substanzen. Die Versuchspersonen notierten peinlich genau und systematisch alle Symptome, die nach Einnahme des Mittels auftraten, wobei sie darauf achteten, bereits vorhandene Symptome auszuklammern. Auf diese Weise entdeckte man die Wirkung der verschiedenen Arzneimittel.

UM 470–400 V. CHR.

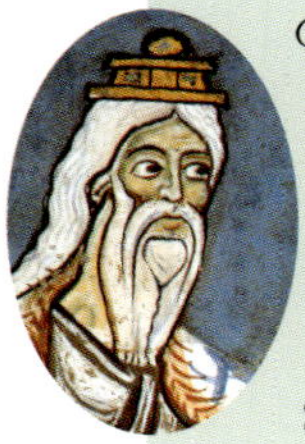

HIPPOKRATES
Griechenland. Vater der Medizin; entwickelt zwei Heilverfahren: eines mit entgegenwirkenden, das andere mit ähnlich wirkenden Stoffen.

1493–1542

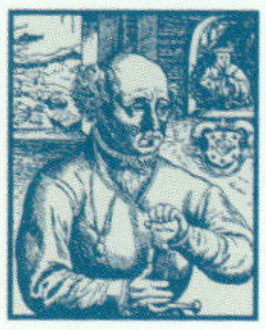

PARACELSUS
Schweiz. Theophrastus Bombastus von Hohenheim; Biochemiker, Physiologe, Pathologe; entwickelt und lehrt neue Theorien, auf denen die moderne Medizin basiert; erkennt die grundlegenden Prinzipien der Homöopathie.

1755–1843

SAMUEL HAHNEMANN
Deutschland. Begründer der Homöopathie.

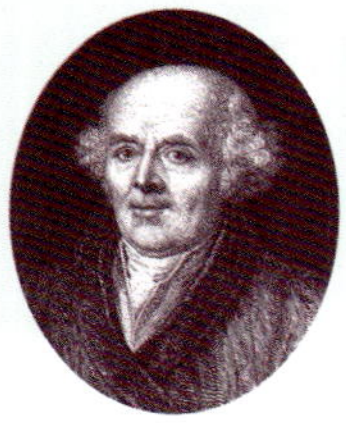

1800–1880

CONSTANTINE HERING *U.S.A.*
Formuliert wichtige Prinzipien, nach denen sich die Heilung des Körpers vollzieht.

Weil viele der von Hahnemann verwendeten Substanzen, zum Beispiel Quecksilber, in reiner Form giftig sind, begann Hahnemann sie zu verdünnen, um die Toxizität herabzusetzen. In einem bestimmten Zustand der Verdünnung waren sie zwar nicht mehr giftig, schienen aber auch ihre Heilkraft verloren zu haben.

Im Verlauf weiterer Versuche ging Hahnemann dazu über, nach jedem Verdünnungsvorgang die Behälter mit der Flüssigkeit mehrmals gegen eine harte, elastische Unterlage zu stoßen, um sie kräftig durchzuschütteln. Er fand heraus, daß dadurch nicht nur die schädliche Wirkung der Ursprungsdosis neutralisiert, sondern auch deren Heilkraft erhöht wurde. Beim Schütteln wird das Energiemuster der Substanz auf die Flüssigkeit übertragen, so daß sich deren Einnahme in konzentrierter Form erübrigt.

Hahnemann nannte das Verdünnen und Schütteln »Potenzierung«. Sie stellt das zweite Prinzip der Homöopathie dar.

Hahnemann veröffentlichte seine Erkenntnisse und zog sich den Spott der damaligen Ärzteschaft zu. Im Laufe mehrerer Jahre schrieb er ein Lehrbuch über Prinzipien und Anwendung der Homöopathie, das »Organon der rationellen Heilkunde«, das noch heute von Homöopathen zu Rate gezogen wird.

BEDEUTENDE PERSÖNLICHKEITEN

Frederick Quin
1799–1879, England
Studierte mit Hahnemann und führte die Homöopathie in England ein; rief die British Homeopathic Society ins Leben; gründete das London Homeopathic Hospital (1849).

Constantine Hering
1800–1880, U.S.A.
Wechselte nach der Ausbildung als Schulmediziner zur Homöopathie; erprobte viele neue Heilmittel; führte die Homöopathie in den Vereinigten Staaten ein; war an der Einrichtung des Hahnemann Medical College beteiligt; Verfasser des zehnbändigen »Hering's Guiding Symptoms«.

James Tyler Kent
1849–1916, U.S.A.
Praktizierte Allopathie, bis er die Homöopathie kennenlernte und sich ihr anschloß; Autor des noch heute als Nachschlagewerk benutzten »Repertory of Symptoms« (1877), in dem er alle Symptome systematisch erfaßte, dazu die sie auslösenden Arzneien; er führte stärkere Potenzierung ein und entwickelte die Vorstellung von veranlagungsgemäßer Verordnung.

James Compton Burnett
1849–1900, England
Studierte Medizin und Anatomie in Wien (1869) und Glasgow (1872); Übertritt zur Homöopathie trotz anfänglicher Skepsis und Zweifel; entwickelte und erweiterte homöopathische Behandlungsmethoden; Einführung neuer Arzneimittel sowie der Organopathie (Einsatz homöopathischer Heilmittel bei der Behandlung pathologischer Zustände bestimmter Organe des Körpers), der Nosoden (Heilmittel aus menschlichem Gewebe von Patienten mit einer spezifischen Krankheit) und der Behandlung von schädlichen Auswirkungen von Impfstoffen.

Timothy F. Allen
19. Jahrhundert, U.S.A.
Sammelte alle Erfahrungen von Erprobungen und zufälligen Vergiftungserscheinungen in der umfassenden »Encyclopedia of Materia Medica« (1874).

Edward Bach
1886–1936, England
Bakteriologe und Homöopath; entdeckte die Heilwirkung bestimmter Pflanzenessenzen.

1799–1879

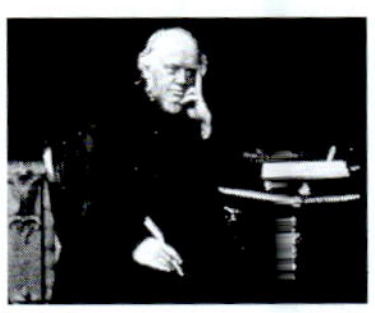

FREDERICK QUIN
Großbritannien. Führt die Homöopathie in England ein.

1849–1916

JAMES TYLER KENT
U.S.A. Stellt ein umfassendes Arzneimittelregister zusammen, in dem auch die Krankheitsanzeichen aufgeführt sind.

1849–1900

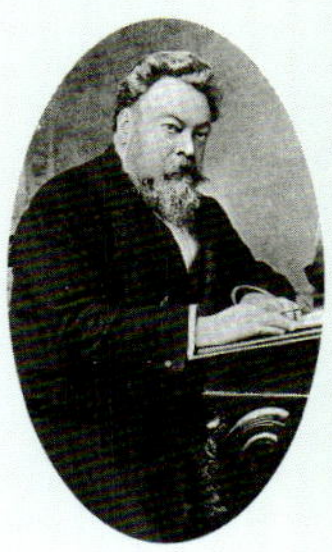

DR. JAMES COMPTON BURNETT
Großbritannien. Entwickelt und untersucht verschiedene neue Heilverfahren.

1886–1936

DR. EDWARD BACH
Großbritannien. Erforscht anhand einheimischer Pflanzen die Heilkräfte der Natur und entdeckt die Heilkraft von Blütenessenzen.

Die Welt der Homöopathie

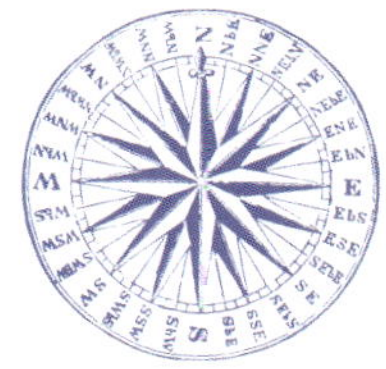

Reisen in ferne Länder haben das Bewußtsein für homöopathische Medizin geschärft.

In den letzten dreißig Jahren hat sich die Homöopathie stark ausgebreitet. Einhergehend mit einem größeren Verständnis für ökologische Belange und dem Wunsch nach einem Leben, das die elementaren Bedürfnisse von Körper und Geist stärker berücksichtigt, zeichnet sich ein Trend zu ganzheitlichen Behandlungsmethoden ab. Mit der steigenden Mobilität, dank derer Reisen in ferne Länder für viele Menschen zum Alltag gehören, fassen diese Vorstellungen in verschiedenen Staaten in immer stärkerem Maße Fuß. Auf diesen Seiten geben wir einen Überblick über den Stand der Homöopathie in mehreren Ländern.

AUSTRALIEN UND NEUSEELAND

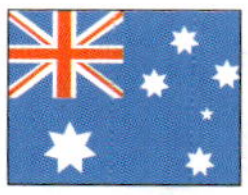

Die Homöopathie ist eingeführt und breitet sich rasch aus, nachdem die Regierungen homöopathischen Vereinigungen den Auftrag erteilt haben, mit staatlicher Unterstützung Seminare abzuhalten.

KANADA

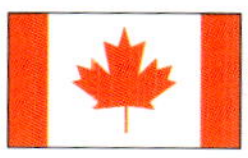

Die Canadian Medical Association hat eine Abteilung für Komplementärmedizin eingerichtet, die sich auch der Homöopathie widmet. Homöopathika sind in vielen Apotheken erhältlich.

TSCHECHISCHE REPUBLIK

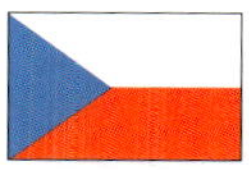

Seit 1990 ist die Homöopathie als naturheilkundliche Behandlungsmethode anerkannt.

FRANKREICH

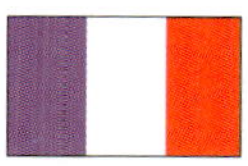

Schätzungsweise an die 36 Prozent der Bevölkerung wenden homöopathische Arzneien an. Homöopathie ist Lehrfach an Ausbildungsstätten für Ärzte, Zahnärzte, Tierärzte und Apotheker.

Überall auf der Welt wächst die Popularität der Homöopathie als sichere alternative Heilmethode.

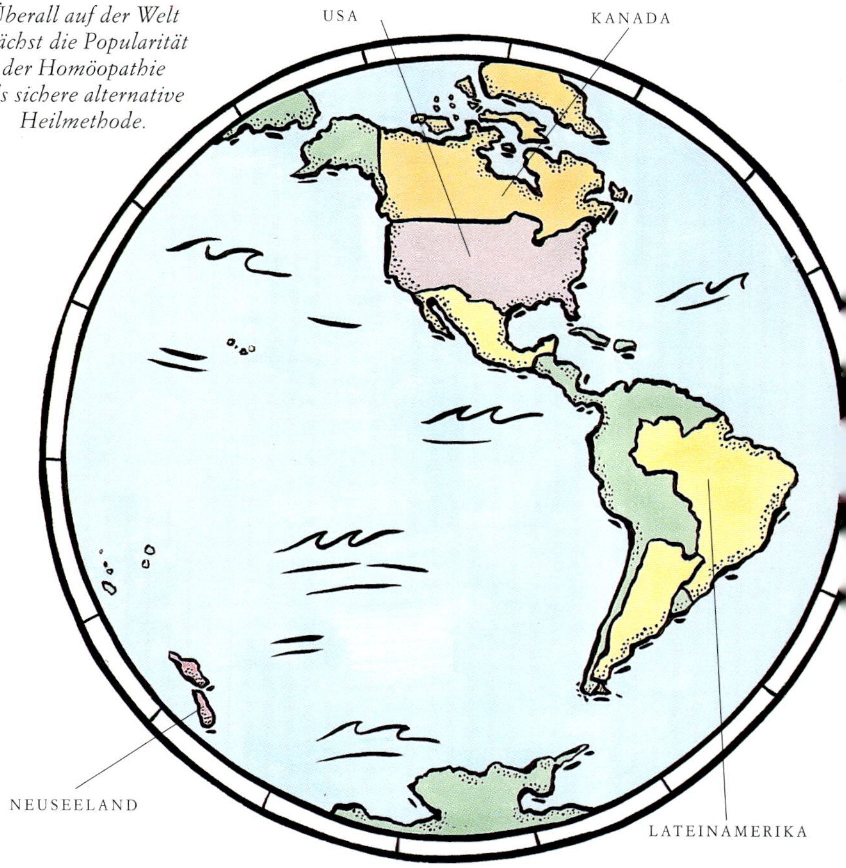

GROSSBRITANNIEN

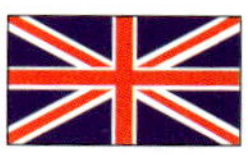

In Großbritannien gibt es fünf homöopathische Kliniken, über 500 eingeschriebene Mitglieder der Homöopathischen Gesellschaft und Hunderte weitere niedergelassene Homöopathen. Homöopathische Heilverfahren sind seit dem 19. Jahrhundert allgemein anerkannt und werden auch von der königlichen Familie genutzt. Eine große Zahl von Allgemeinmedizinern interessiert sich inzwischen für eine Ausbildung in homöopathischen Therapieformen oder rät Patienten zu einer komplementärmedizinischen Behandlung.

GRIECHENLAND

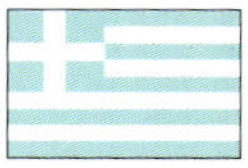

George Vithoulkas, anerkannt als einer der wichtigsten Repräsentanten der modernen Homöopathie, hat eine Klinik mit Ausbildungszentrum eingerichtet. Seine Schriften und Vorträge haben viele namhafte internationale Lehrer und Therapeuten der Homöopathie beeinflußt.

NIEDERLANDE

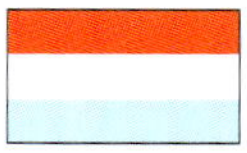

Viele Ärzte beginnen sich für Homöopathie zu interessieren, der Standard ist hoch.

UNGARN

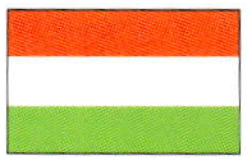

1994 zählte die Vereinigung Homöopathischer Ärzte in Ungarn 300 Mitglieder.

ISRAEL

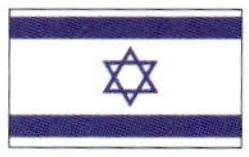

Homöopathie wird in kleineren Kliniken und in einigen größeren Krankenhäusern praktiziert.

VEREINIGTE STAATEN

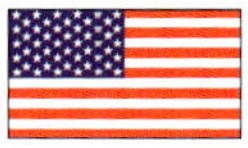

Das Interesse an Homöopathie wächst zusehends. Es gibt zwischen 1000 und 2000 homöopathische Ärzte und ungefähr 1000 naturheilkundliche Ärzte sowie Veterinäre, Zahnärzte und Chiropraktiker, die sich der Homöopathie bedienen. Es existieren etwa 15 Ausbildungsstätten, neun Herstellungsfirmen homöopathischer Präparate, sechs Verbände für Homöopathie und fünf Prüfungsausschüsse.

DEUTSCHLAND

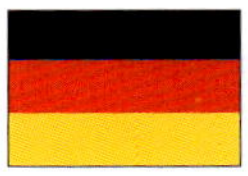

Etwa zehn Prozent der Ärzte sind auf Homöopathie spezialisiert. Es gibt etwa 3000 Heilpraktiker, die homöopathische Behandlungsmethoden anwenden, und schätzungsweise 98 Prozent aller Apotheken führen Homöopathika, was auf die rasche Ausbreitung der Homöopathie zurückzuführen ist.

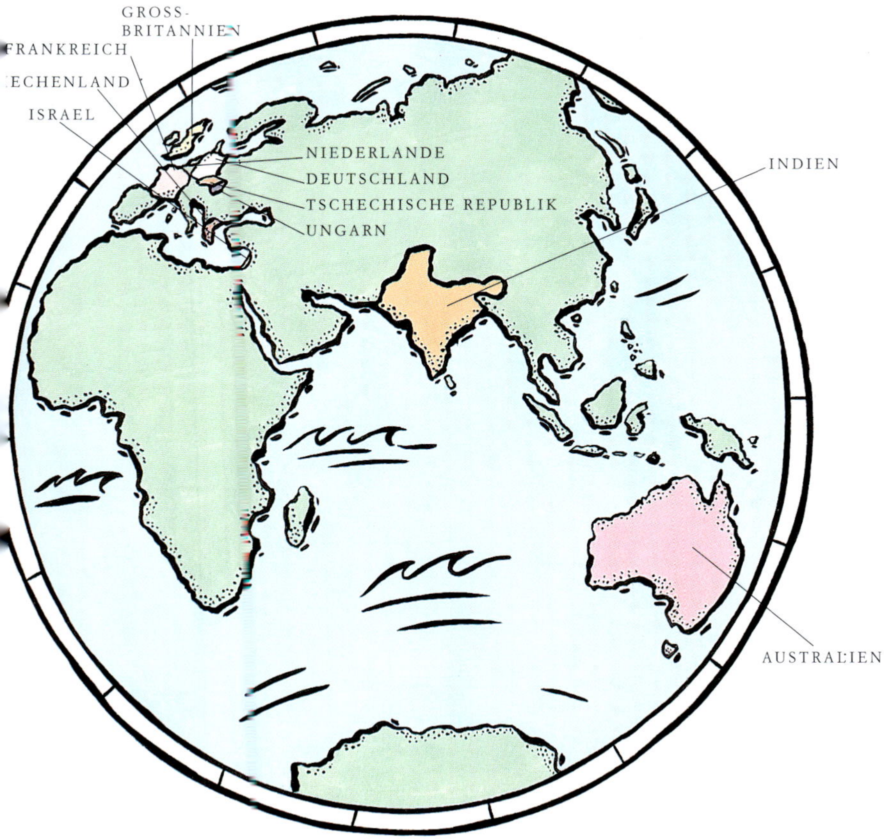

INDIEN

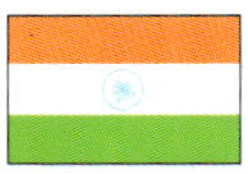

Die Homöopathie ist als separater Zweig der Medizin anerkannt. Es gibt ungefähr 300 000 niedergelassene Homöopathen und über 100 000 Ärzte, die homöopathische Arzneien verordnen.

WELTWEITES INTERESSE

In zunehmendem Maße entwickelt sich das Interesse an Homöopathie in Skandinavien, Polen, Rußland, Japan und Südafrika.

LATEINAMERIKA

In Mittel- und Südamerika, insbesondere in Mexiko, Argentinien und Brasilien, sind Tausende von Homöopathen tätig. Der Standard der medizinischen Betreuung ist hoch. In Mexiko gibt es Ausbildungsstätten für Homöopathie, eine davon mit über 800 Studierenden. Viele Apotheken halten homöopathische Präparate vorrätig.

Prinzipien und Praxis

Die Homöopathie ist ein therapeutisches Verfahren, das aus pflanzlichen, tierischen und mineralischen Substanzen gewonnene Heilmittel einsetzt und auf Prinzipien basiert, die sich auf Beobachtung der Natur und auf durch Experimente gewonnene Erkenntnisse stützen. In diesem Kapitel werden die Grundsätze der Homöopathie und ihre Anwendung in der Praxis vorgestellt und Begriffe erläutert, die Ihnen immer wieder begegnen werden.

DAS »ÄHNLICHKEITSPRINZIP«

Dieses erste Prinzip der Homöopathie besagt, daß eine Arznei, die bei gesunden Menschen bestimmte Krankheitssymptome hervorruft, Kranke heilen kann, die gleiche Symptome aufweisen. Hahnemann entwickelte auf dieser Grundlage ein in sich geschlossenes Heilverfahren. Viele dieser Arzneimittel werden auch auf andere Weise angewendet, beispielsweise in der Schulmedizin. Als Homöopathika gelten sie nur dann, wenn sie entsprechend dem Simileprinzip eingesetzt werden. Die Wirksamkeit eines Präparats hängt davon ab, inwieweit sein Arzneimittelbild dem gesamten Krankheitsbild des Patienten ähnelt. Das richtige Mittel wird jenes sein, das ein gleiches Symptombild wie das zu heilende hervorrufen kann.

DIE LEBENSKRAFT

Jedes Lebewesen verfügt über Lebensenergie. Hahnemann sah darin die Kraft, die den materiellen Körper beseelt. Bei der Akupunktur und in der chinesischen Medizin heißt diese kosmische Kraft Qi (Atem, Hauch) und entspricht dem Prana des Ayurveda. Die Lebenskraft steuert die biologischen Abläufe und sorgt für Ausgleich und Harmonie. Ist sie gestört oder geschwächt, stellen sich Krankheitssymptome ein.

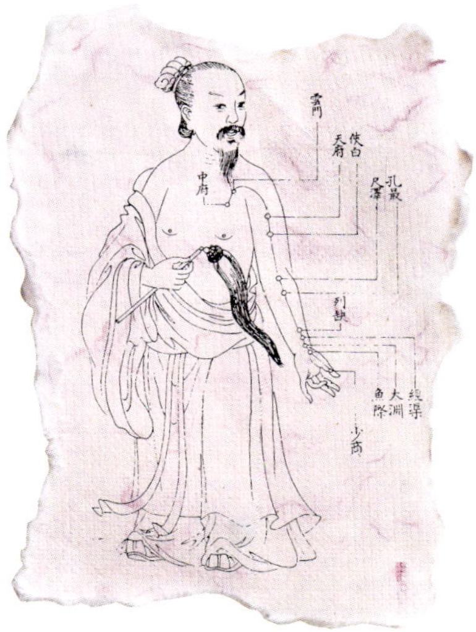

Qi ist die natürliche Heilkraft in der chinesischen Medizin.

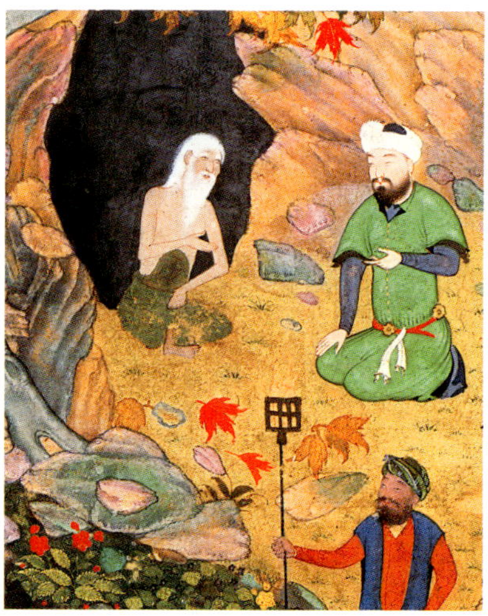

In der indischen Medizin, dem Ayurveda, heißt die Lebenskraft »Prana«.

GESUNDHEIT

Immer mehr Menschen sind davon überzeugt, daß Gesundheit auf dem Wohlbefinden von Körper und Seele beruht. Bei stabiler Gesundheit sind wir frei von Krankheitssymptomen, und auf geistiger Ebene herrscht ein Zustand der Harmonie, der uns Energie und Lebensfreude spüren läßt. Ein gesunder Mensch ist vergleichbar mit einem gestimmten Musikinstrument.

KRANKHEIT

Wenn man Wohlbefinden mit Harmonie und Wohlklang gleichsetzt, dann ist Krankheit Disharmonie und Mißklang. Sie ist in weiterem Sinne die Unfähigkeit, schädliche Einflüsse des Lebens abzuwehren. Dieser Zustand der Schwäche mündet schließlich in einen Zustand von Krankheit, die physischer oder psychischer Natur sein kann oder beides zusammen. Dieser Zustand kann vielerlei Ursachen haben, zum Beispiel einen Sturz, bei dem wir uns einen Knochen brechen, oder ein schmerzhaftes Erlebnis. Wie immer eine Belastung sich auch äußern mag, sie beeinflußt den gesamten Menschen, und wir müssen unsere ganze Lebenskraft aufbieten, um damit fertig zu werden. Wenn wir zu Medikamenten greifen, müssen wir die Art der Störung verstehen und die Belastung erkennen, die daran schuld sein könnte.

DIE SYMPTOME

In einer akuten oder Notfallsituation achtet man auf jene Symptome, die als erste ins Auge fallen, oder auf diejenigen, über die der Patient am heftigsten klagt. Die homöopathische Diagnose stützt sich jedoch nachdrücklicher auf die Art und Weise, in der der Patient seine Klagen äußert oder Beschwerden schildert. Symptome sind das äußere Erscheinungsbild eines inneren Zustands der Disharmonie, eine Mitteilung des Körpers, daß etwas nicht in Ordnung ist. Dazu gehört auch die Feststellung, wie der Patient sich fühlt oder was man ihm anmerkt. Bei akuten Fällen gelten alle Abweichungen vom Normalzustand der Gesundheit als Symptome. Beispielsweise kann ein normalerweise fröhliches und lebhaftes Kind quengelig und gereizt, weinerlich und anhänglich reagieren, wenn es krank ist. Man unterscheidet mentale, emotionale, allgemeine und besondere körperliche Symptome. Zusammen gesehen ergeben sie in der Homöopathie das Krankheitsbild. Es ist wichtig, ein homöopathisches Mittel zu finden, dessen Arzneimittelbild diesem gesamten Krankheitsbild entspricht, nicht nur einem einzigen Symptom.

DIE INDIVIDUALITÄT

Nach den Worten Hahnemanns ist jeder individuelle Aspekt einer Krankheit zu untersuchen. Eine bestimmte Krankheit äußert sich bei verschiedenen Menschen durch unterschiedliche Symptome. Bei einem Patienten kann Grippe von hohem Fieber begleitet sein, ein anderer hat Gliederschmerzen. Bei jeder Erkrankung muß der Homöopath durch gezielte Fragen und Beobachtungen die Symptome individuell feststellen.

SYMPTOMGRUPPEN

Emotional
Symptome des Gemütszustands wie Angst, Wut, Gereiztheit, Traurigkeit, Weinen, Hoffnungslosigkeit.

Mental
Symptome der geistigen Verfassung wie Verwirrung, Gedächtnisverlust, Wahnvorstellungen (z. B., Dinge zu sehen, die nicht da sind).

Allgemeine körperliche Symptome
Symptome, die den gesamten Körper betreffen, wie erhöhte Temperatur, Schweißausbrüche, Heißhunger.

Spezielle körperliche Symptome
Symptome, die einzelne Körperteile oder Organe betreffen, wie Kopfschmerzen, Nasenbluten, Muskelkrämpfe, Übelkeit.

Von dem amerikanischen Arzt James Tyler Kent stammt die Vorstellung von der »Hierarchie der Symptome«, die ein Symptom stärker gewichtet als ein anderes. Er betrachtet den inneren Zustand oder die Verfassung eines Patienten als überaus wichtig, weil dadurch alle anderen Körperfunktionen beeinflußt werden. Folglich stehen in Kents Rangordnung die mentalen und emotionalen Symptome an oberster Stelle. Als nächstes rangieren die allgemeinen körperlichen, und den Schluß bilden die speziellen körperlichen Symptome. Wenn man sich zwischen zwei Präparaten mit übereinstimmendem Arzneimittelbild entscheiden muß, ist dem emotionalen Symptom Vorrang einzuräumen.

Manche Reaktionen auf Belastungen sind gesund, zum Beispiel wenn man in Tränen ausbricht, weil man den Verlust eines geliebten Menschen betrauert. Die Unfähigkeit zu weinen kann ein Symptom sein, denn unterdrückte Gefühle können zu emotionalem Streß führen.

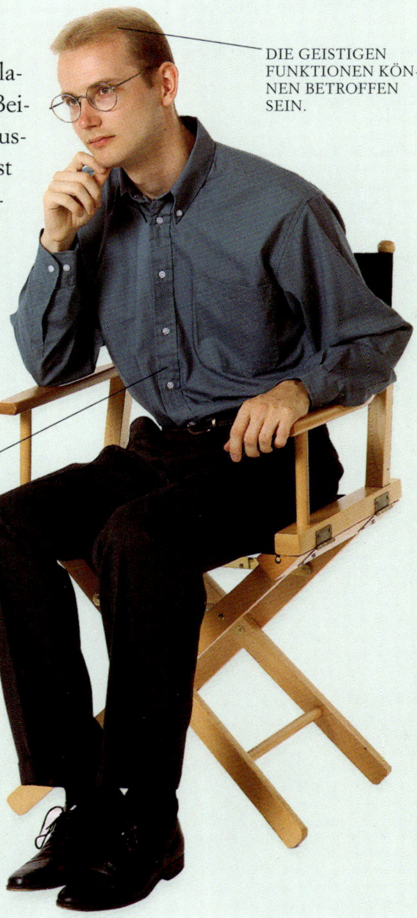
DIE GEISTIGEN FUNKTIONEN KÖNNEN BETROFFEN SEIN.
MANCHE SYMPTOME BETREFFEN DEN GANZEN KÖRPER.

Das Krankheitsbild eines Menschen entsteht auf der Grundlage verschiedener Kategorien von Symptomen: emotionaler, mentaler, allgemein und speziell körperlicher.

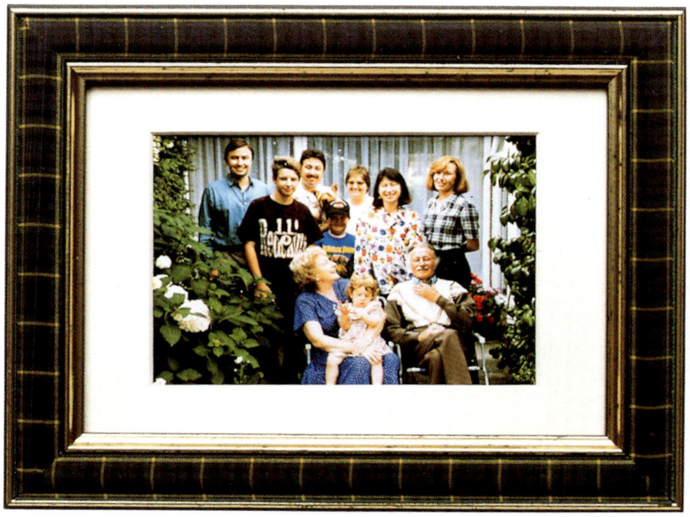

Bevor der Homöopath ein Heilmittel verordnet, informiert er sich über die Geschichte des Patienten.

ANFÄLLIGKEIT

Jeder Mensch reagiert auf bestimmte Einwirkungen zu verschiedenen Zeiten unterschiedlich. Ist unsere Lebenskraft geschwächt, so ist auch die Wahrscheinlichkeit einer Ansteckung größer. Jeder von uns hat besondere Schwachstellen. Das kann eine erhöhte Anfälligkeit für Ohrenschmerzen sein, für Verdauungsstörungen oder geschwollene Mandeln. Diese Anfälligkeit oder Empfänglichkeit für einen bestimmten Auslöser kann sich auf jeder Ebene unseres Befindens auswirken; Auslöser kann zum Beispiel kaltes Wetter oder ein anspruchsvoller Vorgesetzter sein, und das Ergebnis sind Streß oder eine Erkrankung. Treten dieselben Probleme häufiger auf, kann es sich um eine »anlagebedingte« Anfälligkeit oder Schwäche handeln, die von einem ausgebildeten Homöopathen behandelt werden muß.

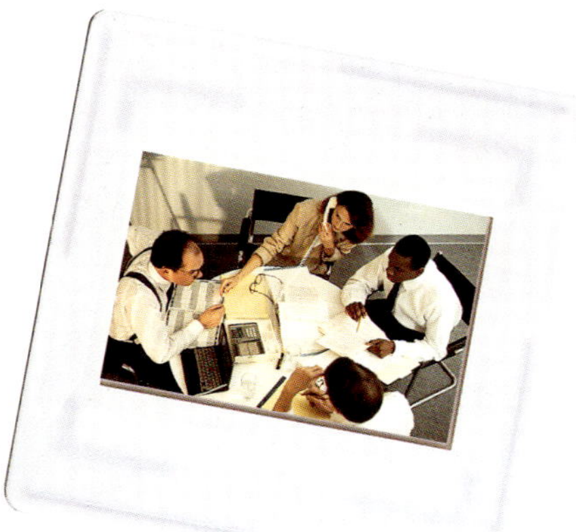

Leistungsdruck und Streß sind bei bestimmten Menschentypen häufige Ursachen von Erkrankungen.

KONSTITUTION

Hahnemann hatte erkannt, daß die Ursachen chronischer Beschwerden in der Konstitution eines Menschen liegen, der Gesamtheit seiner physischen, emotionalen und mentalen Verfassung. Die Konstitution wird von den Erbanlagen und sozialen Faktoren bestimmt. Wenn der Homöopath eine Anamnese vornimmt, versucht er aus der Vorgeschichte des Kranken zu ermitteln, welches Reaktionsmuster für den Patienten typisch ist. Die Behandlung auf dieser tieferen Ebene trägt dazu bei, Krankheiten vorzubeugen und eventuell bestehende Disharmonien

DIE ERPROBUNG

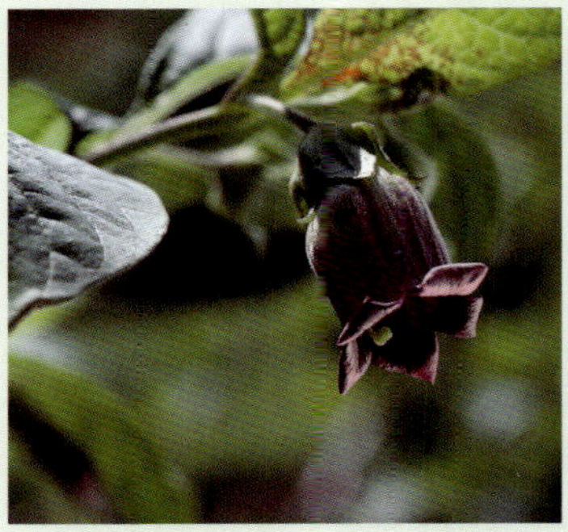

Der giftige Fingerhut war eines der ersten von Hahnemann geprüften homöopathischen Heilmittel.

Unter Erprobung versteht man Experimente, bei denen die Wirkung eines Arzneimittels an gesunden Personen (in der Homöopathie gibt es keine Tierversuche) getestet wird, um die heilenden Eigenschaften zu ermitteln. Hahnemann hat sehr genaue Richtlinien aufgestellt und in seinem Werk »Organon der rationellen Heilkunde« (*s. S. 11*) festgehalten. Viele der ursprünglichen Erprobungen betrafen Substanzen, deren medizinische Wirkung bereits bekannt war, zum Beispiel die Tollkirsche. Hahnemanns Nachfolger führten weitere Erprobungen durch und erhöhten die Zahl der homöopathischen Mittel. Gegenwärtig besteht in Kreisen der Homöopathie großes Interesse an der Entwicklung neuer Homöopathika aus bisher nicht erprobten Substanzen. Zu den neuen Arzneien, die nach Hahnemanns Anweisungen getestet wurden, gehören das physikalische Element Wasserstoff, der Skorpion aus dem Tierreich und Rübsamen aus dem Pflanzenreich.

zu korrigieren, damit der Allgemeinzustand gut und die Widerstandskräfte wirksam bleiben.

DIE MINIMALDOSIS

Diese Grundregel bestimmt, in welcher Dosis die Arznei verabreicht wird, nämlich gerade soviel wie nötig, um eine Heilung einzuleiten. Dabei richtet sich die Dosis nach Art und Schwere der Krankheit. Ausführliche Anleitungen zur Dosierung siehe Seite 22. Die richtige Dosis ist wichtig, weil durch eine zu große Menge der Arznei neue Symptome ausgelöst werden können und die positive Wirkung des Mittels nicht zum Tragen kommt.

DIE ALLEINIGE ARZNEI

In der klassischen Homöopathie ist es üblich, jeweils nur ein einziges Mittel zu verabreichen, wenn auch in mehreren Gaben. Dadurch läßt sich leichter feststellen, ob eine Besserung des Zustands eintritt. Zeigt sich keine positive Reaktion oder treten andere Symptome auf, muß man eine andere Arznei anwenden.

DIE MATERIA MEDICA

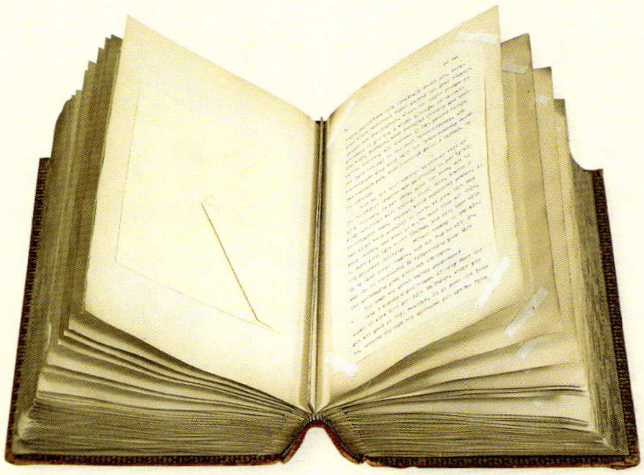

Die Materia Medica *hat sich seit Jahrhunderten als zuverlässiges Nachschlagewerk bewährt.*

Hier handelt es sich um ein Verzeichnis medizinisch wirksamer Substanzen. Alle darin enthaltenen Informationen sind das Ergebnis von Erprobungen. Es ist nach Symptomen gegliedert: mentalen/emotionalen, allgemeinen körperlichen und speziellen körperlichen Symptomen des Körpers vom Kopf abwärts. Die *Materia Medica* gibt es in verschiedenen Ausgaben, deren Autoren ihre eigenen klinischen Erfahrungen bei der therapeutischen Anwendung der Präparate beschreiben. Wenn für die Behandlung mehrere Arzneimittel in Frage kommen, kann man in der Materia Medica das vollständige Arzneimittelbild jedes Präparats nachschlagen und dasjenige heraussuchen, das dem jeweiligen Krankheitsbild am besten entspricht.

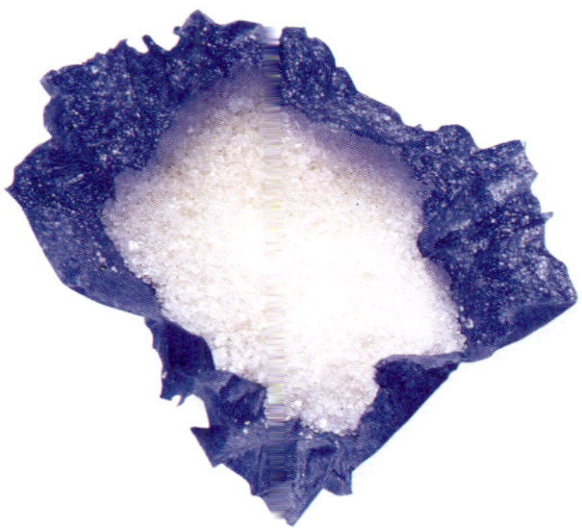

Bei der Behandlung von Krankheiten jeweils nur ein Mittel anwenden, um die Wirkung besser zu erkennen.

Alle Mittel müssen gut dosiert werden, denn zu große Mengen rufen weitere Krankheitszeichen hervor.

DAS REPERTORIUM

Eine Zusammenstellung von Symptomen gehört zum Rüstzeug jedes Homöopathen. Erprobungen haben ergeben, daß verschiedene Substanzen verschiedene Symptome hervorrufen. Dr. James Tyler Kent (*s. S. 11*) hat alle diesbezüglichen Informationen gesammelt und ein Nachschlagewerk erstellt, mit dessen Hilfe Erkrankte die Symptome ihrer Beschwerden heraussuchen und feststellen können, welche Arzneimittel sie hervorrufen und deshalb zur Heilung beitragen können. Dies Verzeichnis führt auch Arzneien auf, deren Wirkung bei bestimmten Symptomen klinisch erprobt ist. Kents Repertorium ist nach der von ihm entwickelten Hierarchie der Symptome gegliedert (*s. S. 15*). Es wird von Homöopathen am häufigsten zu Rate gezogen, aber man kann auch ähnliche Verzeichnisse benutzen.

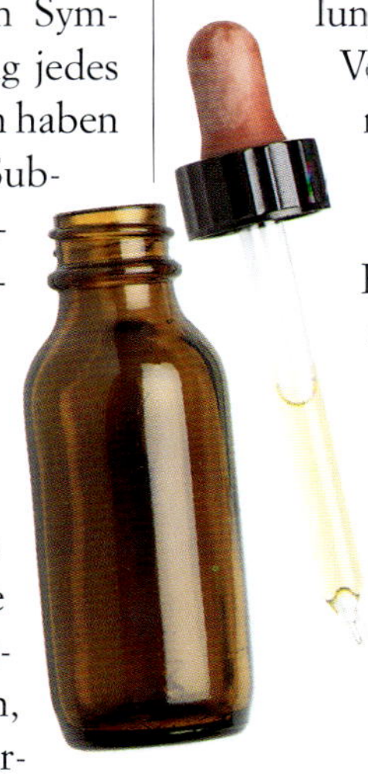

Zubereitung und Indikationen

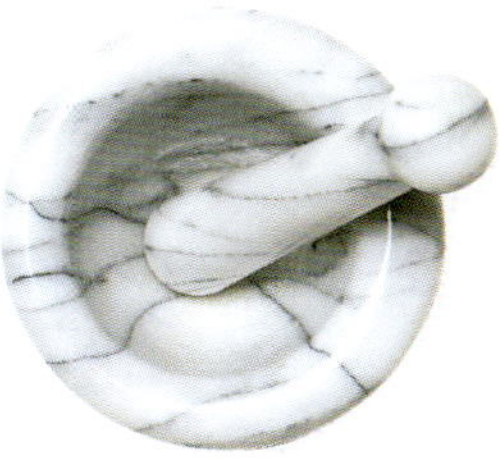

Unlösliche Substanzen müssen mit Milchzucker verrieben werden.

Homöopathische Heilmittel haben ihren Ursprung im Reich der Pflanzen, Tiere und Mineralien. Viele Substanzen haben eine bekannt starke Wirkung und sind in hohen Dosen sogar giftig, wie zum Beispiel die Tollkirsche, desgleichen die mineralischen Stoffe Arsen und Quecksilber sowie Schlangen- und Spinnengifte.

In der Regel werden homöopathische Präparate nach zwei Methoden zubereitet. Die eine gilt für Pflanzen, die andere für mineralische und nichtpflanzliche Stoffe. Die Pflanzen werden verrieben und in verdünnten Alkohol eingelegt. Daraus entsteht die »Urtinktur«.

Anschließend wird die Urtinktur verdünnt, indem man einen Tropfen davon zu 99 Tropfen mit Wasser verdünntem Alkohol gibt, beides vermischt und auf bestimmte Weise schüttelt. Diese »Verdünnung« heißt Centesimalpotenz und wird mit C bezeichnet. Man wiederholt den Vorgang mit einem Tropfen der »Verdünnung« C1 und 99 Tropfen verdünntem Alkohol und erhält die Potenz C2. Je häufiger man in dieser Weise vorgeht, desto höher wird die Potenz.

Nichtpflanzliche Stoffe werden schon beim Verreiben mit Lactose (Milchzucker) gemischt und auf diese Weise »verdünnt«. Dies erfolgt in mehreren Schritten weiter bis zur Potenz C3. In dieser starken »Verdünnung« ist die Mischung aus Mineralstoffen und Milchzucker in Flüssigkeiten löslich, und die weitere Potenzierung erfolgt wie bei den pflanzlichen Arzneien mit verdünntem Alkohol.

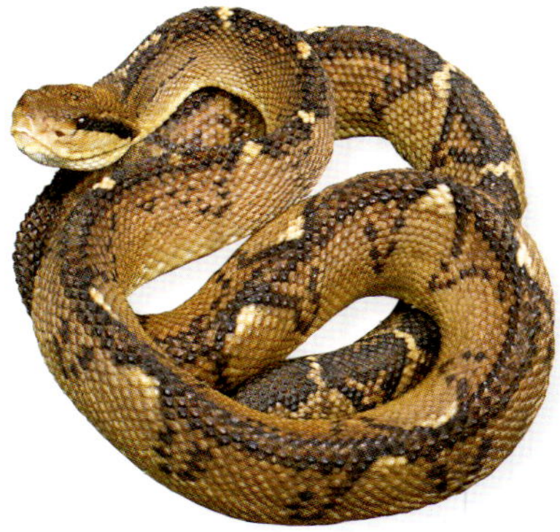

Schlangengifte wie das des Buschmeisters sind die Ursprungssubstanz einiger Präparate.

Wird die Ursubstanz in Zehnerschritten »verdünnt«, wie es in Deutschland gebräuchlich ist, spricht man von Dezimalpotenzen und verwendet den Buchstaben D.

»VERDÜNNUNG« UND POTENZIERUNG

Jede für ein Heilmittel verwendete Substanz muß in Flüssigkeit verdünnt und verschüttelt werden. Dieser Vorgang heißt Potenzieren.

Je stärker die »Verdünnung«, desto größer ist die Wirkung.

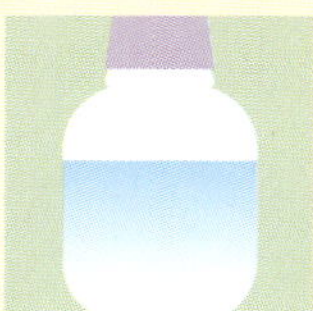

Die »Urtinktur« wird aus der Ursprungssubstanz zubereitet.

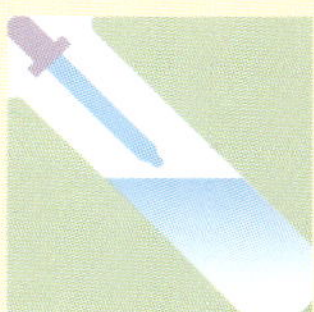

Ein Tropfen der Tinktur wird mit 99 Tropfen Wasser und Alkohol verdünnt.

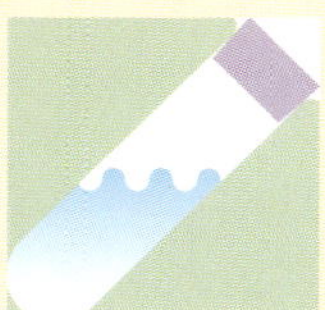

Das Heilmittel wird auf bestimmte Weise verschüttelt. Daraus entsteht die Potenz C1.

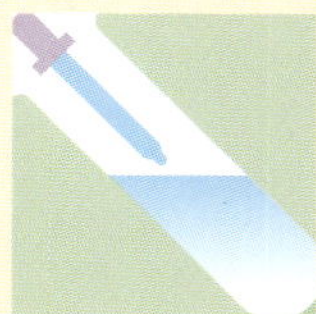

Die Potenz C1 wird weiter verdünnt, bis die für die Anwendung erwünschte Potenz erreicht ist.

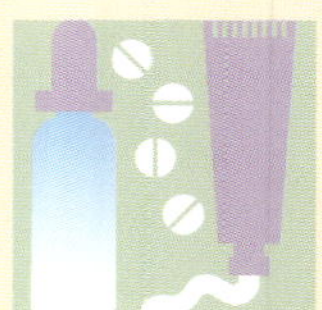

Aus den potenzierten Heilmitteln werden Tabletten, Pulver, Cremes und Salben hergestellt.

POTENZIERUNG

Um die Toxizität einer Lösung zu verringern, ohne daß die medizinische Wirkung verlorengeht, wendet die Homöopathie das von Hahnemann entwickelte Prinzip der Potenzierung an. Hahnemann hatte bei seinen Versuchen festgestellt, daß beim Potenzieren nicht nur die toxischen Eigenschaften ausgeschaltet werden, sondern daß die medizinische Wirkung des Heilmittels dadurch sogar erhöht wird. Weitergehende Experimente hatten ihm gezeigt, daß bestimmte Substanzen, die sich in natürlichem Zustand völlig neutral verhalten (wie Steinsalz, Kieselsäure und *Lycopodium*), nach dem Potenzieren medizinische Eigenschaften entwickeln.

Der Potenzierung liegt dieselbe Gesetzmäßigkeit zugrunde wie der Arndt-Schultz-Regel, derzufolge die Lebenstätigkeit durch überstarke Reize aufgehoben, durch starke gehemmt, durch mittlere gefördert und durch schwache angeregt wird. Letzteres ist bei der Homöopathie der Fall. Zum Beispiel regen sehr schwache Konzentrationen von Jod, Brom, Quecksilberchlorid und Arsensäure das Wachstum von Hefe an, mittlere Dosierungen hemmen es und starke Dosen töten die Bakterien.

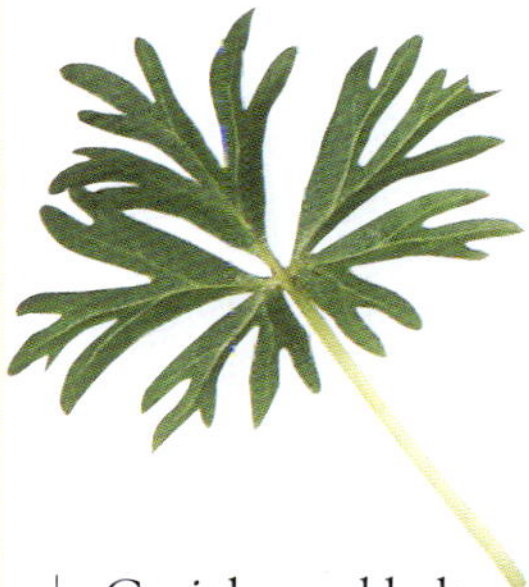

Gegen Fieber durch kalten Wind kann Aconitum *das geeignete Heilmittel sein.*

DIE INDIKATION

Wie wir gesehen haben, lautet das Grundprinzip der Homöopathie, daß eine Arznei bei Krankheiten Heilung bringen kann, deren Symptome dieselben sind wie die, welche die Arznei bei einem Gesunden hervorrufen würde. Jedes Homöopathikum hat ein individuelles Arzneimittelbild. Wenn man einen Patienten behandelt, muß man zunächst dessen Krankheitsbild feststellen und mit Hilfe der Anamnese dasjenige Mittel bestimmen, dessen individuelles Arzneimittelbild diesem individuellen Krankheitsbild entspricht.

Die Anamnese und die Suche nach der richtigen Arznei sind mit Detektivarbeit vergleichbar. Zuerst müssen Sie die Veränderungen im Verhalten oder Fühlen des Patienten beobachten. Bemühen Sie Ihre eigenen fünf Sinne. Was sehen, hören, riechen und fühlen Sie? Ist es zum Beispiel hohes Fieber mit rotem Gesicht und kalten Händen? Ist der Husten bellend? Spricht Angst aus der Mimik des Patienten? Dann klärt man, wie er sich fühlt: heiß, mit heftigen Kopfschmerzen und rauher, brennender Kehle, oder trocken, mit Durst nach kühlen Getränken. Außerdem sagt der Patient vielleicht, daß er sich vor dem Sterben fürchte, obwohl er nur eine Erkältung hat. Beim nächsten Schritt versucht man festzustellen, ob es einen unmittelbaren Zusammenhang gibt zwischen einem Ereignis und dem Auftreten von Symptomen. So kann sich herausstellen, daß der Patient wenige Stunden zuvor stark gefroren hat, als er in der Kälte spazierenging, daß er einen Schock erlitten oder große Angst empfunden hat. Alle diese Informationen bilden das Ergebnis der Anamnese und charakterisieren das Krankheitsbild. Dann sucht man das Präparat, dessen Arzneimittelbild diesen Symptomen entspricht: plötzlich auftretendes Fieber; starke Hitze; rauhe, brennende Kehle; bellender Husten; Verlangen nach kalten Getränken; Angst vor dem Tod. Man wird feststellen, daß das Homöopathikum *Aconitum* alle diese Symptome abdeckt, die häufig auftreten, wenn jemand kalter Zugluft ausgesetzt war. In der richtigen Dosierung wird *Aconitum* die baldige Genesung fördern.

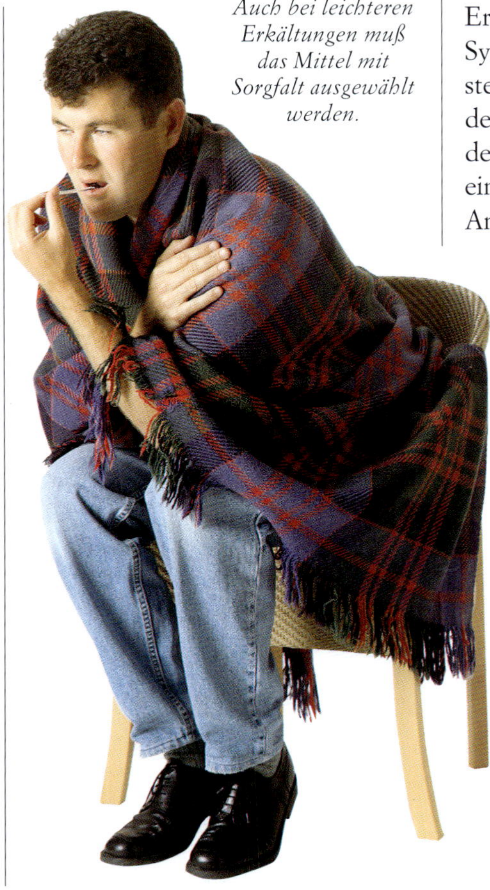

Auch bei leichteren Erkältungen muß das Mittel mit Sorgfalt ausgewählt werden.

Verordnung einer Arznei

In der Homöopathie hängen gute Heilerfolge von der Fähigkeit des Homöopathen ab, das Krankheitsbild mit dem Arzneimittelbild in Übereinstimmung zu bringen. Das setzt voraus, daß man mit Symptomen und Präparaten gleichermaßen vertraut ist. Manchmal sind die Symptome sehr schwach, und man übersieht eine wichtige Indikation, weil man sie nicht als Teil des Krankheitsbildes erkennt.

Im folgenden wird eine Anamneseerhebung Schritt für Schritt erklärt.

1 FESTSTELLUNG DER SYMPTOME

Um das richtige Heilmittel verordnen zu können, muß man in der Lage sein, jene Symptome einer Krankheit zu erkennen, die das Arzneimittelbild bestimmen. Bei Menschen mit Beschwerden weicht das Allgemeinbefinden vom Normalzustand ab. Manchmal liegen die Symptome offen zutage, aber es gibt auch Fälle, in denen es auf gute Beobachtungsgabe ankommt. Bei der Behandlung eines Patienten muß man wissen, welche Fragen man stellen und worauf man achten muß.

- BEGINN: Wie hat es angefangen? Allmählich oder plötzlich?
- AUSLÖSER: Gab es einen Auslöser physischer oder emotionaler Natur? Beispiel: Gefühl der Kälte oder starke Gefühlseindrücke.
- GEFÜHLSLAGE: Wie ist die Stimmung? Anders als gewöhnlich? Beispiel: Ein normalerweise selbständiges Kind braucht ständig Aufmerksamkeit.
- ORT DER BESCHWERDEN: Wo treten die Beschwerden auf? Kopf, Nase, Hals, Ohren, Brust, Bauch, Magen, Darm?
- ART DER BESCHWERDEN: Wie äußern sich die Beschwerden? Starker Druck, Zerschlagenheit, Hitze?

5 WICHTIGE SCHRITTE

Bei der Verordnung einer Arznei sind fünf Dinge zu beachten:

- Symptome feststellen.
- Symptome nachschlagen.
- Sich für das richtige Mittel entscheiden.
- Die Höhe der Dosis und die Zahl der Gaben festlegen.
- Das Ergebnis beurteilen.

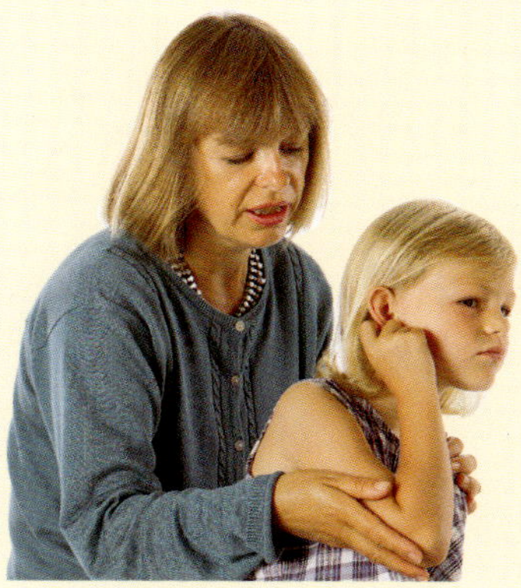

Körperliche Krankheitszeichen wie Ohrenschmerzen geben sich deutlich zu erkennen.

- SCHMERZEN: Wie empfindet der Patient die Schmerzen? Stechend, pulsierend? Fühlt er sich »wie zerschlagen«? Was wird dagegen unternommen? Zufuhr von Kälte oder Wärme, beengende Kleidung lockern, tief vornüberbeugen, Druck ausüben?
- WAS VERÄNDERT BESCHWERDEN: Wodurch fühlt sich der Patient besser oder schlechter? Tageszeit, Temperatur, Bewegung, Körperhaltung, Druck, Berührung, Zug, Trinken, Essen?
- HUSTEN: Um welche Art Husten handelt es sich? Trocken, hart, produktiv, unproduktiv, schmerzhaft? Wann wird er schlimmer oder besser? Im Freien, im warmen Zimmer, beim Trinken heißer oder kalter Flüssigkeiten?
- AUSSCHEIDUNGEN/AUSWURF: Wie sind Farbe und Geruch? Ist er klar oder eitrig? Gelb, grün, farblos?
- APPETIT: Auf bestimmte Nahrungsmittel? Süß, sauer, würzig, salzig?
- DURST: Hat der Patient mehr Durst als gewöhnlich oder weniger? Gelüstet es ihn nach heißen oder kalten Getränken? Wieviel? Besondere Vorlieben?
- TEMPERATUR: Fühlt man sich heiß oder kalt? Fühlt man sich innerlich genauso wie bei Berührung der Haut? Gibt es unterschiedlich warme Körperstellen? Beispiel: Heißes Gesicht, aber kalte Hände.
- SICHTBARE VERÄNDERUNGEN: Gibt es weitere Anzeichen wie Röte, Schwellungen, Hautausschlag?
- WEITERE SYMPTOME: Treten zwei Symptome gleichzeitig auf, z.B. Kopfschmerz bei kaltem Schweißausbruch? Welches sind die wirklich starken, eindeutigen Symptome?

2 NACHSCHLAGEN DER SYMPTOME

Eine Krankheit mit einem eindeutigen Namen zu definieren, ist nur eine bequeme Art, eine Gruppe von Krankheitsanzeichen einzuordnen.

Bevor man das Repertorium (*s. S. 126–133*) zu Rate zieht, muß man die für den jeweiligen Fall wichtigen Symptome feststellen.

Um das Repertorium richtig nutzen zu können, ordnet man die Symptome nach bestimmten Richtlinien. Zum Beispiel: Der Patient hat hohes Fieber, aber keinen Durst. In diesem Fall schlägt man nach unter »Fieber, kein Durst«. Das Hauptsymptom ist »Fieber«, während »kein Durst« lediglich das Unterscheidungsmerkmal darstellt. Man schlägt immer diejenigen Symptome nach, deren man ganz sicher ist.

Die Symptome sind in alphabetischer Ordnung aufgeführt, entweder als Beschwerde oder Körperteil (Furunkel, Rachen).

Das Repertorium ist ein allgemeiner Führer. Die wichtigsten Symptome sind angegeben. Verweise führen zu den probatesten Heilmitteln. Ob die Wahl des Mittels richtig ist, geht jedoch nur aus der ausführlichen Beschreibung des Heilmittels in der Materia Medica hervor.

Notieren Sie sich zunächst für jedes festgestellte Symptom alle empfohlenen Heilmittel.

3 DIE AUSWAHL EINES BESTIMMTEN MITTELS

Nachdem man alle Heilmittel für jedes Symptom aufgeschrieben hat, sucht man nach der Arznei, die allen oder den meisten Symptomen entspricht. Es können auch mehrere sein. Wenn man die Wahl unter vielen hat, kann es sein, daß die Auswahl der Symptome nicht präzise war. In diesem Fall sieht man sich die Symptome noch einmal an und überlegt, wie stark sie sind. Dann wählt man noch einmal aus und konzentriert sich auf wenige, sehr spezifische Symptome.

Beispiel: »Kopfschmerz« ist zu allgemein – die Zahl der Heilmittel ist zu groß. Man muß die Art dieser Beschwerde genauer definieren: »Besser nach kalter Behandlung«. Je genauer das Symptom beschrieben wird, desto größer ist die Aussicht, ein angemessenes Mittel zu finden.

In diesem Stadium sollte sich die Zahl der Heilmittel auf zwei oder drei reduziert haben. Nun sucht man die Beschreibung des Arzneimittelbildes in der Materia Medica heraus. Im Arzneimittelbild brauchen nicht alle Symptome aufgeführt zu sein, aber doch die meisten. Das Arzneimittelbild ist wie ein fertiges Puzzle, und die festgestellte Beschwerde ist ein Teil des Ganzen. Man braucht nicht alle Steinchen des Puzzles, aber diejenigen, die man hat, müssen passen. Wenn man sich über die Heilmittel, die noch auf der Liste stehen, informiert und festgestellt hat, welches davon dem Krankheitsbild am genauesten entspricht, ist die Suche abgeschlossen. Hat man keines gefunden, muß man die Liste der Symptome noch einmal durchgehen und prüfen, ob man etwas übersehen hat. Lesen Sie die Beschreibungen der Heilmittel genau durch, damit Sie die Symptome erkennen können, bei denen sie angewendet werden.

Manchmal bieten sich mehrere Möglichkeiten an, und man muß sich für eine Arznei entscheiden. In diesem Fall überprüft man die Heilmittel noch einmal und stellt sie unmittelbar zueinander in Beziehung. Sehen Sie in der Rubrik »Heilmittelvergleich« nach. Dort erfahren Sie mehr über die wichtigsten Indikationen eines jeden Mittels und über die Unterscheidungskriterien.

Die Potenzen

In akuten Fällen ist es besser, niedrige Potenzen zu wählen: C6, C12, C30. Wenn diese Potenzen gute Wirkung zeigen, aber wiederholt verabreicht werden müssen, und wenn man sich des Arzneimittelbildes sicher ist, kann man Potenz C200 einsetzen.

DAS ALLEINIGE MITTEL

Seien Sie zuversichtlich. Wenn Sie das ausgewählte Präparat verordnen, und es tritt keine Besserung ein, versuchen Sie es mit einem der anderen auf Ihrer Liste.

Aber stets daran denken: immer nur ein Mittel verordnen.

»Kopfschmerz« ist zu allgemein. Man muß ihn genauer definieren.

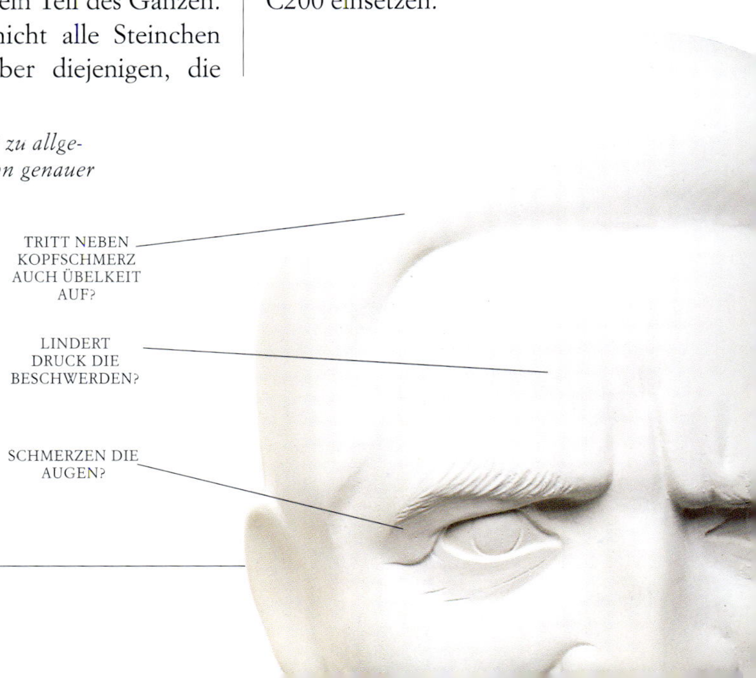

4 BESTIMMUNG DER DOSIS

Denken Sie daran, daß einer der wichtigsten Grundsätze der Homöopathie die Verordnung der Minimaldosis ist. Man verabreicht also nur die Menge, die ausreicht, den Heilprozeß einzuleiten. Sie richtet sich nach der Schwere und Dringlichkeit der Beschwerde. Je ernster und dringlicher sie ist, desto häufiger die Gaben (*siehe auch unter* »Die Potenzen« in Schritt 3).

Sehr ernst und plötzlich

Die Beschwerde setzt plötzlich und heftig ein und ist von starken Schmerzen begleitet: Man nimmt eine Dosis alle 5–30 Minuten; bei Besserung aussetzen; bei Bedarf wiederholen. Mittel wechseln, wenn sich das Krankheitsbild verändert.

• BEISPIEL: Wenn Sie sich bei einem Unfall das Fußgelenk verstauchen oder brechen, reagiert der Körper darauf unverzüglich und heftig mit Schmerz, Prellung und Schwellung. *Arnica* ist das erste Mittel, das einem bei traumatischen Verletzungen einfällt. Also nehmen Sie *Arnica* alle 5–10 Minuten, bis Sie sich besser fühlen. Ihr Fußgelenk wurde davon nicht auf wundersame Weise geheilt, aber Sie werden eine deutliche Veränderung Ihres Befindens feststellen, sobald die traumatisierende Einwirkung nachläßt. Später kann es erforderlich sein, ein anderes Präparat zu benutzen, weil sich die Symptome verändert haben (*siehe* Verletzungen, *S. 133*).

Ernst

Die Beschwerde setzt plötzlich ein, ist aber weniger intensiv und schmerzhaft. Man nimmt eine Dosis alle 1–2 Stunden.

• BEISPIEL: Lebensmittelvergiftung mit Erbrechen und Durchfall mehrere Stunden nach Nahrungsaufnahme. Die Symptome verweisen auf *Arsenicum*, das man alle 1–2 Stunden anwendet, bis diese abklingen.

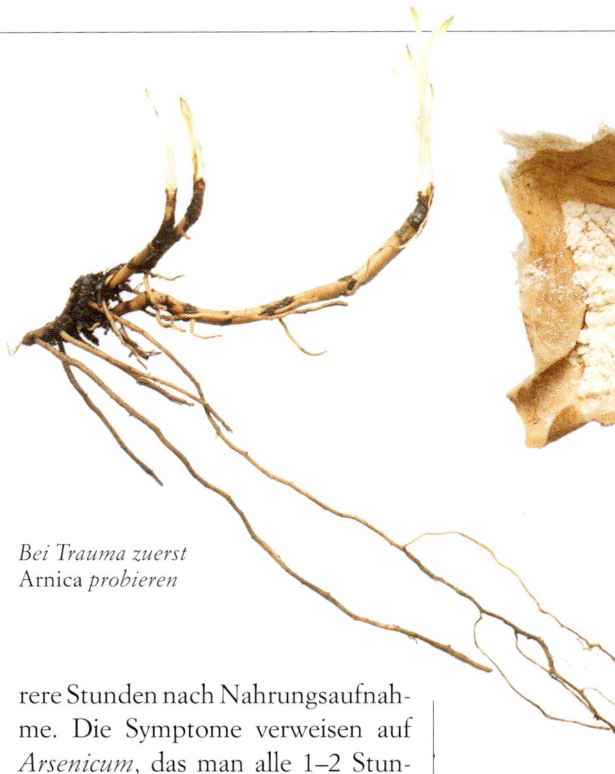

Bei Trauma zuerst Arnica *probieren*

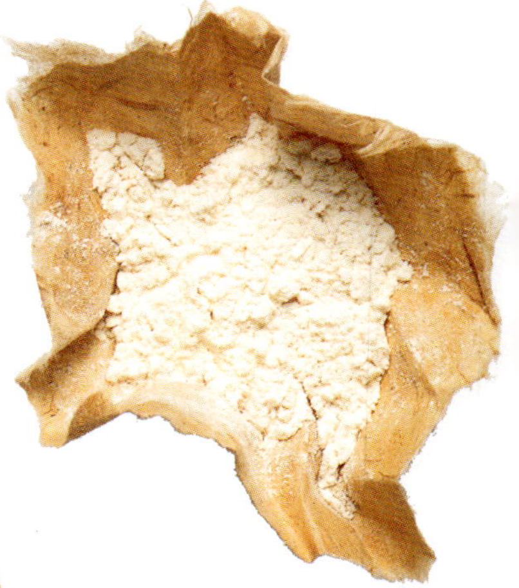

Arsenicum album *ist das Mittel der Wahl bei Lebensmittelvergiftungen.*

Weniger ernst

Die Beschwerde setzt weniger heftig ein und verstärkt sich allmählich. Man nimmt eine Dosis alle 4–8 Stunden oder 3–4 Mal am Tag.

• BEISPIEL: In den meisten Fällen von Erkältungen, Influenza, Kinderkrankheiten, Zahnen und in der zweiten Phase einer Verletzung.

Entbindung

Die Entbindung kann langsam oder rasch voranschreiten, in allen Fällen können Homöopathika sehr hilfreich sein.

Allgemeine Grundregeln

• Die Dringlichkeit der Situation beurteilen: Je heftiger die Beschwerden, desto häufiger die Gaben.

VORSICHT

Suchen Sie in dringenden Fällen immer den Arzt auf.

• Die Zeitabstände zwischen den Gaben ausdehnen, sobald sich eine Besserung des Zustands abzeichnet.

• Nichts mehr einnehmen, wenn definitive Besserung eintritt.

• Wiederholen, wenn ein Rückfall eintritt und der Zustand sich verschlimmert.

HINWEIS

Wenn sechs Gaben des Heilmittels nichts bewirkt haben, brauchen Sie wahrscheinlich ein anderes.

Vor und nach chirurgischen Eingriffen

Gewöhnlich wird je eine Dosis in der Nacht und am Morgen vor der Operation und eine danach empfohlen. Ausschlaggebend ist dabei, um welche Art von Eingriff es sich handelt. Weitere Informationen zu diesem Problemkreis finden Sie im Repertorium und in der Materia Medica.

5 EINSCHÄTZUNG DES HEILERFOLGS

Woher weiß man nun, ob das Mittel wie erwünscht wirkt oder nicht? Was versteht man unter guter Heilwirkung?

Bei Selbstbehandlung merken Sie wahrscheinlich, wann Sie sich besser fühlen. Schmerzen und andere Symptome klingen ab, oder man fühlt sich erleichtert, und die Stimmung bessert sich, oder man schläft ein und findet zur Ruhe.

Das sind normale Reaktionen. Der Schlaf ist ein willkommener Heilvorgang (ausgenommen bei Gehirnerschütterungen). Wenn Sie das Gefühl haben, daß es Ihnen schon besser geht, obwohl die körperlichen Symptome unverändert sind, zeigt das Präparat Heilwirkung. Die Verbesserung des emotionalen Zustands macht sich oft vor der Verbesserung des körperlichen Zustands bemerkbar – ein Zeichen, daß der Genesungsprozeß von innen nach außen voranschreitet.

Bei Fremdbehandlung müssen Sie sich auf eine gute Beobachtungsgabe verlassen können. Welchen Eindruck macht der Patient? Ein Stimmungswandel ist gewöhnlich das erste Anzeichen: Beobachten Sie also, ob er mehr oder weniger fröhlich ist, besorgt, bedrückt, entspannt, energisch, friedlich und so fort. Andere Symptome müssen erfragt werden: Lassen die Schmerzen nach? Klingt das Fieber ab?

Wenn Sie ein Kind behandeln, das diese Fragen nicht beantworten kann, müssen Sie das Verhalten und die Stimmung des Kindes beurteilen. Jedes Anzeichen, daß es dem Patienten besser geht, spricht für die positive Wirkung des Mittels.

Was ist zu tun, wenn das Präparat anfangs wirkt, aber bei wiederholten Gaben nicht mehr? Das kann zwei Gründe haben. Das Krankheitsbild hat sich verändert, und es wird ein anderes Mittel gebraucht. Ist keine Veränderung eingetreten, kann es erforderlich sein, die Potenz des angewendeten Mittels zu erhöhen. Prüfen Sie noch einmal, ob sich die Symptome verändert haben.

GEFAHREN DURCH ÜBERDOSIERUNG

Um ein Homöopathikum wirkungsvoll anzuwenden, müssen die Dosierungsanweisungen genau eingehalten werden. Homöopathie funktioniert nach dem Grundsatz der Minimaldosis. Man nimmt nur die Menge, die erforderlich ist, den Heilprozeß in Gang zu bringen. Größere Menge heißt nicht automatisch größere Wirkung. Nimmt man das Mittel zu häufig ein, kann die Wirkung ausbleiben. Lesen Sie die Grundsätze zur Verordnung, bevor Sie ein Mittel anwenden.

Wenn Sie einschlafen, kann das ein Zeichen sein, daß die Arznei wirkt.

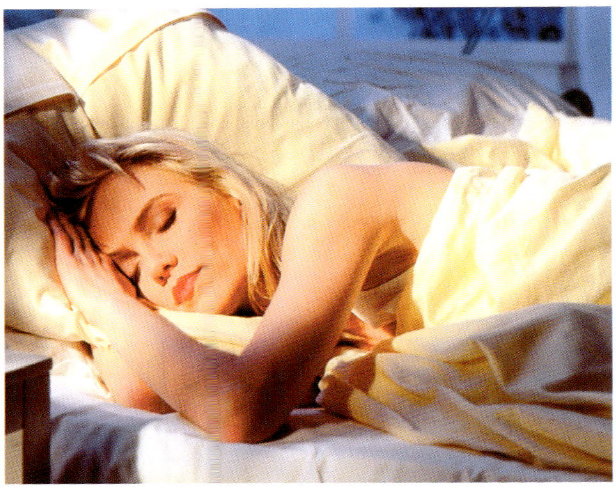

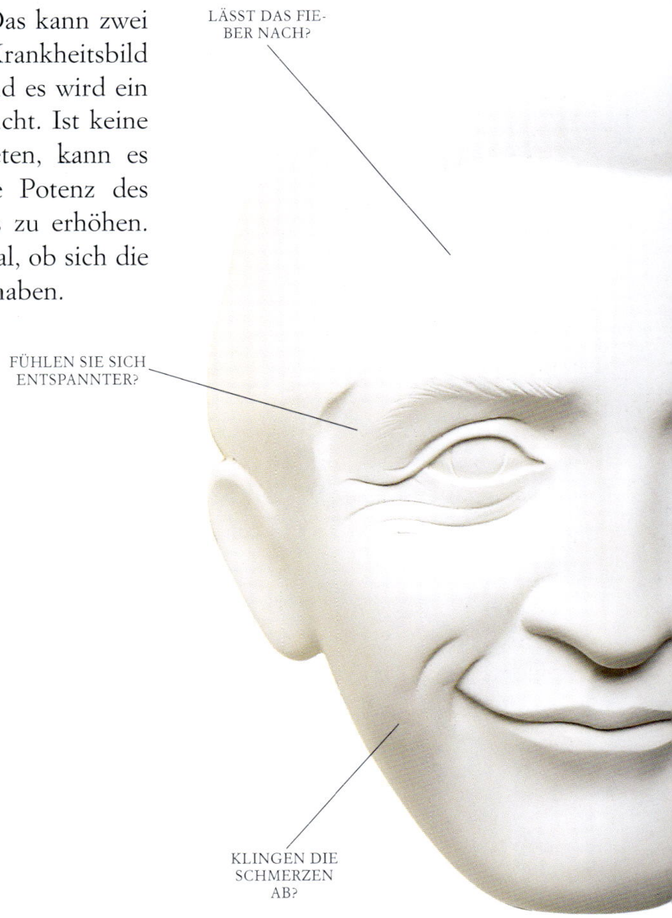
LÄSST DAS FIEBER NACH?
FÜHLEN SIE SICH ENTSPANNTER?
KLINGEN DIE SCHMERZEN AB?

Die Stimmung bessert sich merklich – ein positives Körpersignal.

Besuch beim Homöopathen

Wenn Sie sich für eine Behandlung durch einen ausgebildeten Homöopathen entscheiden, werden Sie feststellen, daß der Vorgang des Verordnens nach ähnlichem Schema verläuft wie bei der Selbstbehandlung. Hier einige Hinweise, wann man einen Homöopathen aufsuchen sollte und was man davon erwarten darf.

Mit welchen Erwartungen gehen Sie an eine homöopathische Behandlung heran? Halten Sie Homöopathie für eine Wunderwaffe? Ein Heilverfahren mittels Zauberei? Eine sich lange hinziehende Prozedur? Alles ist möglich, aber die Wirklichkeit ist nicht nur schwarz oder weiß. Es gibt eine ganze Reihe von Faktoren, die darüber entscheiden, wie rasch Sie »geheilt« werden.

Homöopathische Behandlung basiert auf dem individuellen Krankheitsbild eines Menschen. Dazu gehören die gegenwärtige und vergangene Krankengeschichte, die genetische Erbmasse und aktuelle Symptome – allgemeine und spezielle körperliche, emotionale und mentale. Der erste Besuch kann eine bis zwei Stunden dauern, in denen sich der Homöopath darum bemüht, möglichst viel über die Persönlichkeit des Patienten und das Muster der Erkrankung herauszufinden.

WANN SOLLTE MAN ZUM HOMÖOPATHEN GEHEN?

- Wenn Sie das Gefühl haben, daß das körperliche und emotionale Befinden gestört ist.
- Nach einer akuten Erkrankung, damit das Abwehrsystem ins Gleichgewicht gebracht wird.
- Wenn Eigenbehandlung nichts bewirkt oder wenn kleinere Beschwerden wiederholt auftreten.
- Wenn Sie unter allgemeinem Streß leiden und Ihre Widerstandskraft beeinträchtigt ist.
- Bei mehreren Beschwerden.
- Bei einer ernsten Erkrankung.
- Um Ihre Gesundheit zu erhalten.

Viele Fragen werden Ihnen ungewöhnlich oder belanglos vorkommen. Aber die Verordnung erfolgt aufgrund einer detaillierten Analyse Ihrer persönlichen emotionalen und physischen Reaktionen auf Umweltreize im gesunden wie auch im erkrankten Zustand.

Manche Homöopathen klassifizieren ihre Patienten nach »Konstitutionstypen«. Das heißt, die Symptome und Reaktionen des Patienten entsprechen einem bestimmten Grundtyp allgemeiner und spezieller körperlicher und mentaler/emotionaler Symptome.

• BEISPIEL: Der »Calcium carbonicum-Typ« ist höchstwahrscheinlich etwas übergewichtig, blond und ängstlich, traut sich nicht viel zu, schwitzt beim Schlafen am Kopf und hat Heißhunger auf gekochte Eier. Dieser klinisch erprobten, standardisierten Typisierung entspricht das

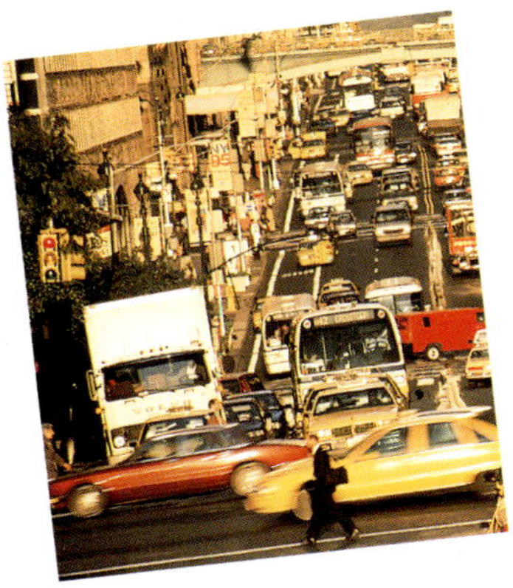

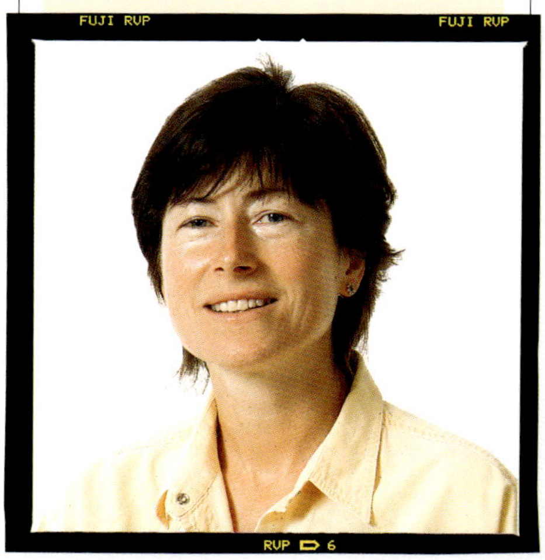

Bevor der Homöopath ein Mittel verordnet, wird er ein vollständiges Krankheitbild erstellen. Dazu gehören augenblicklicher Gesundheitszustand, Lebensstil und Familiengeschichte.

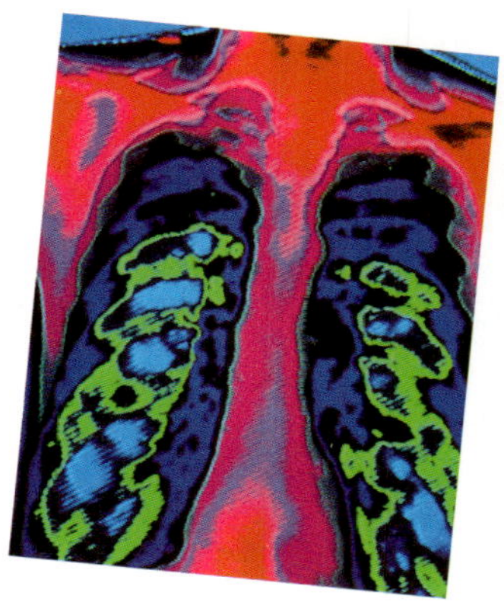

DER »SEPIA«-PATIENT

Sepia ist ein probates Mittel für Frauen mit Beschwerden infolge von Hormonstörungen.

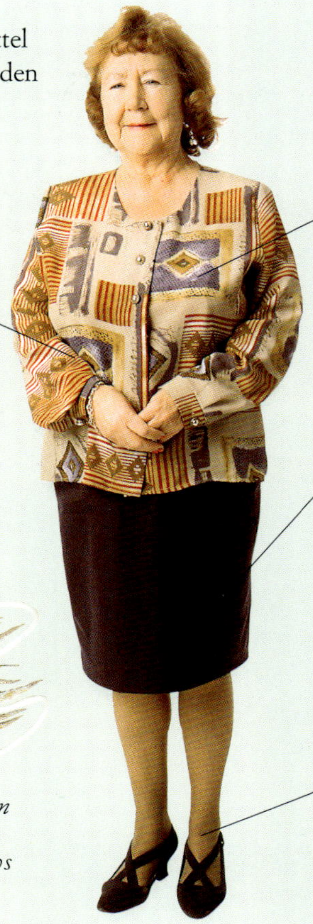
GLEICHGÜLTIGKEIT GEGENÜBER ANGEHÖRIGEN
TYPISCHE ZIEHENDE SCHMERZEN
BESSERUNG DURCH KÖRPERLICHE BETÄTIGUNG
STARKE EMPFINDLICHKEIT GEGEN KÄLTE

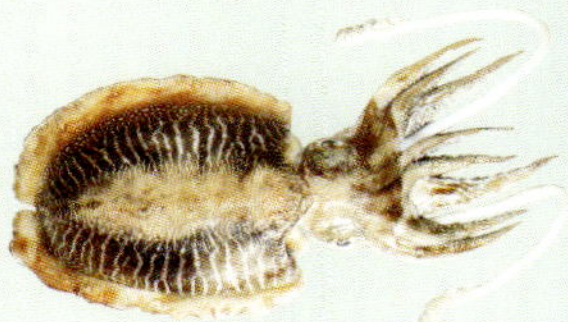

Das Homöopathikum Sepia *wird aus der Tinte des Tintenfischs gewonnen.*

Arzneimittelbild. Den Patienten als »Konstitutionstyp« zu bestimmen, kann zur Feststellung des Behandlungsmusters hilfreich sein. Weil aber die Konstitutionsverordnung ein sehr komplexer Vorgang ist, kommt es oft vor, daß das Konstitutionsarzneimittel nicht ausschließlich aufgrund des Konstitutionstyps ermittelt wird.

Alle Präparate in diesem Buch können als »akute« Heilmittel verwendet werden, und viele werden auch bei der Konstitutionsverordnung eingesetzt. Aus den aufgeführten mentalen/emotionalen sowie den allgemeinen und speziellen körperlichen Symptomen können Sie selbst Schlüsse auf den jeweiligen Konstitutionstyp ziehen. Wenn Sie einen Homöopathen zu Rate ziehen, um sich auf der Grundlage Ihrer persönlichen Krankheitsanfälligkeit (Prinzipien und Praxis, *S. 14–15*) behandeln zu lassen, wird der Homöopath erkennen, daß das von Ihnen für Ihre Erkrankung gewählte akute Heilmittel in irgendeiner Weise mit Ihrem Konstitutionsbild verwandt ist.

Weil aber die Menschen verschieden veranlagt sind und auf eine Erkrankung unterschiedlich reagieren, verschafft der Besuch beim Homöopathen die Sicherheit, daß das gewählte Mittel auch das richtige ist.

Der nach der klassischen Homöopathie behandelnde Heilpraktiker oder Arzt verabreicht ein einziges, sorgfältig ausgewähltes Heilmittel, das auf Ihre Persönlichkeit und die individuellen Krankheitssymptome zugeschnitten ist. Nach der Einnahme einer oder mehrerer Gaben muß man warten und feststellen, ob sich der Zustand verändert. Man wird einen Besuchstermin vereinbaren, damit die Wirkung des Mittels eingeschätzt werden kann. Manchmal tritt nach der Einnahme die »homöopathische Erstverschlimmerung« auf – ein Zeichen, daß der Patient sehr intensiv auf die Arznei anspricht. Der Zustand ist gewöhnlich nur von kurzer Dauer. Hält er länger an, ist der Homöopath aufzusuchen. Die Verschlimmerung der Symptome ist in der Regel das Zeichen, daß das Heilmittel gut gewählt wurde.

Der Heilerfolg wird an der Besserung nicht nur der Symptome, sondern auch des Allgemeinbefindens gemessen. Je nach Komplexität der Krankheitsgeschichte kann sich der Heilprozeß über längere Zeit erstrecken. Der Therapieverlauf ergibt sich aus Art und Vorgeschichte der Erkrankung.

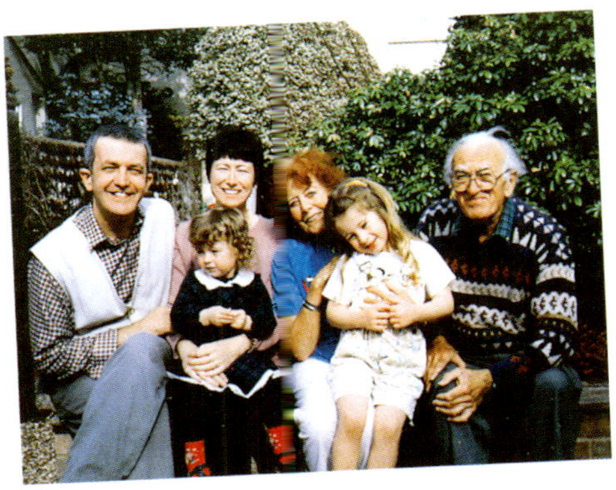

Praktizierende Homöopathen haben häufig auch Medizin studiert und eine intensive, langjährige Ausbildung in Theorie und Praxis der Homöopathie absolviert. Sie haben sich ausgedehnten Eignungsprüfungen unterzogen. Homöopathisch behandelnde Ärzte hingegen haben möglicherweise eine weniger intensive Ausbildung erhalten als ein ausgebildeter Homöopath. Nur Ärzte mit der Zusatzbezeichnung »Homöopathie« haben eine intensive Ausbildung mit Prüfung absolviert.

KOMBINATION MIT ANDEREN THERAPIEN

Wer seine Gesundheit verbessern möchte, kann unter einer wachsenden Zahl von Behandlungsformen wählen. Dazu gehören Massagen, Akupunktur, Psychotherapie, Aromatherapie, chinesische Kräuterheilkunde, Heilfasten und andere alternative Heilverfahren.

Es gibt keine feste Regel, daß jeweils nur eine Therapieform angewendet werden darf, aber manche Therapieformen schließen einander aus, anderere ergänzen einander. Die Homöopathie ist eine die Selbstheilungskräfte fördernde Medizin, weil die Heilmittel auf die Lebensenergie des Menschen einwirken. Zu den komplementären Behandlungsmethoden zählen Massage, Psychotherapie, Diät und Ernährung, Physiotherapie, Osteopathie und Schädelosteopathie.

Therapien, die andere Substanzen anwenden, wie die Pflanzenheilkunde und die Aromatherapie, sind dagegen zu meiden. Denn sie können die Wirkung homöopathischer Präparate ungünstig beeinflussen.

Akupunktur und Reflexzonentherapie stimulieren ebenfalls die Lebenskraft, aber auf etwas andere Weise als die Homöopathie. Werden mehrere selbstheilungskräftefördernde Therapien gleichzeitig angewendet, läßt sich oft nicht erkennen, welche davon geholfen hat, was eine gezielte, langfristige Behandlung erschweren kann. Wenn ein bestimmtes Verfahren hilft, sollte man auch dabei bleiben.

DER »LYCOPODIUM«-PATIENT

Der typische *Lycopodium*-Patient ist hager, schwächlich und wirkt nervös.

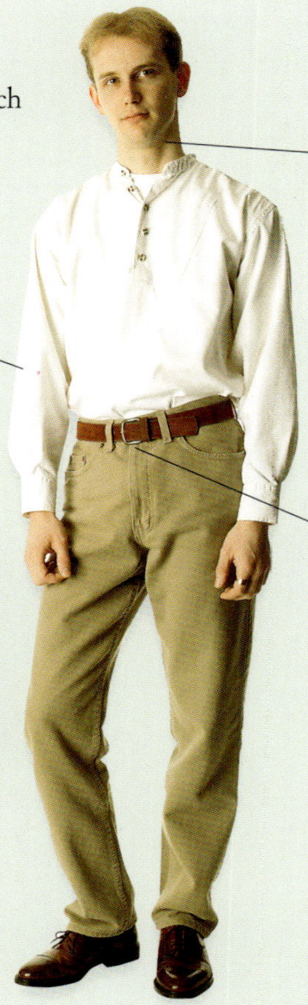
WIRKT NACH AUSSEN HIN SELBSTSICHER, IST ABER INNERLICH SCHWACH
SCHMERZEN VORWIEGEND RECHTSSEITIG
BLÄHUNGEN UND VÖLLEGEFÜHL SCHON NACH GERINGEN NAHRUNGSMENGEN

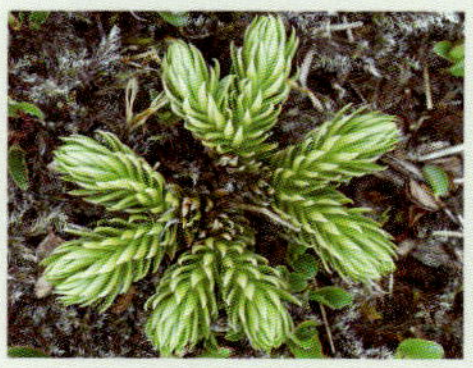

Aus den Pollen der Blütenstände des Bärlapps wird das homöopathische Mittel Lycopodium clavatum *gewonnen.*

VORSICHT

Wenn nach der Konstitutionsbehandlung durch einen Homöopathen eine akute Krankheit auftritt, versuchen Sie es nicht mit Eigenbehandlung – suchen Sie Ihren Homöopathen auf.

KOMBINATION MIT PHARMAZEUTISCHEN MITTELN

Sollten Sie sich in ärztlicher Behandlung befinden, fragen Sie Ihren Arzt und Homöopathen, bevor Sie Veränderungen an der Therapie vornehmen. Häufig ergänzen sich Homöopathie und Schulmedizin.

Fragen Sie Ihren Arzt und Homöopathen, wenn Sie homöopathische und pharmazeutische Arzneien kombiniert anwenden wollen.

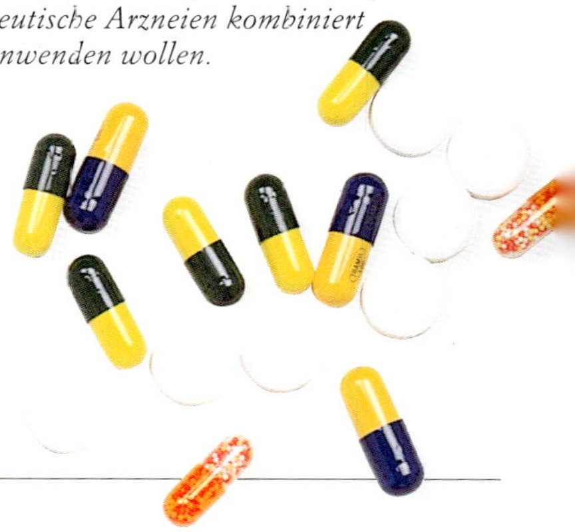

DIE ANAMNESEERHEBUNG

Beim ersten Besuch verschafft sich der Heilpraktiker einen Überblick über die seelische und körperliche Verfassung des Patienten. Wenn Sie zum Beispiel wegen Migräne einen Homöopathen aufsuchen, wird er sich nicht nur für diese Störung interessieren, sondern Ihnen Fragen zu Ihrem Allgemeinbefinden stellen. Er wird Sie dazu auffordern, alle Probleme zu schildern, die Sie beschäftigen. Hier einige Beispiele von Informationen, die ein Homöopath braucht:

Ort	Symptome	Datum 6. 7. 1998
		Irene Kleinmeier
		Triftweg 34
		83278 Traunstein
		Tel. 08662-25931
		Geburtsdatum: 12. 3. 1960
Kopf	Schmerzen	Gefühl, als ob mir jemand einen Nagel in
		den Hinterkopf schlagen würde
Kopf	Verspannt	Starke Spannungen über der Stirn
Magen	Wie ein Stein	Gefühl wie von einem Stein im Magen, der
		sich nicht bewegt
Rachen	Kloß im Hals	Muß dauernd schlucken, als hätte ich einen
		Frosch im Hals, der nicht rauf und nicht
		runter geht.
Gemüts-	Trauer	Mein Bruder kam letztes Jahr bei einem
zustand		Verkehrsunfall ums Leben. Muß immer wei-
		nen, wenn ich an ihn denke. Ich mochte ihn
		sehr gern, wir standen uns sehr nahe. Habe
		mich damals nicht mal von ihm verabschie-
		det, als er wegfuhr – für immer.

Äußere Anzeichen	Verordnung
Klagt ständig,	
Weint	

- Was macht Ihr Leben schwierig, problematisch und verursacht Streß? Wo treten diese Situationen auf: zu Hause, bei der Arbeit, beim Studium oder in zwischenmenschlichen Beziehungen? Wie verhalten Sie sich bei Streß? Dazu gehören Ängste, Furcht und Sorgen.

- Welche wichtigen Ereignisse in der Vergangenheit haben zu Streß geführt und in welcher Form? Gibt es körperliche Beschwerden, die darauf zurückgeführt werden können?

- Funktionsstörungen des Gehirns wie Verwirrung, Konzentrationsschwäche oder Gedächtnisverlust.

- Schwachstellen im Körper, wo Probleme häufiger auftreten, wie Anfälligkeit für Kopfschmerzen, geschwollene Drüsen, Asthma, Verstopfung, Menstruationsbeschwerden; wie häufig, wann, wie sie sich äußern, welcher Art die Schmerzen oder andere sie begleitende Umstände sind.

- Die Körpertemperatur allgemein, ungewöhnlich heiß oder kalt? Starkes Schwitzen und wo?

- Schlafstörungen; sich wiederholende Träume und Alpträume.

- Fühlt man sich besser oder schlechter in wechselnder Umgebung wie am Strand, in der Sonne, in geschlossenen Räumen, zu bestimmten Tages- und Jahreszeiten.

- Reaktionen auf Nahrung und Getränke – Vorlieben oder Aversionen.

- Bei der Einnahme von Arzneien: wieviel, wann und wogegen?

- Familiäre Verhältnisse – Krankheiten von Eltern, Großeltern, Geschwistern und so weiter, sofern bekannt.

- Ihre Lebenskraft und Lebensfreude allgemein, und wie Sie sich fühlen.

Einführung in die Materia Medica

Die Materia Medica (lat. »Der medizinische Stoff«) ist ein Kompendium der in der Homöopathie angewendeten wichtigsten Heilmittel. Hier wird jedes Mittel ausführlich beschrieben, damit man die Symptome genau erkennen kann, die man behandeln möchte. Sucht man eine bestimmte Arznei, findet man sie am schnellsten im Repertorium (s. S. 126–133)*. Das Arzneimittelbild eines jeden Heilmittels* (s. S. 19) *ist einem Haus vergleichbar. Es gibt große und kleine Häuser, aber jedes hat besondere Eigenheiten, einen individuellen architektonischen Charakter. Im Haus des Arzneimittelbildes gibt es verschiedene Räume; jeder repräsentiert einen spezifischen Zustand oder bestimmte Beschwerden, die mit diesem Mittel behandelt werden können. Jeder Raum ist anders, aber insgesamt bestimmen sie den allgemeinen Charakter des Hauses. Beispiel: Der Raum »Leichte Erkältungen« des Präparats* Arsenicum *kann auf den ersten Blick sehr ähnlich aussehen wie derselbe Raum des Präparats* Natrium muriaticum, *weist aber trotzdem Unterschiede auf, weil er zu einem Haus mit einem ganz anderen Charakter gehört.*

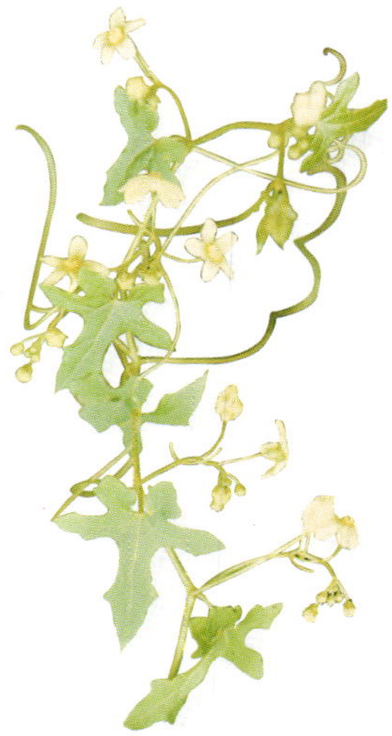

Viele Heilmittel werden aus Pflanzenstoffen gewonnen.

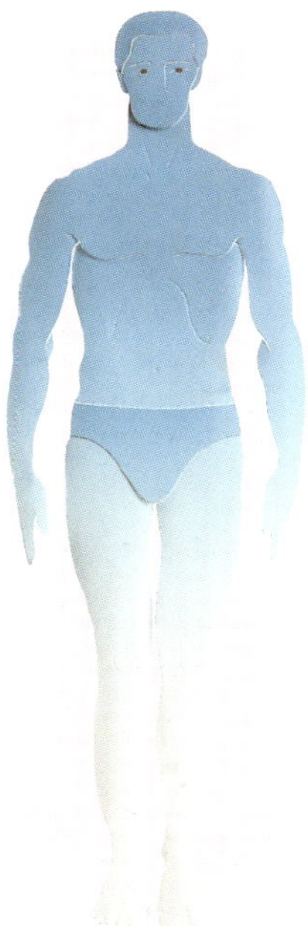

Der Heilvorgang verläuft von oben nach unten.

Wenn Sie sich mit der Materia Medica vertraut machen, werden Sie ein Gespür für die Heilmittel und ihr Arzneimittelbild bekommen. Die Informationen in diesem Abschnitt des Buches sollen dem Laien helfen, die Heilmittel sowie die seelischen und körperlichen Symptome, die damit behandelt werden, zu verstehen und ein bestimmtes Mittel mit anderen zu vergleichen, die scheinbar die gleichen Eigenschaften aufweisen.

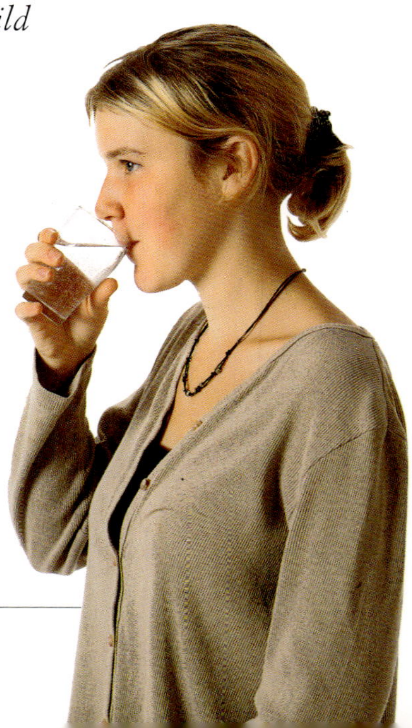

Starkes Verlangen nach Getränken oder Abneigung dagegen sind Bestandteile des Krankheitsbildes.

Benutzung der Materia Medica

Nachdem Sie im Repertorium eine bestimmte Arznei herausgesucht haben, schlagen Sie in der Materia Medica nach, um genauere Informationen darüber zu erhalten. Eine knappe Einführung schildert die Geschichte der Arznei. Es folgen allgemeine Indikationen des Arzneimittelbildes sowie die begleitenden Faktoren wie psychische Verfassung oder besondere Vorlieben und Aversionen beim Essen und Trinken.

Die Rubrik »Kurzinformationen« mit graphischen Symbolen enthält die wichtigsten Charakteristika des Arzneimittelbildes. In der Rubrik »Beschwerden« sind spezifische Erkrankungen und Störungen aufgeführt, die mit diesem Heilmittel behandelt werden können. Unter »Arzneimittel-Vergleich« sind Symptome des Krankheitsbildes genannt, zu deren Behandlung andere Präparate besser geeignet sein können.

Name des Präparats
Diese Bezeichnung ist unter Homöopathen und Apothekern gebräuchlich. Die Abkürzung, die auch im Repertorium verwendet wird, ist in Klammern gesetzt. Die Einführung nennt den Ursprung des Präparats, die Art seiner Zubereitung sowie die Symptome, bei denen es verordnet wird.

Kurzinformationen
Hier werden die wichtigsten Symptome knapp zusammengefaßt, die Ihnen bestätigen, daß Sie für eine bestimmte Krankheit die richtige Arznei gewählt haben. Einprägsame Symbole geben einen Überblick über relevante Symptome und Modalitäten.

Beschwerden
Jede Erkrankung wird mit ihren wichtigsten Symptomen beschrieben. Es ist sehr unwahrscheinlich, daß der Zustand des Patienten umfassend dargestellt wird, aber wenn ein oder zwei Symptome übereinstimmen, befinden Sie sich auf dem richtigen Weg. Die Beschwerden sind in der Reihenfolge vom Kopf abwärts aufgezählt.

Allgemeine Indikationen
Hier erhalten Sie einen allgemeinen Überblick über das Präparat und die Symptome, die damit behandelt werden. Sie erfahren, ob Sie sich im richtigen Haus befinden.

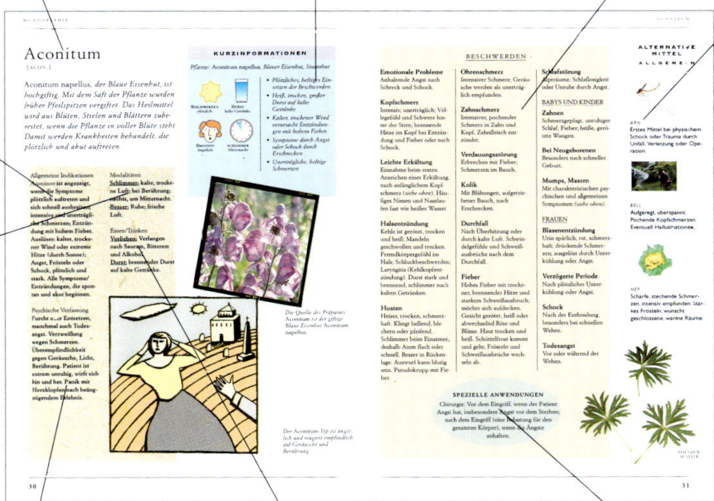

Alternative Mittel
Diese Rubrik gibt einen Überblick über ähnliche Eigenschaften anderer Heilmittel, die ebenfalls geeignet sein und von Ihnen angewendet werden könnten. Sie hilft Ihnen bei der Entscheidung, ob Sie sich im richtigen Haus befinden. Falls Sie sich Ihrer Sache nicht sicher sind, informieren Sie sich über das umfassende Arzneimittelbild des hier nur skizzierten Präparats.

Modalitäten
Hier ist zusammengestellt, was den Zustand bessert oder verschlimmert. Benutzen Sie diese Informationen zur Ergänzung der allgemeinen Indikationen. Die aufgeführten Modalitäten müssen aber nicht alle auf den Patienten zutreffen.

Psychische Verfassung
Hier erfahren Sie etwas über den »inneren Menschen«, eine wichtige Komponente bei Erkrankungen. Wenn der mentale und emotionale Zustand des Patienten von dem hier beschriebenen abweicht, befinden Sie sich vermutlich im falschen Haus.

Essen/Trinken
Wenn ein bestimmtes Nahrungsmittel oder Getränk starkes Verlangen oder heftige Abneigung auslöst, können Sie hier nachsehen, ob es dafür ein Heilmittel gibt.

Spezielle Anwendungen
Hier wird in bestimmten Fällen auf Anwendungsmöglichkeiten oder besondere Umstände hingewiesen, die den Gebrauch des Mittels angeraten erscheinen lassen, z. B. chirurgische Eingriffe, Reisen und so weiter.

Aconitum

[ACON.]

Aconitum napellus, *der Blaue Eisenhut, ist hochgiftig. Mit dem Saft der Pflanze wurden früher Pfeilspitzen vergiftet. Das Heilmittel wird aus Blüten, Stielen und Blättern zubereitet, wenn die Pflanze in voller Blüte steht. Damit werden Krankheiten behandelt, die plötzlich und akut auftreten.*

KURZINFORMATIONEN

Pflanze: Aconitum napellus, *Blauer Eisenhut, Sturmhut*

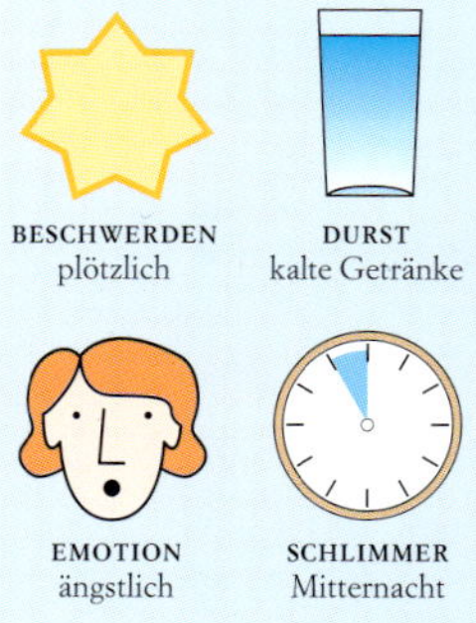

- *Plötzliches, heftiges Einsetzen der Beschwerden*
- *Heiß, trocken, großer Durst auf kalte Getränke*
- *Kalter, trockener Wind verursacht Entzündungen mit hohem Fieber.*
- *Symptome durch Angst oder Schock durch Erschrecken*
- *Unerträgliche, heftige Schmerzen*

Allgemeine Indikationen

Aconitum **ist angezeigt, wenn die Symptome plötzlich auftreten und sich schnell ausbreiten; intensive und unerträgliche Schmerzen; Entzündung mit hohem Fieber. Auslöser: kalter, trockener Wind oder extreme Hitze (durch Sonne); Angst, Frösteln oder Schock, plötzlich und stark. Alle Symptome/Entzündungen, die spontan und akut beginnen.**

Psychische Verfassung

Furcht oder Entsetzen, manchmal auch Todesangst. Verzweiflung wegen Schmerzen. Überempfindlichkeit gegen Geräusche, Licht, Berührung. Patient ist extrem unruhig, wirft sich hin und her. Panik mit Herzklopfen nach beängstigendem Erlebnis.

Modalitäten

Schlimmer: kalte, trockene Luft; bei Berührung; nachts, um Mitternacht.
Besser: Ruhe; frische Luft.

Essen/Trinken

Vorlieben: Verlangen nach Saurem, Bitterem und Alkohol.
Durst: brennender Durst auf kalte Getränke.

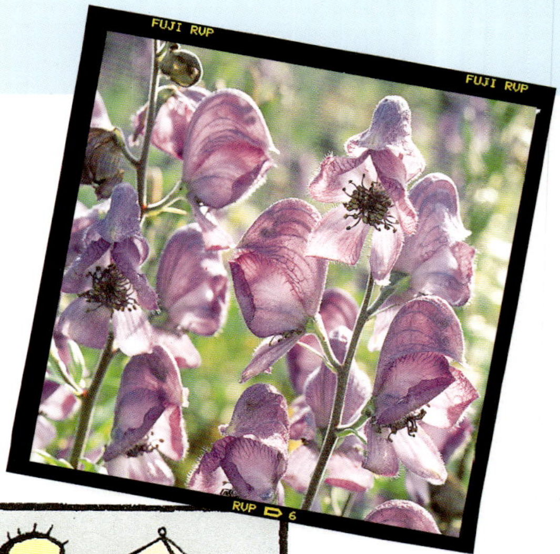

Die Quelle des Präparats Aconitum *ist der giftige Blaue Eisenhut* Aconitum napellus.

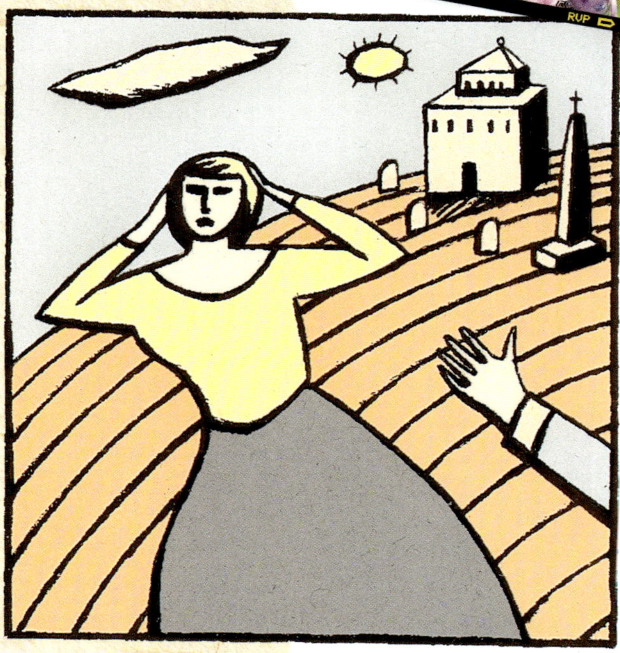

Der Aconitum-*Typ ist ängstlich und reagiert empfindlich auf Geräusche und Berührung.*

BESCHWERDEN

Emotionale Probleme
Anhaltende Angst nach Schreck und Schock.

Kopfschmerz
Intensiv, unerträglich; Völlegefühl und Schwere hinter der Stirn; brennende Hitze im Kopf bei Entzündung und Fieber oder nach Schock.

Leichte Erkältung
Einnahme beim ersten Anzeichen einer Erkältung, nach anfänglichem Kopfschmerz (*siehe oben*). Häufiges Niesen und Naselaufen fast wie heißes Wasser.

Halsentzündung
Kehle ist gerötet, trocken und heiß; Mandeln geschwollen und trocken, Fremdkörpergefühl im Hals; Schluckbeschwerden; Laryngitis (Kehlkopfentzündung). Durst stark und brennend, schlimmer nach kalten Getränken.

Husten
Heiser, trocken, schmerzhaft. Klingt bellend, blechern oder pfeifend. Schlimmer beim Einatmen, deshalb Atem flach oder schnell. Besser in Rückenlage. Auswurf kann blutig sein. Pseudokrupp mit Fieber.

Ohrenschmerz
Intensiver Schmerz; Geräusche werden als unerträglich empfunden.

Zahnschmerz
Intensiver, pochender Schmerz in Zahn und Kopf, Zahnfleisch entzündet.

Verdauungsstörung
Erbrechen mit Fieber; Schmerzen im Bauch.

Kolik
Mit Blähungen, aufgetriebener Bauch, nach Erschrecken.

Durchfall
Nach Überhitzung oder durch kalte Luft. Schwindelgefühle und Schweißausbrüche nach dem Durchfall.

Fieber
Hohes Fieber mit trockener, brennender Hitze und starkem Schweißausbruch; möchte sich aufdecken. Gesicht gerötet, heiß oder abwechselnd Röte und Blässe. Haut trocken und heiß. Schüttelfrost kommt und geht; Frösteln und Schweißausbrüche wechseln ab.

Schlafstörung
Alpträume, Schlaflosigkeit oder Unruhe durch Angst.

BABYS UND KINDER

Zahnen
Schmerzgeplagt, unruhiger Schlaf; Fieber; heiße, gerötete Wangen.

Bei Neugeborenen
Besonders nach schneller Geburt.

Mumps, Masern
Mit charakteristischen psychischen und allgemeinen Symptomen (*siehe oben*).

FRAUEN

Blasenentzündung
Urin spärlich, rot, schmerzhaft; drückende Schmerzen; ausgelöst durch Unterkühlung oder Angst.

Verzögerte Periode
Nach plötzlicher Unterkühlung oder Angst.

Schock
Nach der Entbindung, besonders bei schnellen Wehen.

Todesangst
Vor oder während der Wehen.

SPEZIELLE ANWENDUNGEN
Chirurgie: Vor dem Eingriff, wenn der Patient Angst hat, insbesondere Angst vor dem Sterben; nach dem Eingriff (eine Belastung für den gesamten Körper), wenn die Ängste anhalten.

ALTERNATIVE MITTEL

ALLGEMEIN

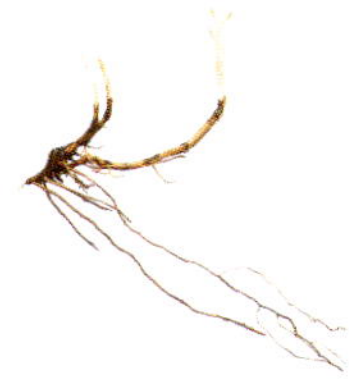

ARN.
Erstes Mittel bei physischem Schock oder Trauma durch Unfall, Verletzung oder Operation.

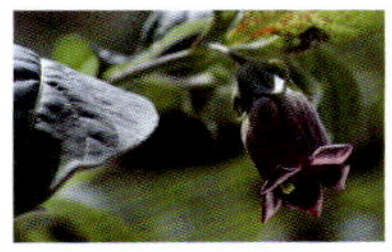

BELL.
Aufgeregt, überspannt. Pochende Kopfschmerzen. Eventuell Halluzinationen.

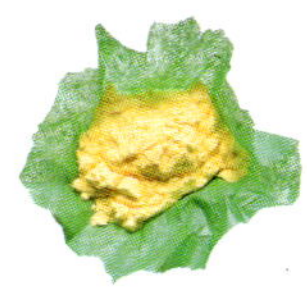

HEP.
Scharfe, stechende Schmerzen, intensiv empfunden. Starkes Frösteln; wünscht geschlossene, warme Räume.

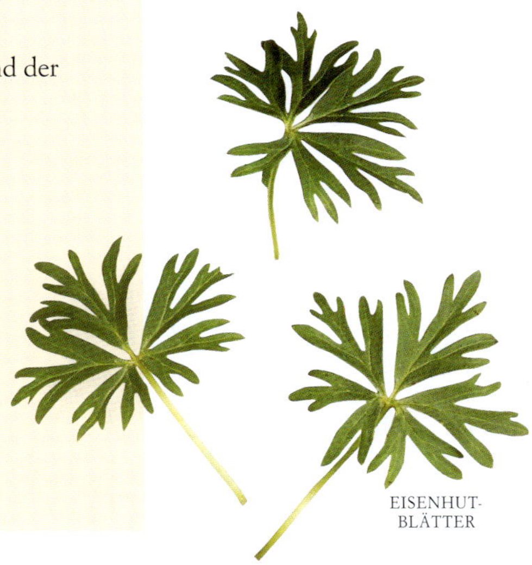

EISENHUT-BLÄTTER

Allium cepa

[ALL-C]

Die Küchenzwiebel, aus der dieses Präparat gewonnen wird, gilt von alters her als Heilmittel. Die Zwiebel wird im Sommer geerntet, gehackt und verrieben und mit Alkohol zur Tinktur verarbeitet. Die Arznei wird oft bei Erkältung und Heuschnupfen verabreicht.

Allgemeine Indikationen
Wirkt auf die Schleimhäute der oberen Atemwege. Erkältung bei feuchtkaltem Wetter. Wäßrige Augen wie beim Schneiden von Zwiebeln.

Psychische Verfassung
Keine ausgeprägten Symptome.

Modalitäten
Schlimmer: **warme Räume; feuchtkaltes Wetter; abends. Besser: kalte Getränke in warmer Umgebung; kühle Räume; im Freien.**

Essen/Trinken
Verlangen: **Rohkost (besonders Zwiebeln), Gemüse.**

BESCHWERDEN

Leichte Erkältungen
Nasenkatarrh mit starkem, wäßrigem, scharfem Sekret, das an Nasenflügeln und Oberlippe zu Reizungen führt; kann einseitig auftreten. Schmerzen hinter der Stirn mit »Stockschnupfen«; heftiges Niesen beim Aufstehen aus dem Bett.

Husten
Harter Husten, schlimmer beim Einatmen kalter Luft; entzündeter Rachen und Kitzeln im Kehlkopf.

Augenbeschwerden
Entzündung: Augen brennen, wäßrig, mit klarem Sekret.

Heuschnupfen
Mit Symptomen einfacher Erkältungen (*siehe oben*); schlimmer im Spätsommer.

KURZINFORMATIONEN

Pflanze: Allium cepa, *Küchenzwiebel*

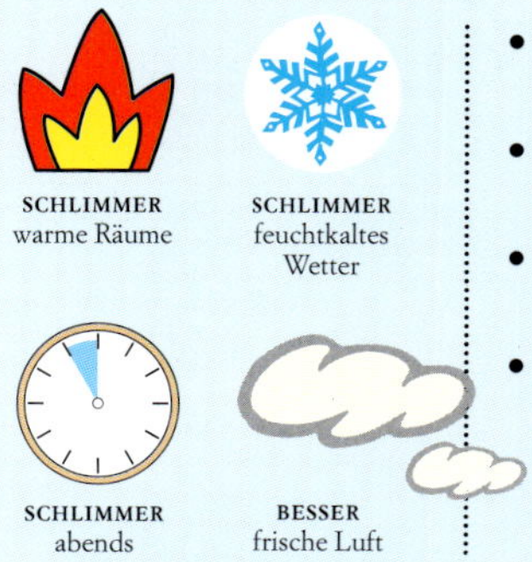

- *Erkältungen und Heuschnupfen*
- *Brennende, wäßrige Augen*
- *Klares Sekret aus der Nase*
- *Beschwerden durch feuchtkaltes Wetter*
- *Schlimmer durch Wärme und abends*

ALTERNATIVE MITTEL

ALLGEMEIN

ACON.
Entzündete Augen durch kalten, trockenen Wind. Augen heiß und trocken.

ARS.
Dünnes, wäßriges, brennendes Sekret aus der Nase, das Irritationen der Oberlippe hervorruft. Allgemein unruhig; durstig, trinkt aber nur in kleinen Schlucken.

EUPH.
Klares Nasensekret mit brennenden, wäßrigen Augen. Niesreiz.

GELS.
Symptome treten allmählich auf. Laufende Nase mit wäßrigem, scharfem Sekret, obwohl sich die Nase verstopft und trocken anfühlt. Gefühl, als ob heißes Wasser aus der Nase strömt. Erkältungen und Grippe bei mildem, feuchtem, feuchtwarmem Wetter.

NAT-M.
Erkältung beginnt mit heftigem Niesen. Nasensekret dünn und wäßrig oder wie Eiweiß. Dann trockene, verstopfte Nase. Trockenheit wechselt mit flüssigem Katarrh ab. Auch Hautreizungen um Mund und Nase möglich.

PULS.
Häufiges Niesen mit gelblichgrünem Nasensekret. Symptome wechseln häufig. Patient sucht Beistand und braucht Zuspruch.

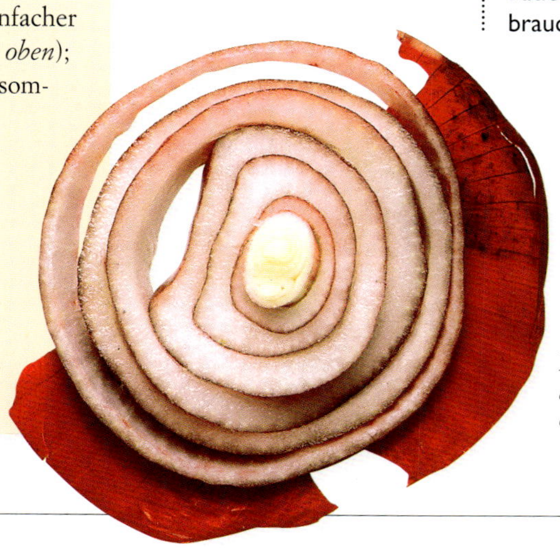

Die Küchenzwiebel ist die Quelle von Allium cepa.

Aloe

[ALOE]

Die alten Griechen und Römer benutzten die Pflanze als Heilmittel gegen Bauchschmerzen und -erkrankungen. Heute werden mit dem Homöopathikum Durchfall, Hämorrhoiden und Verdauungsstörungen behandelt. Die Tinktur wird aus den Blättern der Aloepflanze gewonnen.

Allgemeine Indikationen
Wirkt auf Unterleib und Mastdarm. Brennende Schmerzen. Symptome von Ruhr.

Modalitäten
Schlimmer: frühmorgens; bei Hitze; beim Essen und Trinken.
Besser: an der kühlen, frischen Luft; in kaltem Wasser; kaltes Wetter.

Essen/Trinken
Keine speziellen Vorlieben oder Abneigungen.

BESCHWERDEN

Verdauungsstörungen
Unterleib fühlt sich schwer, heiß und aufgetrieben an. Starke Blähungen; Winde gehen unter brennenden Schmerzen ab. Durchfall (*siehe unten*).

Durchfall
Plötzlicher Drang, Stuhlgang schwallartig und wäßrig. Schwächegefühl bei abgehenden Winden. Keine Kontrolle, ob Winde oder Stuhl abgehen. Klumpiger oder wäßriger Stuhl mit Schleim. Schmerzhafter Stuhlgang. Nach Essen und Trinken plötzlicher heftiger Drang. Frühmorgens: Durchfall nach Biergenuß. Nicht zu steuernder Abgang von Stuhl und Urin.

Hämorrhoiden
Traubenähnliche Gebilde, brennender Schmerz, besser in kaltem Wasser.

KURZINFORMATIONEN

Pflanze: Aloe succotrina, *Aloe*

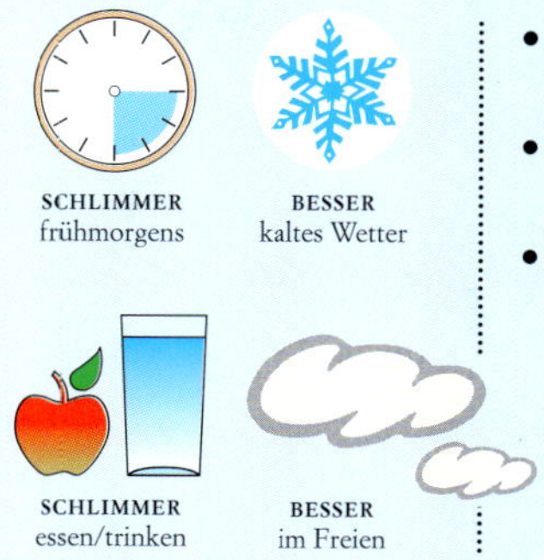
SCHLIMMER frühmorgens
BESSER kaltes Wetter
SCHLIMMER essen/trinken
BESSER im Freien

- *Plötzlicher Abgang von lockerem Stuhl*
- *Schlimmer nach Essen und Trinken*
- *Besser bei kaltem Wetter*

ALTERNATIVE MITTEL

DURCHFALL

ACON.
Plötzlicher Durchfall nach Aufenthalt an kalter, trockener Luft oder nach Erschrecken und Schock. Stuhl möglicherweise wie grüner Spinat. Wäßriger Durchfall bei Kindern an heißen Tagen. Auch bei Indikation von Ruhr.

ARS.
Spezifisches Mittel für Lebensmittelvergiftungen. Patient fühlt sich stark durchfroren, aber Durchfall erzeugt brennende Schmerzen, die bei Wärme nachlassen. Möglicherweise brennende Schmerzen in Därmen und Mastdarm, besser bei Wärme, wenn zugedeckt oder bei warmen Umschlägen. Brennender Auswurf sehr dünnflüssig und spärlich. Patient unruhig, aber nicht ängstlich und erschöpft – starker Gegensatz zum Krankheitsverlauf. Brennender Durst mit Verlangen nach schluckweiser Aufnahme kalter Getränke. Übererregung.

PODO.
Lauter, sprudelnder, explosiver Stuhlgang. Bei Kleinkindern Durchfall beim Zahnen.

Die Aloe, eine tropische Pflanze mit fleischigen grünen Blättern, ist in Afrika heimisch.

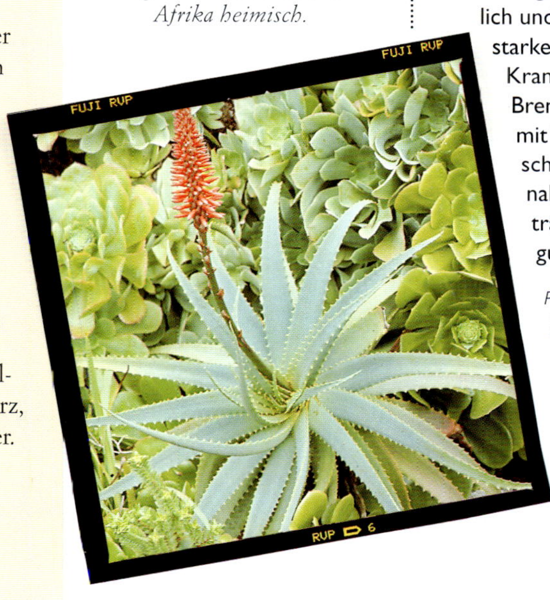

Antimonium tartaricum

[ANT-T.]

Zur Herstellung des Präparats werden Antimonoxid und Kaliumtartrat erhitzt. Dabei entstehen Kristalle, die als Tinktur aufgelöst werden. Die Arznei ist ein Heilmittel gegen Brustbeschwerden und Keuchhusten. In der Schulmedizin hat man sie als auswurfförderndes und Brechmittel verwendet.

KURZINFORMATIONEN

Mineral: Tartus emeticus, *Antimonkaliumtartrat*

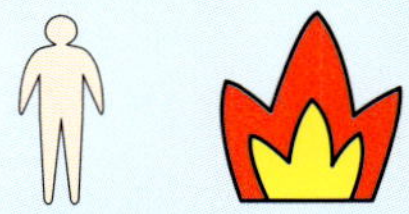

BESSER aufrecht sitzen

SCHLIMMER warme, feuchte Räume

- *Entzündung der Lunge mit großer Schwäche*
- *Trockener Husten*
- *Erbrechen*
- *Rasseln in der Brust*

Allgemeine Indikationen

Wirkt auf die Schleimhäute der Bronchien und Lunge. Hilfreich bei allmählich fortschreitender Schwäche. Starke Schleimbildung und Rasseln in der Brust bei Unfähigkeit des Patienten, den Schleim abzuhusten, was normalerweise möglich wäre. Kalte Schweißausbrüche und große Mattigkeit.

Psychische Verfassung

Wegen des geschwächten Zustands ist der Patient apathisch oder leicht reizbar und möchte in Ruhe gelassen werden. Kinder wimmern bei Berührung.

Modalitäten

Schlimmer: warme Räume; Feuchtigkeit. Besser: aufrecht sitzen, Schleim abhusten (sehr mühsam).

Essen/Trinken

Verlangen: Saures, besonders Äpfel, die aber nicht gut bekommen; verlangt nach kaltem Wasser in kleinen Mengen, aber häufig.

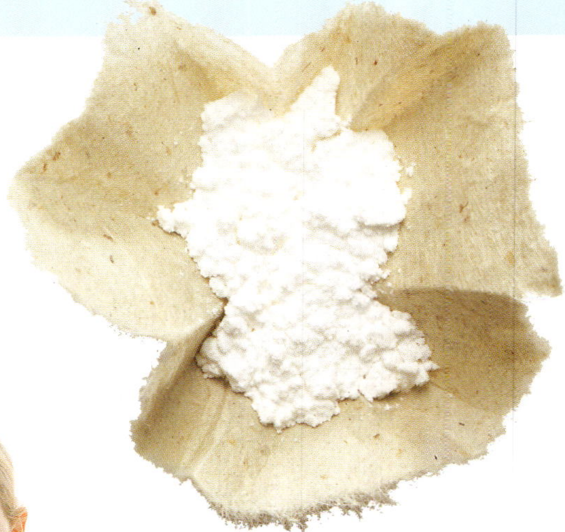

Die Ausgangssubstanz für Antimonium tartaricum *ist* Tartus emeticus *(Brechweinstein), eine giftige Substanz.*

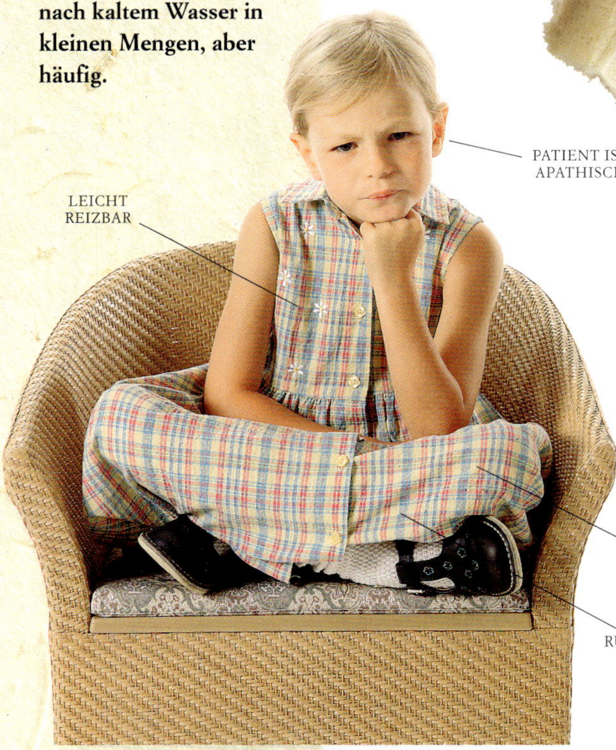
PATIENT IST APATHISCH
LEICHT REIZBAR
WIMMERT BEI BERÜHRUNG
MÖCHTE IN RUHE GELASSEN WERDEN

Der Antimonium-Tartaricum-*Typ wünscht, in Ruhe gelassen zu werden, und wimmert bei Berührung.*

BESCHWERDEN

Keuchhusten, Husten
Lauter, rasselnder Husten. Atemnot wie bei Ersticken. Alles verschleimt, aber Patient zu schwach, um Schleim abzuhusten. Auf Husten folgt Erbrechen. Kinder krümmen beim Husten den Rücken. Bei entzündetem Hals löst das Kitzeln Hustenanfälle aus; Schlucken schmerzhaft oder unmöglich. Bei Fieber ist Gesicht blaß, bläulich, kalt und schweißbedeckt.

Übelkeit
Begleitet von Mattigkeit und Schweißausbrüchen.

Fieber
Stark, kalt, reichlich kalter Schweiß.

BABYS

Atmung
Bei Neugeborenen Gefahr von Atemstillstand, vor allem bei Keuchhusten.

Keuchhusten
(siehe links)

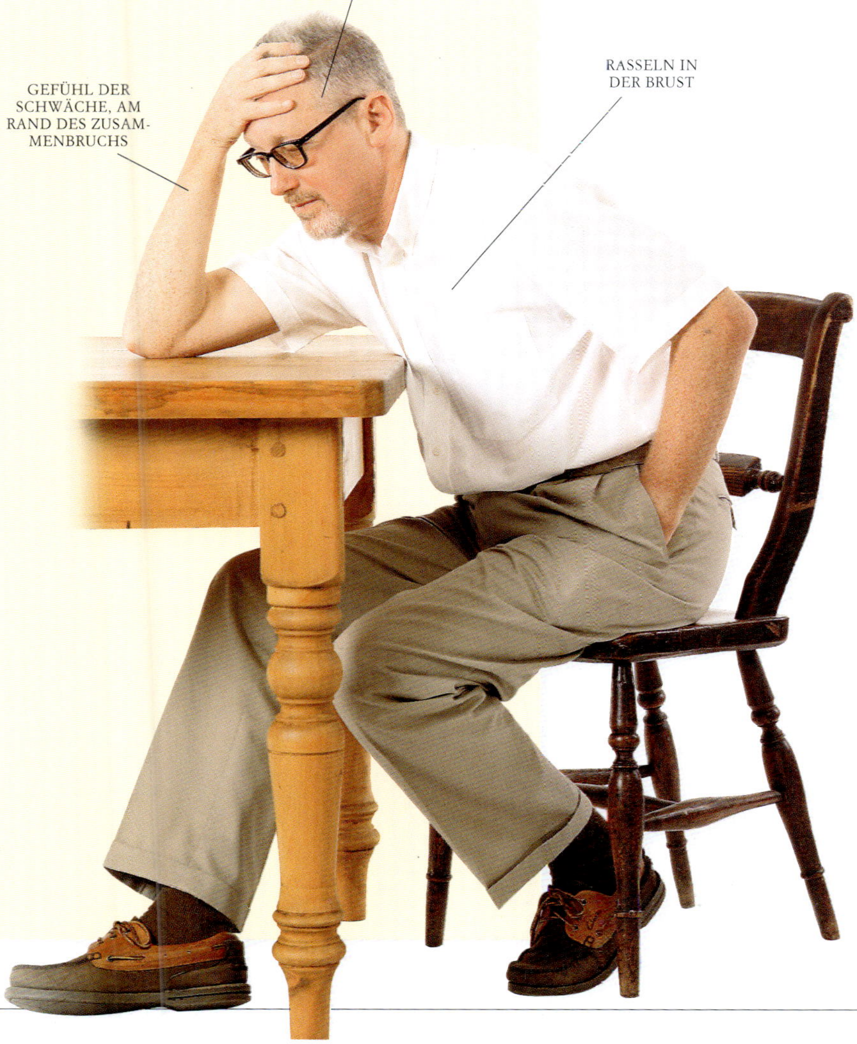

FAHLE HAUTFARBE
GEFÜHL DER SCHWÄCHE, AM RAND DES ZUSAMMENBRUCHS
RASSELN IN DER BRUST

ALTERNATIVE MITTEL

GENERELL

DROS.
Brust fühlt sich eher beengt und verkrampft an als verschleimt. Hustenreiz durch Kitzeln im Kehlkopf. Heftige Anfälle von tiefem, schnellem oder röchelndem Husten. Husten verursacht Schmerzen, Patient preßt Hände seitlich gegen Brustkorb, um Luftausstoß zu unterstützen. Stimmung gereizt oder rastlos. Keuchhusten begleitet von Nasenbluten und kaltem Schweiß. Symptome schlimmer gegen Mitternacht und bei Hitze, besser im Freien.

HEP.
Bellender und röchelnder Husten. Verschlechterung durch Kälte jeglicher Art – kalte Luft, kalte Getränke, der geringste Luftzug. Patient schreit vor Schmerz vor dem Husten. Starkes Rasseln in der Brust, Patient wirft unter Anstrengungen große Mengen gelben, lockeren Schleims aus. Er leidet unter Gemütsschwankungen, überempfindlich für äußere Einwirkungen. Intensive, stechende Schmerzen sind Indikationen für dieses Präparat.

IP.
Husten mit Übelkeit; auch Erbrechen nach Husten ohne Übelkeit. Patient hat keinen Durst, oder Husten fällt leichter nach kalten Getränken. Erstickender, anhaltender, heftiger Husten mit Unfähigkeit, Schleim abzuhusten. Nasenbluten bei Husten mit Schwindelgefühlen.

SPONG.
Schleimhäute sind extrem trocken. Trockener, schmerzhafter, rasselnder Husten. Kein Rasseln durch Schleim in der Brust, kein Auswurf. Patient wird durch Erstickungsgefühle und Angstzustände aus dem Schlaf gerissen. Süßigkeit oder süße Getränke kitzeln im Hals, warme Getränke bringen Linderung. Beschwerden nach kaltem, trockenem Wetter. Wenn *Acon.* nicht hilft, versuche man *Spongia,* insbesondere bei Pseudokrupp.

Charakteristische Symptome des Antimonium-tartaricum-*Typs sind Apathie und Lethargie.*

Apis mellifica

[APIS]

Seit uralter Zeit liefert die Biene dem Menschen eine Anzahl von Heilmitteln, unter anderem gegen Geschwüre, Verbrennungen und Hautentzündungen. Das Mittel wird aus der gesamten Biene, einschließlich des Giftstachels, zubereitet. Man verwendet es bei Stichen, Bissen, Allergien und Entzündungen.

KURZINFORMATIONEN

Insekt: Apis Mellifica, *die Honigbiene*

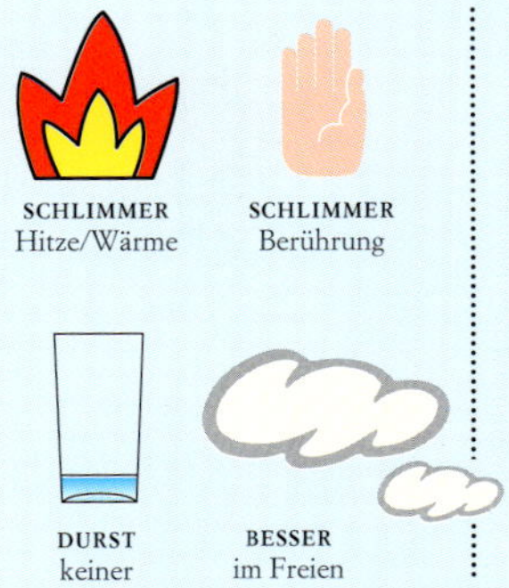
SCHLIMMER
Hitze/Wärme
SCHLIMMER
Berührung
DURST
keiner
BESSER
im Freien

- *Hitze, glänzende Röte, Schwellungen*
- *Kein Durst*
- *Stiche und Bisse, Allergien, Entzündungen*
- *Brennende, stechende Schmerzen, besser bei Kälte, schlimmer bei Wärme oder Hitze*

Allgemeine Indikationen
Brennende, stechende, prickelnde Schmerzen. Die Beschwerden setzen auf der rechten Seite ein und wandern nach links. Betroffene Körperstellen schwellen an und werden rot; die Symptome entwickeln sich schnell. Der Patient ist unruhig und empfindlich gegen Berührung. Heiß, aber nicht durstig. Allergische Reaktionen.

Psychische Verfassung
Ängstlich, weinerlich, gereizt, erregbar, umtriebig, eifersüchtig, überempfindlich. Kinder wollen nicht, daß man sie berührt.

Modalitäten
Schlimmer: Hitze jeglicher Art – Räume, Wetter, Feuer, Getränke, Badewasser, Bett; Berührung oder Druck.
Besser: kühle Luft, kühl baden.

Essen/Trinken
Abneigung: Getränke.

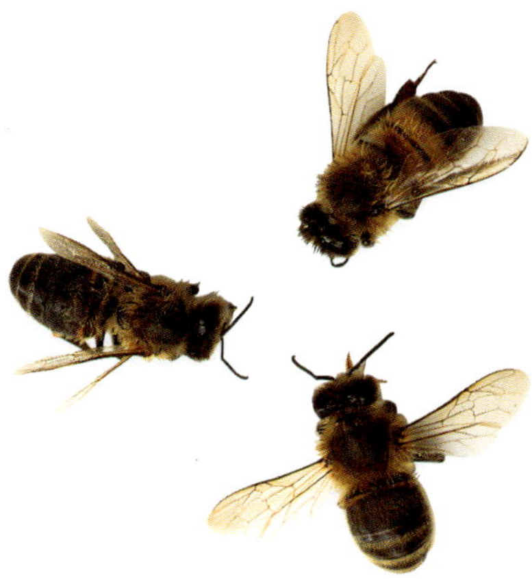

Die Honigbiene ist die Quelle des Präparats Apis mellifica. *Dabei wird die gesamte Biene verwendet, einschließlich des Giftstachels.*

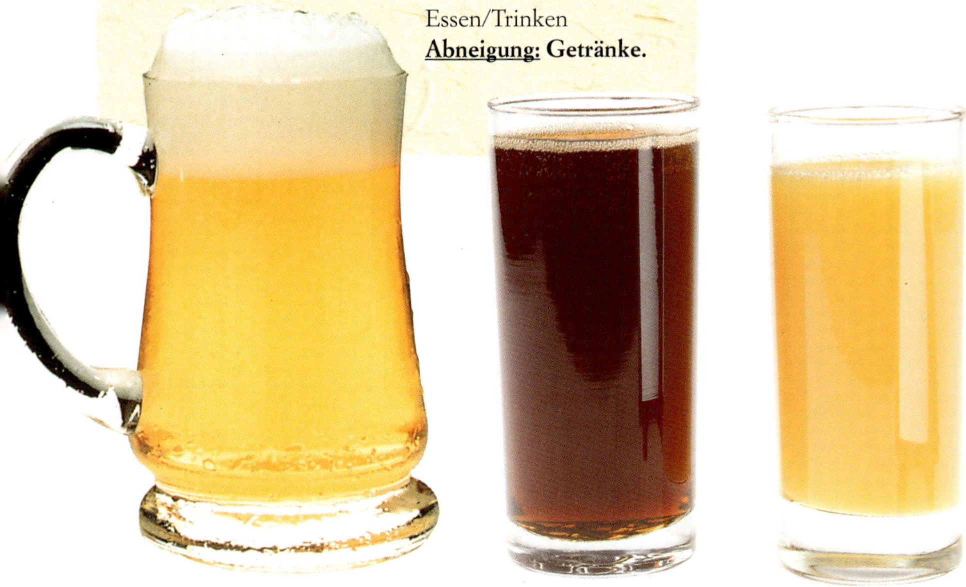

BIER COLA FRUCHTSAFT

Zum Arzneimittelbild von Apis *gehört die Abneigung gegen alle Arten von Getränken und Wasser, einschließlich Fruchtsäften, alkoholischen und alkoholfreien Getränken.*

BESCHWERDEN

Stimmung
Anhaltende Furcht nach Erschrecken oder Schock.

Augenbeschwerden
Geschwollene oder rote Lider; Bindehaut stark gerötet, geschwollen. Brennende, stechende Schmerzen. Heiße Tränen.

Ohrenschmerzen
Außenohr gerötet, entzündet und wund; stechende Schmerzen. Beide Ohren gerötet und geschwollen.

Mandelentzündung
Kehle innen und außen geschwollen. Mandeln geschwollen, feurig rot oder rotviolett, mit stechenden Schmerzen beim Schlucken. Linderung durch kalte Getränke.

Blasenentzündung
Probleme beim Harnlassen. Brennende Schmerzen und Wundsein am Ende des Harnlassens. Urinmenge gering, stark gefärbt.

Gürtelrose
Schwellungen mit brennenden, stechenden Schmerzen. Bläschenbildung bei kaltem Wetter. Schlimmer bei Wärme, besser durch kalte Umschläge.

Nesselausschlag, Allergien
Allergische Reaktionen rufen Schwellungen, Rötung und Hitze hervor. Haut rötlich, glänzend, empfindlich, wund und/oder trocken, heiß, geschwollen. Blasenbildung bei Nesselausschlag mit rauher Haut und/oder stechenden Schmerzen. Gesicht gerötet, heiß, geschwollen oder wächsern, fahl, aufgedunsen.

Insektenstiche/-bisse
Stiche und Bisse, die auf der Haut gerötete, heiße Schwellungen hinterlassen. Jucken, Brennen oder Stiche, die sich heiß anfühlen.

Gelenkschmerzen
Gelenke fühlen sich wie zerschlagen an; gerötet, glänzend, geschwollen mit brennenden und stechenden Schmerzen; schlimmer bei Hitze.

Fieber
Brennende Hitze; Hitze und Kälte wechseln sich ab; während des Fiebers kein Durst, durstig bei Frösteln; möchte Decken abstreifen. Ein Teil des Körpers heiß, der andere kalt.

KINDER

Masern
Ausschlag bildet sich langsam. Mit charakteristischen »Apis-Zeichen«, Fieber und Hauterscheinungen.

Mumps
Mit allen typischen Apis-Symptomen.

MÄNNER

Prostata
Drüse vergrößert, Schmerzen beim Harnlassen.

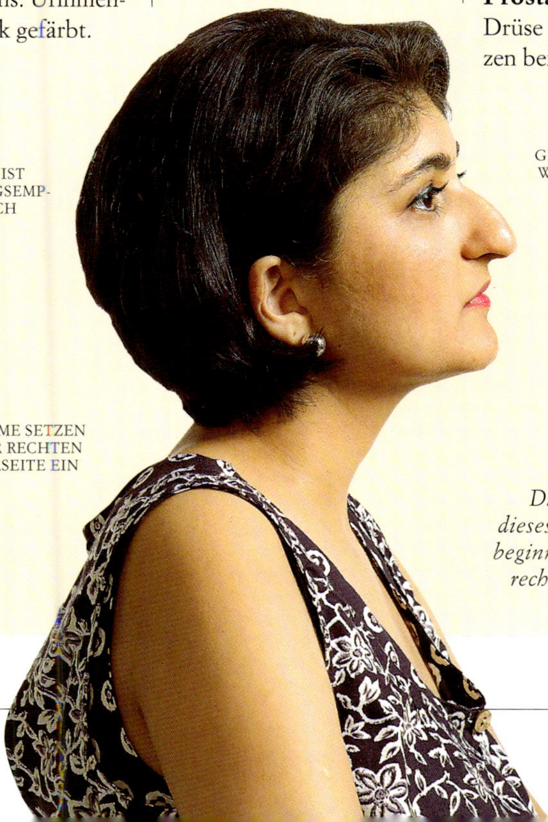
PATIENT IST BERÜHRUNGSEMPFINDLICH
SYMPTOME SETZEN AUF DER RECHTEN KÖRPERSEITE EIN
GEREIZT UND WEINERLICH
ABNEIGUNG GEGEN GETRÄNKE UND WASSER

Die Beschwerden dieses Arzneimittelbilds beginnen meistens in der rechten Körperhälfte.

ALTERNATIVE MITTEL

ALLGEMEIN

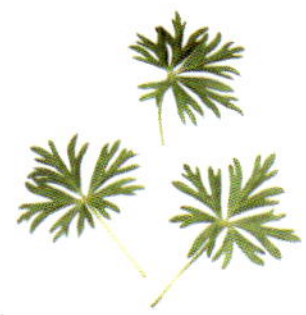

ACON.
Entzündung nach Aufenthalt in kaltem, trockenem Wind oder Symptome nach Schockerlebnissen.

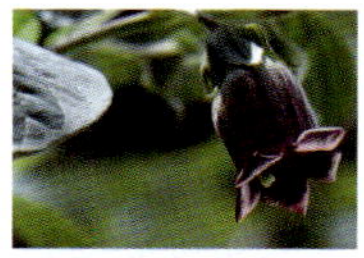

BELL.
Schmerzen pochend und pulsierend. Erweiterte, glänzende Pupillen; heftige mentale Symptome. Verlangen nach Zitronen.

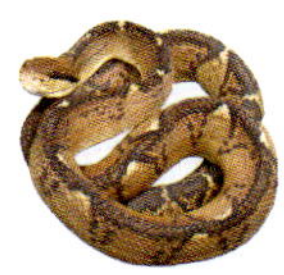

LACH.
Linksseitig, keine Schwellung, besser nach Auswurf. Alle Verfärbungen sind dunkelrot oder rotviolett.

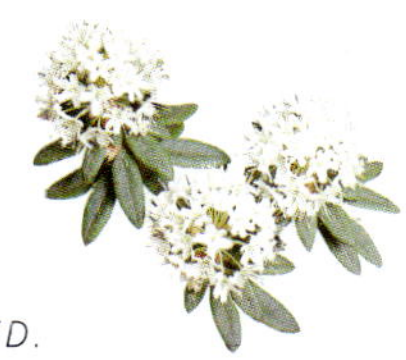

LED.
Bisse, Stiche und Stichverletzungen, die sich kalt anfühlen, sich aber durch kalte Umschläge bessern.

Argentum nitricum

[ARG-N.]

Der Ursprung des Präparats ist Silbernitrat, dessen Kristalle in Wasser gelöst werden. Mit Arg-n. *behandelt man nervöse Störungen. Es ist ein besonders hilfreiches Mittel bei Prüfungsangst und Lampenfieber. Früher hat man es zum Desinfizieren von Wunden verwendet.*

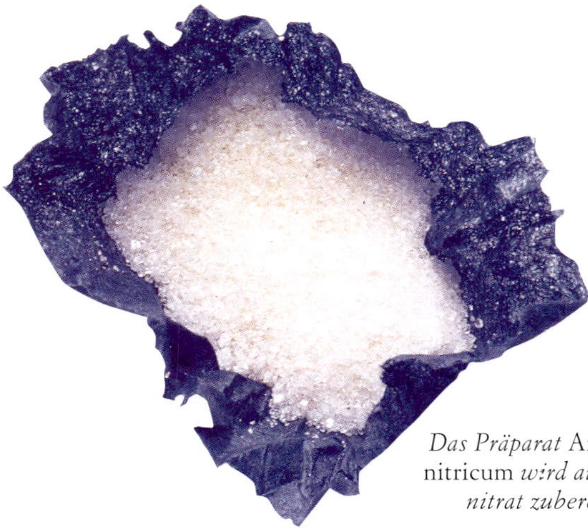

Das Präparat Argentum nitricum *wird aus Silbernitrat zubereitet.*

Allgemeine Indikationen

Bei Beschwerden nach geistiger Überanstrengung wie intensivem Lernen, häufig mit Angst vor Prüfungen oder öffentlichen Auftritten. Mögliche Begleiterscheinungen sind Zittern, Schwäche und Nervosität. Der Patient ist beim Sprechen, Gehen oder Warten unruhig, impulsiv und wirkt abgehetzt. Verlangen nach Süßigkeiten kann auftreten, aber schon kurz darauf Durchfall. Verschlimmert sich in heißen, stickigen Räumen, besser an der frischen Luft.

Psychische Verfassung

Impulsiv, gehetzt, nervös, beklommen; Angst vor Belastung; lebt in ständiger Furcht, daß etwas Schlimmes passieren könnte; Angst vor Menschenansammlungen, großen Gebäuden; Klaustrophobie.

Modalitäten

Schlimmer: Angst, bevorstehende Prüfungen, öffentliche Auftritte, geistige Belastung; Essen und Trinken; Süßigkeiten führen zu Durchfall.
Besser: in Gesellschaft; Kälte (Luft oder Wasser); Wind ins Gesicht blasen lassen.

Essen/Trinken

Verlangen: Salz, salzige Speisen, Zucker (dadurch Verschlimmerung); kalte Getränke.
Abneigung: Süßigkeiten (im Wechsel mit Verlangen), Käse.

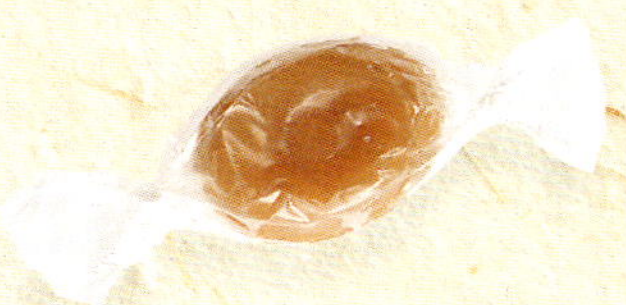

Der Argentum-nitricum-*Typ zeigt starke Reaktionen auf Süßigkeiten.*

KURZINFORMATIONEN

Mineral: Silbernitrat, Höllenstein

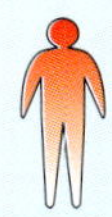

EMPFINDEN
Wärmegefühl

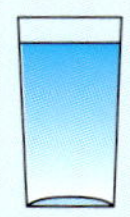

DURST
kalte Getränke

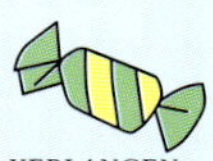

VERLANGEN
ABNEIGUNG
Süßigkeiten

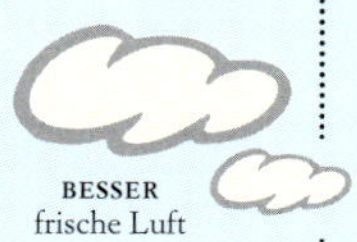

BESSER
frische Luft

- *Zahlreiche Ängste, vor allem vor wichtigen Ereignissen, mit Folge von Ruhelosigkeit, Hast, Impulsivität*
- *Heißhunger auf Zucker/Süßigkeiten, die jedoch Durchfall, Aufstoßen und Blähungen verursachen.*
- *Warmblütige Menschen, brauchen frische Luft.*

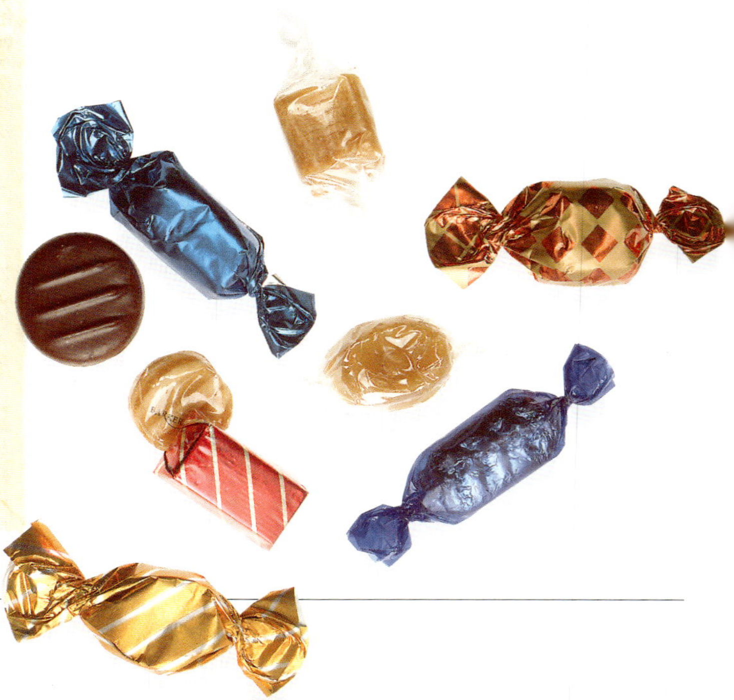

BESCHWERDEN

Emotionale Probleme
Akute Angst vor Prüfungen, Belastungen und Auftritten; die Angst macht sich schon lange vorher bemerkbar. Hyperaktivität bei Kindern.

Kopfschmerzen
Nervöser Kopfschmerz, fühlt sich an wie Kopf im Schraubstock. Kopfschmerz führt zu Erbrechen. Migräne.

Augenbeschwerden
Müdigkeit der Augen durch Überarbeitung; besser durch Schließen oder Druck. Akute Bindehautentzündung: Schwellung und Rötung an den inneren Augenwinkeln; reichliches, eitriges Sekret.

Halsentzündung, Halsschmerzen
Schmerz: als ob ein Holzsplitter in der Kehle steckt. Kehlkopfentzündung vor öffentlichen Auftritten.

Verdauungsstörungen
Appetitverlust; trotz Appetit Verdauungsbeschwerden.

Magengeschwüre
Bohrender Schmerz. Von einer Stelle in alle Richtungen ausstrahlender Schmerz; Geschwür schlimmer durch kalte Speisen; bei Nahrungsaufnahme Nachlassen der Übelkeit, aber Verschlimmerung der Schmerzen.

Blähungen
Aufgeblähter Unterleib mit abgehenden Winden und Aufstoßen, laut und explosionsartig, aufwärts und abwärts.

Durchfall, Verstopfung
Durchfall psychisch oder durch Süßigkeiten bedingt; Verstopfung mit Durchfall abwechselnd (Reizdarm-Syndrom).

Zittern, Schwäche
Zitternde Hände, Schwäche in Armen und Beinen; Ziehen in den Wadenmuskeln. Bei psychischen Problemen oder anderen Beschwerden.

KINDER

Hyperaktivität
Kind handelt extrem impulsiv, tut Dinge, ohne zu überlegen. Den Symptomen vorausgehend Erwartung von wichtigen Ereignissen oder eine Prüfung.

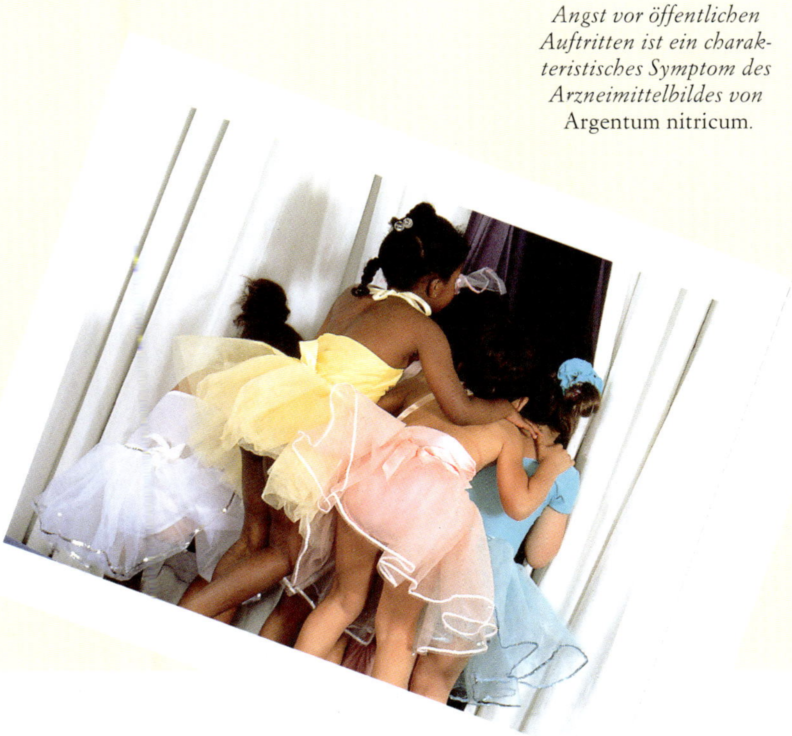

Angst vor öffentlichen Auftritten ist ein charakteristisches Symptom des Arzneimittelbildes von Argentum nitricum.

ALTERNATIVE MITTEL

PRÜFUNGSÄNGSTE BEKLEMMUNG

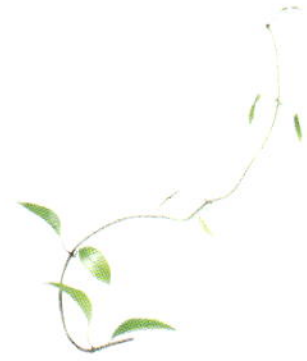

GELS.
Angst vor Prüfungen oder Auftritten kann Patienten ruhig machen oder lähmen. Zitternde Schwäche oder Vergeßlichkeit durch starke Erregung. Empfindungen begleitet von nervösem, schmerzfreiem Durchfall mit gelbgrünlichem Stuhl.

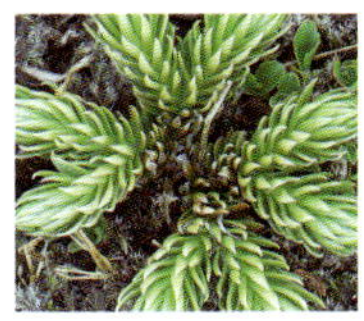

LYC.
Frostige Person, mangelndes Selbstvertrauen, aber zu Hause despotisch. Verlangen nach Süßigkeiten ohne die negativen Folgen wie bei *Arg-n.* Schlimmer 3–4 Uhr früh und 4–8 Uhr nachmittags. Angst verursacht flaues Gefühl im Magen und verdirbt den Appetit, oder Völlegefühl trotz geringer Nahrungsaufnahme. Stärkere Neigung zu Verstopfung als zu Durchfall.

Arnica

[ARN.]

Die auch als Wohlverleih bekannte Pflanze wächst in den Gebirgen Europas und Sibiriens. Das Präparat wird aus der gesamten Pflanze, einschließlich der Wurzeln, hergestellt. In der homöopathischen Anwendung wird es als Notfallarznei verwendet, besonders bei Schock und Trauma. Mit Arnicasalbe *werden Prellungen und Schwellungen behandelt.*

KURZINFORMATIONEN

Pflanze: Arnica montana, *Bergwohlverleih, Fallkraut, Mitterwurz, Ochsenwurz, Wolfsblume*

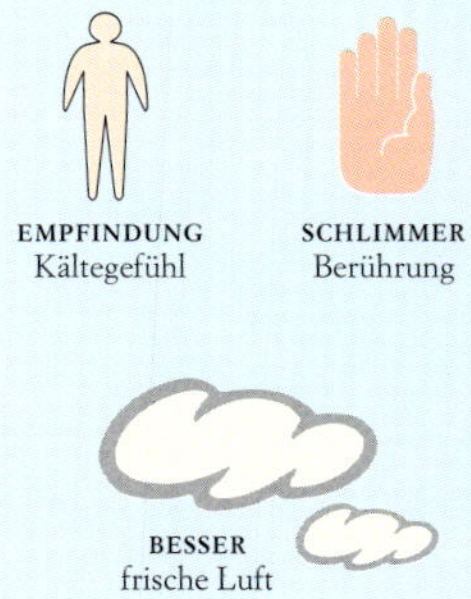

- *Trauma – Körper insgesamt oder teilweise*
- *Prellungen, Schwellungen*
- *Angst vor Berührung, Angst, jemand könnte etwas von einem wollen*
- *Man fühlt sich wund am ganzen Körper, wie zerschlagen.*

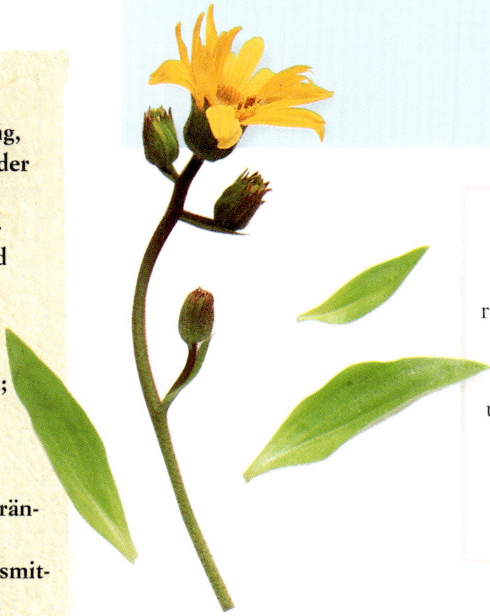

Allgemeine Indikationen

Die Arznei der ersten Wahl bei Traumata, Verletzungen, starkem oder geringem Streß wie Autounfällen, Knochenbrüchen, Stürzen und chirurgischen Eingriffen. Der Patient fühlt sich innerlich wund und äußerlich wie gerädert, alles tut weh, selbst das Bett ist zu hart. In Fällen von Quetschungen von Gewebe oder Gelenken ist *Arn.* **ein hilfreiches Mittel zur Linderung von Schwellungen und Entzündungen.**

Psychische Verfassung

Allgemeine Angst vor anderen Personen, besonders vor Ärzten, oder Angst, jemand könnte die Wunde berühren. Typisch ist die Beteuerung des Patienten, ihm fehle nichts, nur damit man ihn in Ruhe läßt.

Modalitäten

Schlimmer: Berührung, Erschütterung; nach der Entbindung; in den Wehen; Überanstrengung; nach Schlaf und Essen.
Besser: Hinlegen, Kopf flach betten; im Freien; kalt baden; Haltung wechseln.

Essen/Trinken

Verlangen: saure Getränke, Bier, Alkoholika.
Abneigung: Nahrungsmittel, speziell Fleisch; Tabak, Rauchen.

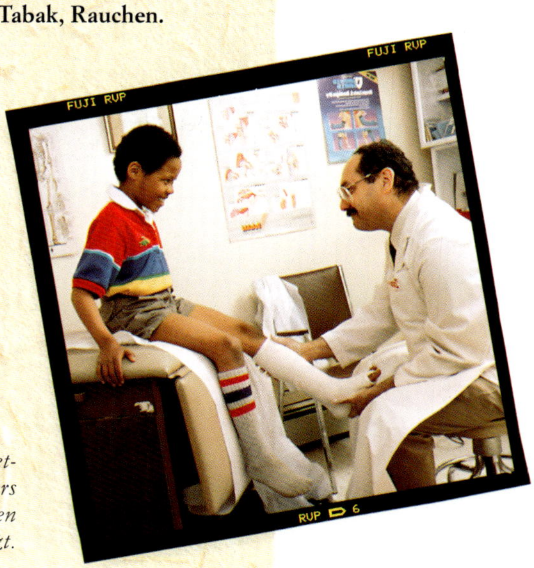

Arnica *wird nach Verletzungen, besonders bei Knochenbrüchen eingesetzt.*

VORSICHT

Arnicasalbe wirkt hilfreich bei Prellungen und Schwellungen, darf aber nur auf die unverletzte Haut aufgetragen werden.

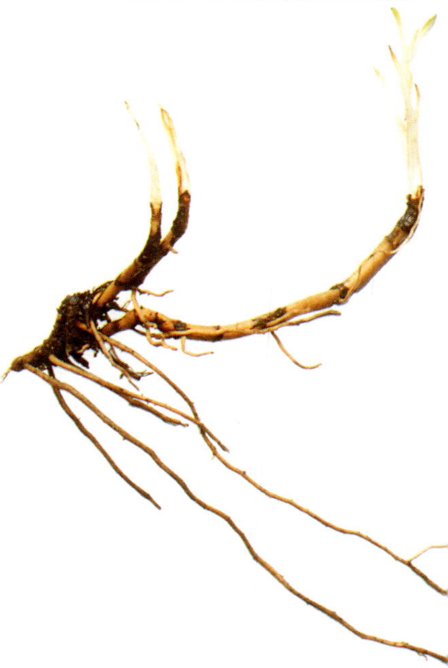

BESCHWERDEN

Emotionale Probleme
Nach psychischem oder körperlichem Schock oder Verletzung.

Kopfschmerzen
Migräne nach Kopfverletzungen. Heißes Gesicht, kalte Glieder. *Arn.* kann bei jeglicher Art von Schlägen auf den Kopf angewendet werden.

Gestörtes Sehvermögen
Nach Schlag aufs Auge.

Nasenbluten
Nach Schlag auf die Nase. Als Folge von Keuchhusten.

Zahnschmerzen, Zahnfleischbluten
Schmerzen nach Schlag auf Kopf oder Zahnextraktion. Zahnfleischbluten nach Zahnbehandlung.

Blutergüsse, Ausschlag
Leicht verletzbar; jede Verletzung führt zu Bluterguß; Masern. *Arnika*salbe kann auf Blutergüsse aufgetragen werden, aber keinesfalls auf offene Hautverletzungen.

Verletzungen
Sturz, Schlag, Prellung, Ausrenkung, Verrenkung, Verstauchung, Zerrung von Muskeln, Gelenken, Sehnen und Knochen. Überanstrengung, zuviel Sport.

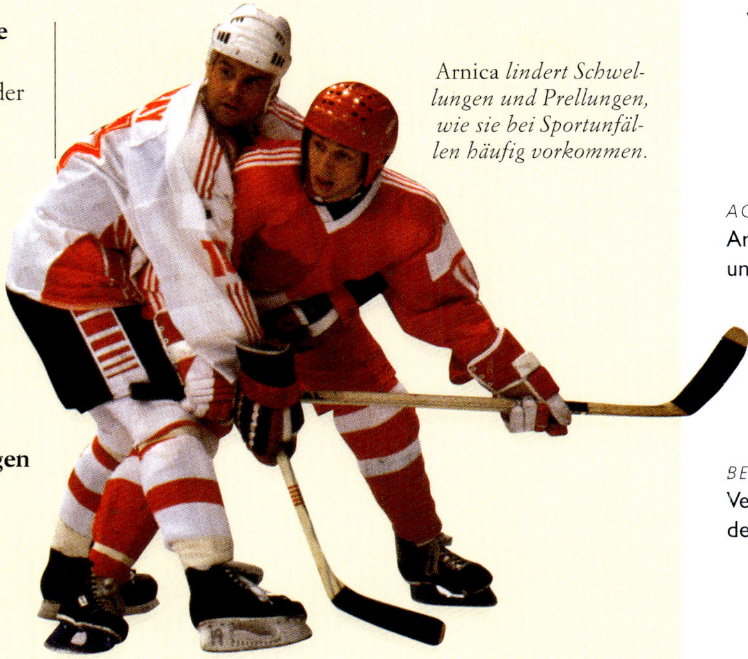

Arnica *lindert Schwellungen und Prellungen, wie sie bei Sportunfällen häufig vorkommen.*

SPEZIELLE ANWENDUNGEN

Kräftigt den Organismus vor chirurgischen Eingriffen und fördert die Genesung nach Operationen. Später können je nach Art des Eingriffs andere Präparate mit spezifischeren Indikationen angewendet werden.

FRAUEN

Schwangerschaft
Drohender Abgang nach Sturz; während der Schwangerschaft oder in den Wehen ganzer Körper wie wund; Rückenschmerzen nach der Entbindung.

Entbindung
Nachwehen beim Stillen; Wundsein nach den Wehen; Wehen schwach und aussetzend.

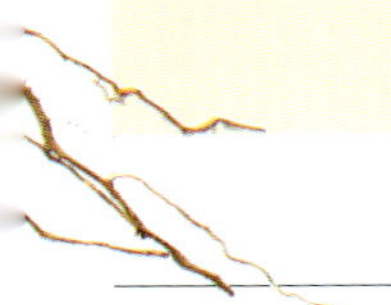

ALTERNATIVE MITTEL

TRAUMA UND VERLETZUNG

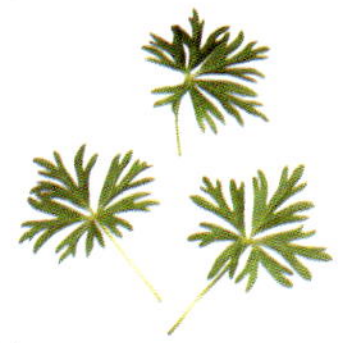

ACON.
Angstzustände nach Schock und Entsetzen.

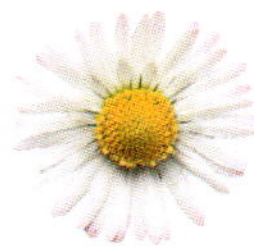

BELL-P.
Verletzungen mit tiefen Wunden, falls *Arn.* nicht hilft.

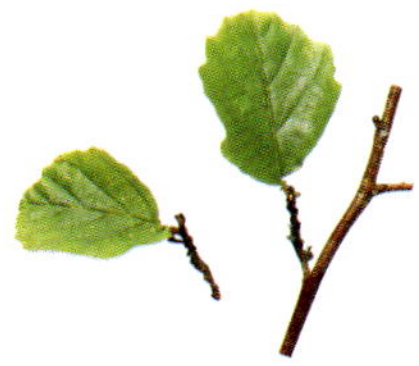

HAM.
Wundsein, schlimmer durch Berührung. Einnahme im Anschluß an *Arn.* möglich, wenn keine Besserung.

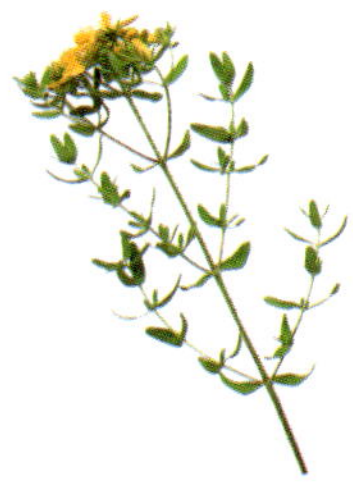

HYP.
Verletzung von Nerven/Nervengewebe/Rückenmark.

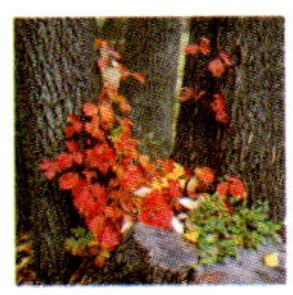

RHUS T.
Im Anschluß an *Arn.* bei Verstauchungen, Zerrungen an Muskeln oder Gelenken, die durch Bewegung besser werden.

Arsenicum album

[ARS.]

Arsen *ist ein Gift und in hohen Dosen tödlich. Um daraus das homöopathische Präparat herzustellen, wird arseniksaures Salz mit Eisen, Nickel und Kobalt erhitzt und durch Verreiben verdünnt. Man behandelt damit Verdauungsstörungen und Fieber. Früher wandte man* Arsen *gegen Syphilis an.*

KURZINFORMATIONEN

Mineral: Arsentrioxid

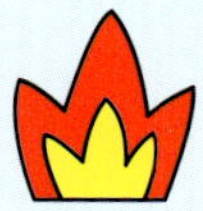

BESSER
Hitze

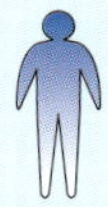

EMPFINDUNG
Kältegefühl

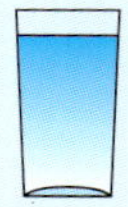

DURST
kalte Getränke

- *Stimmung ängstlich, verzweifelt, unruhig*
- *Frostig, aber brennende Schmerzen, die durch Hitze gelindert werden.*
- *Schwach, aber unruhig; findet keine Ruhe.*
- *Schlimmer 1–2 Uhr nachts*

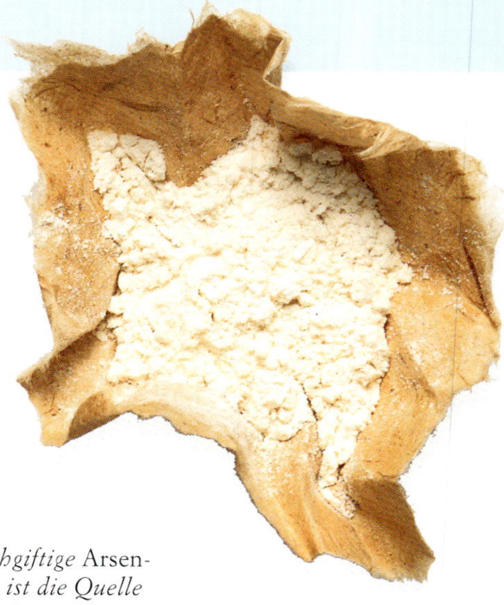

Das hochgiftige Arsentrioxid *ist die Quelle des Präparats* Ars.

Allgemeine Indikationen

In Fällen akuter Krankheit wirkt das Heilmittel auf das Nervensystem. Angst, Unruhe; Schleimhäute sondern dünnes, scharfes Sekret ab. Der Patient fühlt sich plötzlich schwach, und der Grad der Mattigkeit steht in keinem Verhältnis zur Schwere der Krankheit. Der Patient fröstelt und hat brennende Schmerzen wie heiße Nadelstiche, die durch warme Umschläge besser werden. Verdauungsstörungen wie bei Vergiftung. Gesicht blaß, mit ängstlichem Ausdruck und schweißbedeckt. Spezifische Arznei bei Lebensmittelvergiftung.

Psychische Verfassung

Überempfindlich, überkritisch, penibel, umständlich. Todesangst und besorgt um Gesundheit. Extreme Unruhe; Patient wechselt ständig Ort und Stellung; Kinder wollen auf den Arm genommen werden, nirgendwo lange bleiben und nicht allein sein.

Modalitäten

Schlimmer: kalte Getränke, Nahrung, Eiscreme, Luft; nach Mitternacht; Trinken, Überanstrengung.
Besser: Wärme, Hitze; Bewegung; in Gesellschaft.

Essen/Trinken

Verlangen: warme Getränke, Nahrung; Oliven oder Olivenöl.
Abneigung: Nahrung, Essensgeruch; Kälte.
Durst: sehr durstig auf kaltes oder Eiswasser, das in Schlucken getrunken wird, aber schlecht bekommt.

Der Arsenicum-album-*Typ ist sehr besorgt um seinen Gesundheitszustand.*

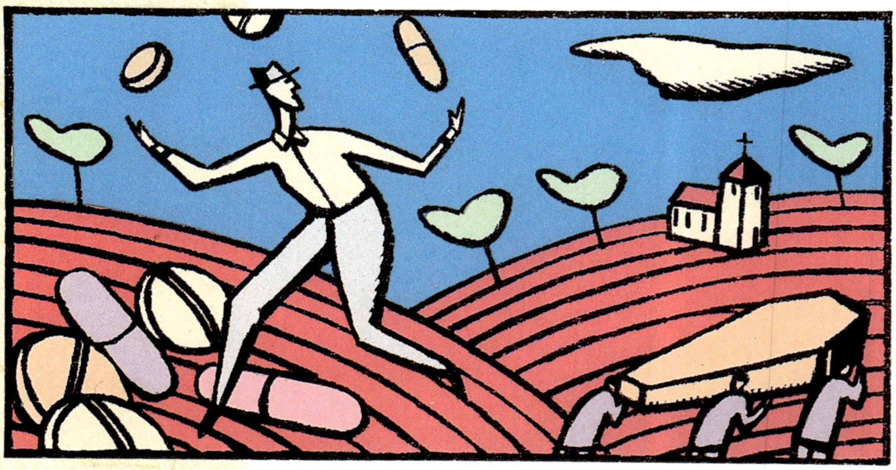

BESCHWERDEN

Leichte Erkältungen
Nase fühlt sich verstopft an, trotzdem dünnes, wäßriges Sekret, das zur Reizung der Oberlippe führt. Niesen bringt keine Erleichterung; Niesen mit wäßrigem Nasensekret.

Halsschmerzen
Rachen fühlt sich geschwollen an, mit brennenden Schmerzen.

Heuschnupfen
Mit charakteristischen allgemeinen und psychischen *Ars.*-Symptomen sowie behinderter Nasenatmung (*siehe* Leichte Erkältungen).

Husten
Atemnot; muß sich aufsetzen. Keuchen. Husten abwechselnd trocken und locker, nachts trocken, Patient muß sich aufrichten, schlimmer nach Trinken. Geringer Auswurf. Gesicht bläulich mit kaltem Schweiß und ängstlichem Ausdruck.

Grippe
Mit Symptomen von Erkältung, Fieber und/oder Husten.

Verdauungsstörungen
Kein Appetit oder Verlangen nach Saurem. Anblick, Geruch oder Gedanke an Essen unerträglich. Brennende Schmerzen besser durch süße Milch; Sodbrennen; Erbrechen. Übelriechender Atem. Ziehende, brennende Schmerzen im Unterleib, besser durch Hitze. Heftige Schmerzen; findet keine Ruhe, dreht sich hin und her.

Schmerzhaftes Erbrechen
Symptome von Lebensmittelvergiftung mit Übelkeit, Erbrechen, Durchfall. Verlangt kaltes Wasser, das erbrochen wird. Verdauung auf Reisen.

Durchfall
Umfangreich, brennend, mit unverdautem Essen; löst Schwächegefühle aus. Stuhl grün, grau, dünn; übelriechend, eitrig, wäßrig.

Harnverhaltung (erschwertes Wasserlassen)
Wenig Harn, brennend.

Hautausschlag
Nesselausschlag durch Fischeiweiß. Masern: heftig brennende Bläschen. Mit charakteristischen *Arsenicum*-Symptomen allgemein, Fieber.

Fieber
Außen kalt, innen brennend heiß. Empfindlich gegen Kälte, aber besser an frischer Luft. Schüttelfrost mit Verlangen nach heißen Getränken. Brennen in den Adern. Hohes Fieber. Schweißausbrüche mit starkem Durst, Atembeschwerden, Mattigkeit; fühlt sich eiskalt oder brennend. Stundenweise Fieberanfälle.

FRAUEN

Harnverhaltung
Nach der Entbindung Gefühl wie Blasenlähmung.

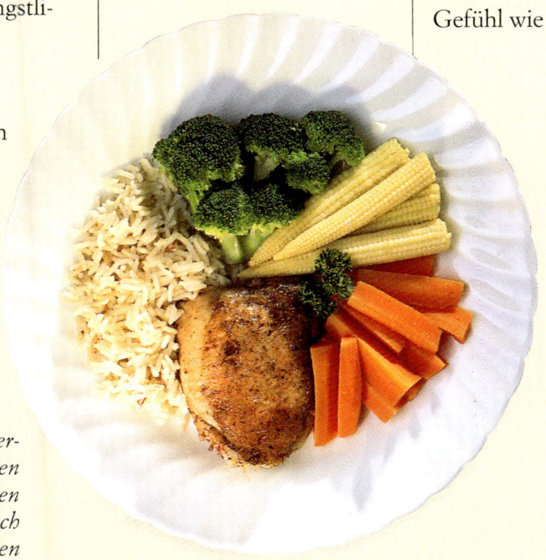

Symptome bei Verdauungsstörungen sind Widerwillen bei Anblick, Geruch und dem bloßen Gedanken an Essen.

ALTERNATIVE MITTEL

ALLGEMEIN

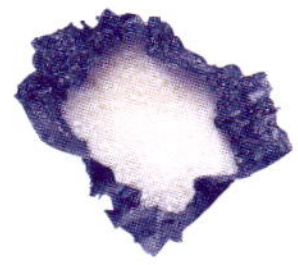

ARG-N.
Angst vor der Zukunft. Mehr Blähungen mit Durchfall.

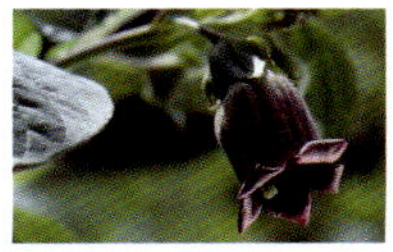

BELL.
Patient fühlt sich heiß; verlangt nach kalten Umschlägen, schlimmer bei Hitze.

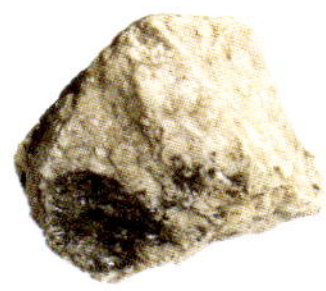

PHOS.
Weniger überspannt und kritisch, freundlicher, beeinflußbarer. Verlangen nach kalten Getränken/Nahrung.

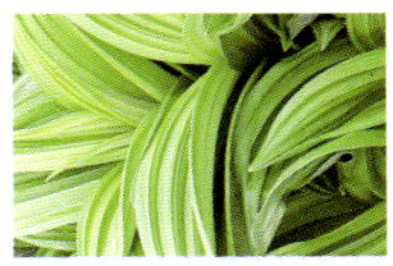

VERAT.
Eisiges Gefühl, kalter Schweiß, Erbrechen und Durchfall gleichzeitig; Verlangen nach saurem Obst und kalten Getränken.

Belladonna

[BELL.]

Die Tollkirsche ist ein tödliches Nachtschattengewächs und soll im Mittelalter von Hexen für Zaubertränke benutzt worden sein. Zur Herstellung der homöopathischen Tinktur wird die Pflanze gesammelt, wenn sie in voller Blüte steht, verrieben und in verdünntem Alkohol gelöst.

KURZINFORMATIONEN

Pflanze: Atropa belladonna, *Tollkirsche, Solanum furiosum, Zauberkirsche, Hexenbeere*

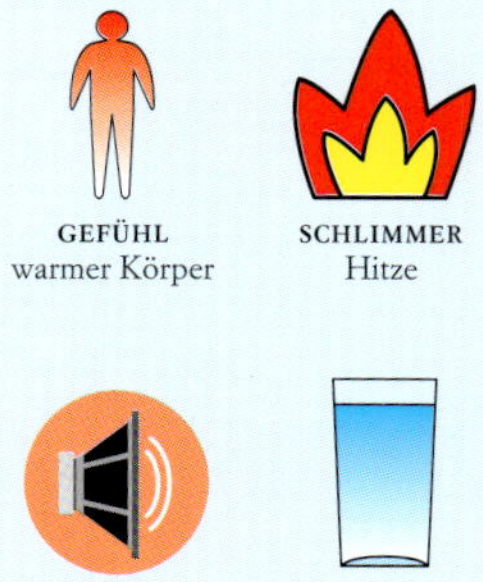

GEFÜHL warmer Körper

SCHLIMMER Hitze

EMPFINDLICH Licht, Lärm, Berührung

DURST kalte Getränke, bes. Zitrone

- *Beginn plötzlich, heftig*
- *Gerötet, heiß, trocken*
- *Entzündungen*
- *Hohes Fieber*
- *Rechtsseitig*
- *Plötzliche Gefühlsausbrüche; möglicherweise Angst vor Phantasiewesen im Raum*

Allgemeine Indikationen

Beeinflußt Nerven, Gehirn, Blutkreislauf, Schleimhäute. Spontaner, akuter Beginn der Beschwerden. Entzündungen mit brennender Hitze, Trockenheit, starker Rötung. Entzündung eines Teils des Körpers mit Rötung oder roten Streifen. Weite Pupillen, Augen starr, glänzend. Heiße Körperstellen. Starke Nervenschmerzen, die schnell kommen und gehen. Pochender Schmerz, scharf, schneidend, stechend. Krämpfe und Zuckungen. Rechtsseitige Symptome. Geeignet für tatkräftige Menschen sowie Kinder mit plötzlichen, heftigen Beschwerden.

Psychische Verfassung

Plötzliche Gefühlsausbrüche; neigt zum Delirium, erregt, laut, schreit. Unruhig; beißt, schlägt um sich; sieht Gespenster, fühlt sich verfolgt. »Gesund ein Engel, krank ein Teufel.«

Modalitäten

Schlimmer: Sonne; Zugluft oder naß und kalt am Kopf; Licht, Geräusche, Erschütterungen; Berührung, Bewegung. Verträgt den Anblick leuchtender, glänzender Gegenstände nicht.

Besser: leicht zugedeckt, Bettruhe; dunkles Zimmer; aufrecht stehen oder sitzen; warme Räume.

Essen/Trinken

Verlangen: Limonade, Zitronen, Bier.

Abneigung: Kaffee, Getränke; Geruch von Nahrungsmitteln, gekochten Speisen.

Durst: auf kaltes Wasser, nicht bei Fieber.

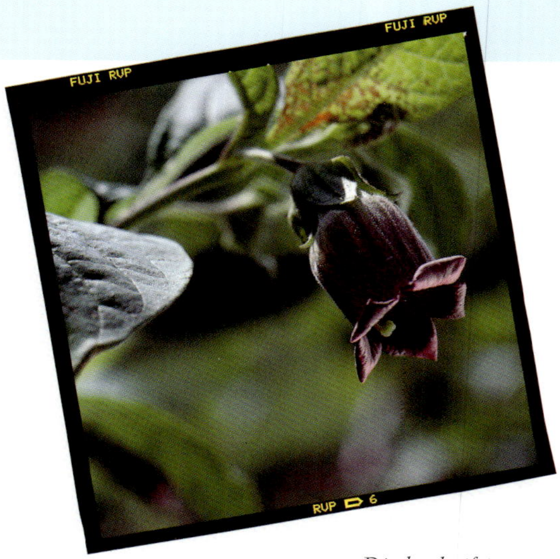

Die hochgiftige Tollkirsche ist die Quelle von Belladonna.

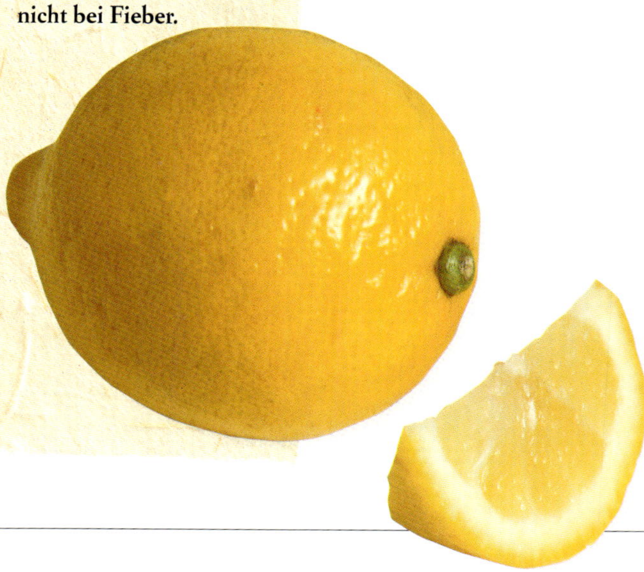

Zu den Symptomen gehören Durst auf Limonade oder Heißhunger auf Zitronen.

BESCHWERDEN

Leichte Erkältungen
Mit Kopfschmerzen (*siehe unten*), trocken, gerötet, entzündeter Rachen, geschwollene Drüsen.

Kopfschmerzen
Pochende, hämmernde Schmerzen wie zum Zerbersten, schlimmer bei Bewegung. Besser durch Handauflegen. Dreht Kopf hin und her, rauft sich die Haare. Kopfschmerz nach zu langem Aufenthalt in der Sonne.

Augenbeschwerden
Gerötete Bindehaut; lichtempfindlich. Blutunterlaufen, brennend, trocken; tränend. Mit Symptomen wie bei Erkältung und Fieber.

Ohrenschmerzen
Schmerzhafte Entzündung des Mittelohrs, besonders rechtsseitig. Schmerz löst Delirium aus. Ohren gerötet, heiß, pochend. Schmerz strahlt vom Ohr über das Gesicht aus.

Halsentzündung
Rachen trocken, heiß. Mandelentzündung, besonders rechtsseitig; rote Streifen möglich. Schluckbeschwerden. Kehlkopfentzündung.

Husten
Reizhusten, abgehackt, trocken, bellend. Keuchhusten mit Magenschmerzen vor Anfall. Kind weint vor Hustenanfall. Starke Kehlkopfschmerzen.

Verdauungsstörungen
Erbricht alles. Bauch aufgebläht und heiß, schlimmer nach leichtester Berührung (selbst durch Bettücher).

Abszesse
Haut hellrot, glänzend, trocken, heiß. Mit Entzündung, Fieber.

Schlafstörungen
Zuckungen beim Schlafen; Alpträume; bei geschlossenen Augen schreckliche Visionen, zum Beispiel auf dem Bett hockende Ungeheuer.

Fieber
Hohes Fieber, innerlich kalt. Heißer Kopf, kalte Gliedmaßen. Kein Durst bei Fieber. Gesicht: feuerrot, aufgedunsen, heiß; oder abwechselnd rot und fahl.

FRAUEN

Brustdrüsenentzündung
Mit Schmerzen, Pochen, Rötung, von den Brustwarzen ausgehende Streifen; Brust schwer, hart, gerötet.

KINDER

Masern
Mit hellrotem Ausschlag. Mit charakteristischen *Belladonna*-Symptomen allgemein und psychisch sowie Fiebersymptomen. Jede Kinderkrankheit mit charakteristischen *Belladonna*-Symptomen.

SPEZIELLE ANWENDUNGEN

Bei Sonnenstich mit Kopfschmerz und Fieber

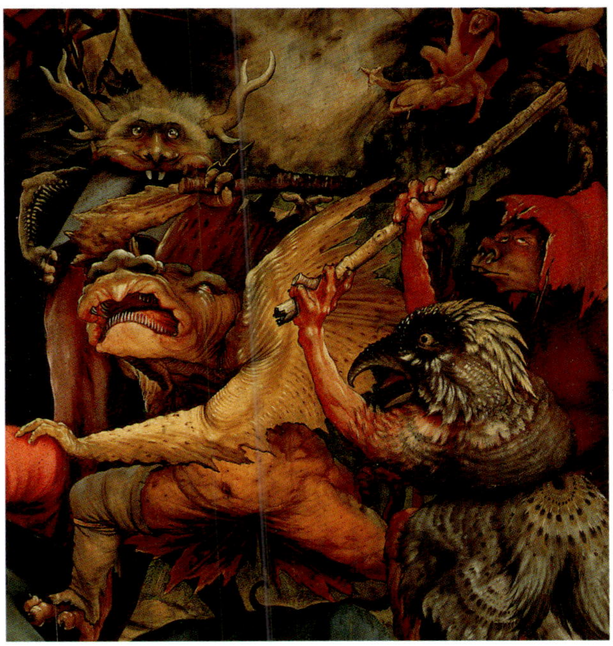

Manche Patienten mit Belladonna-*Symptomen haben Wahnvorstellungen und sehen Gespenster.*

ALTERNATIVE MITTEL

FIEBER

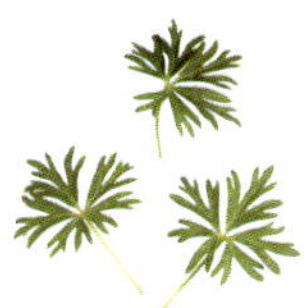

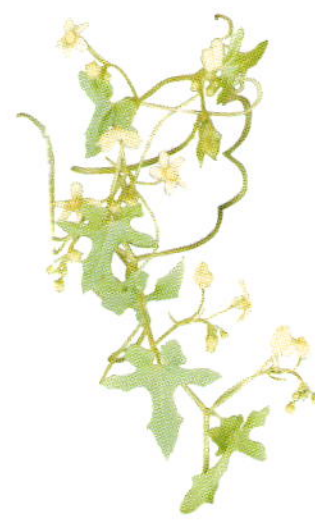

ACON.
Plötzliches Auftreten; trockene, brennende Hitze, stärkere Todesangst. Allgemeine Entzündung. Stärkerer Durst bei Fieber.

BRY.
Allmähliches Auftreten; alles trocken. Patient muß sich ruhig verhalten, schlimmer bei geringster Bewegung.

Bellis perennis

[BELL-P.]

Das Gänseblümchen, Maßliebchen genannt, wurde im Mittelalter zur Wundbehandlung benutzt. Diesem Zweck dient es heute noch, vor allem bei inneren Verletzungen nach Unfällen oder chirurgischen Eingriffen. Für die Zubereitung der Tinktur wird die gesamte Pflanze verrieben und in Alkohol gelöst.

KURZINFORMATIONEN

Pflanze: Bellis perennis, *Gänseblümchen, Maßliebchen*

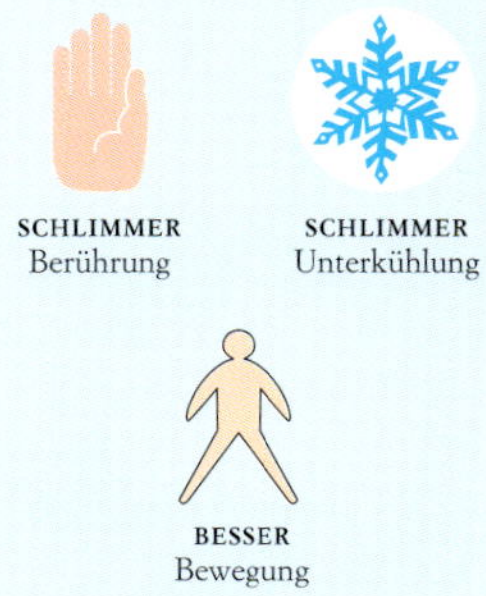

- *Innerliche Quetschungen und Verletzungen nach Unfällen oder chirurgischen Eingriffen*
- *Nach Bauchoperationen*
- *Schlimmer durch Auskühlen bei Überhitzung*

Allgemeine Indikationen

Ein bewährtes Mittel bei tiefen, inneren oder eitrigen Verletzungen, besonders der Organe des Beckens und Unterleibs, etwa nach größeren chirurgischen Eingriffen. Deshalb empfehlenswert bei Entbindungen, insbesondere Kaiserschnitt. Beulen/Schwellungen nach Verletzung. Viel schlimmer durch Unterkühlung nach Überhitzung. Beschwerden können plötzlich nach Unterkühlung auftreten, beispielsweise beim Schwimmen in sehr kaltem Wasser oder nach Genuß kalter Getränke.

Psychische Verfassung

Keine spezifischen Symptome.

Modalitäten

Schlimmer: Verletzung, Berührung; kalte Bäder oder Getränke; warmes Bett.

Besser: ständig in Bewegung bleiben; örtliche Kälteanwendungen.

Essen/Trinken

Verlangen: Fleisch, Zwiebeln, saure Gurken, Essig.

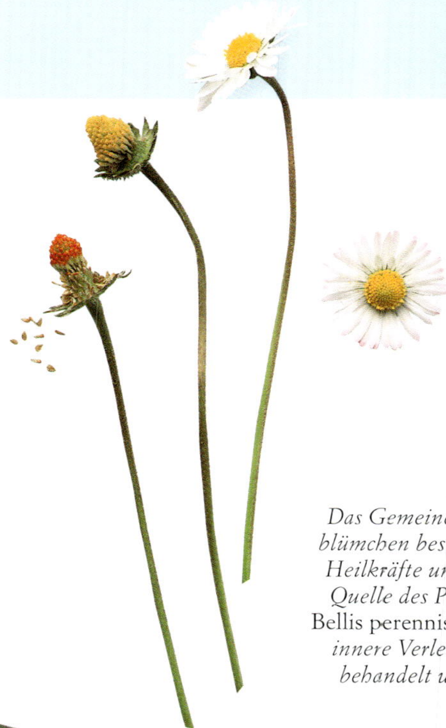

Das Gemeine Gänseblümchen besitzt große Heilkräfte und ist die Quelle des Präparats Bellis perennis, *mit dem innere Verletzungen behandelt werden.*

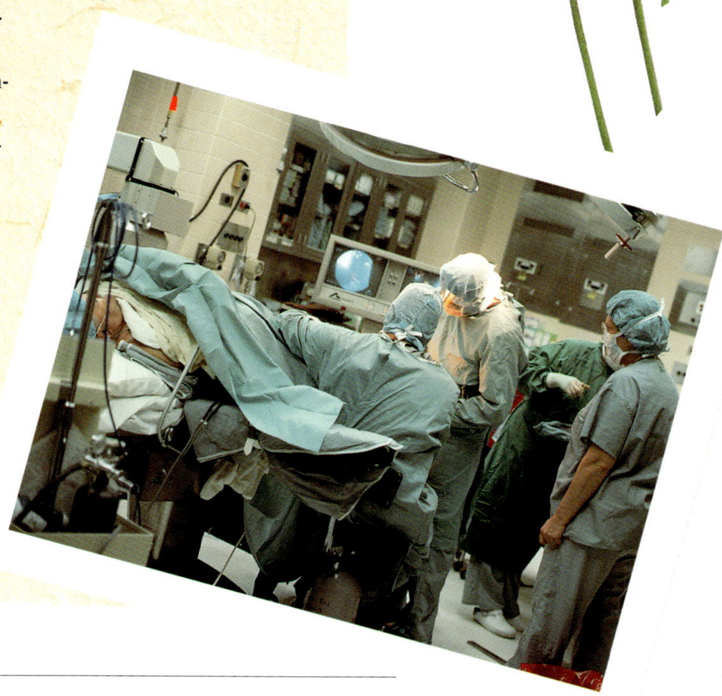

Bellis perennis *ist eines der wichtigsten Präparate nach Bauchoperationen.*

BESCHWERDEN

Emotionale Probleme
Anhaltende Ängste nach Schrecken oder Schock.

Verletzungen, Wunden
Entzündungen nach chirurgischen Eingriffen. Blutungen. Gewebe um Verletzung sehr wund, verträgt keine Berührung oder kaltes Baden. Schwellung des Gewebes geht nach Behandlung mit *Arn.* nicht zurück.

FRAUEN

Verletzungen
Verletzungen der Brust und im Genitalbereich. Brustverletzungen, bei denen Beulen oder Knoten zurückbleiben, nachdem die Wunde verheilt ist.

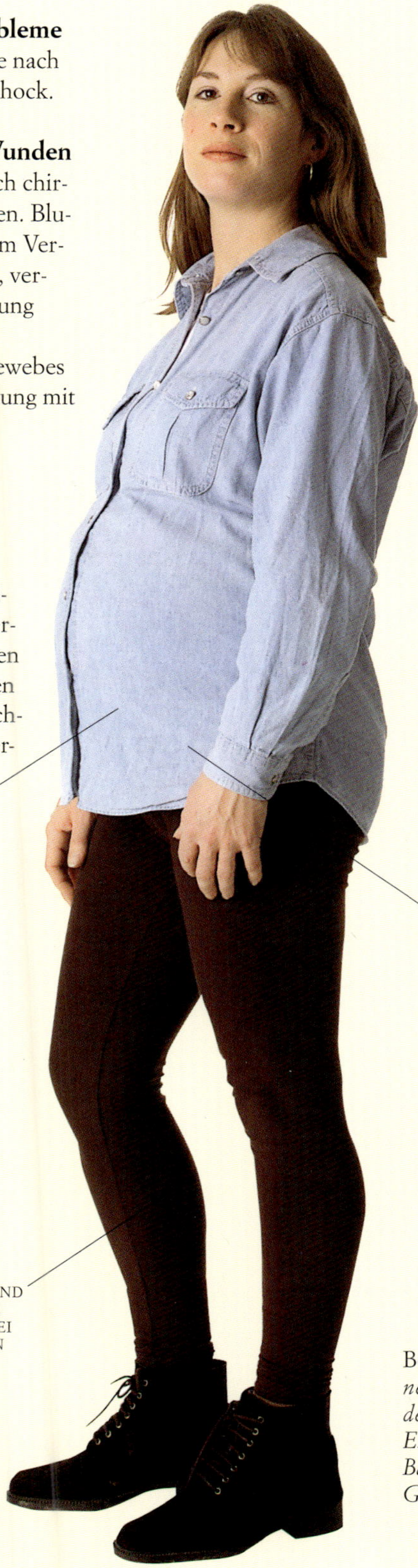
BELL-P. IST EIN MITTEL FÜR ÜBERBEANSPRUCHTE BAUCHMUSKELN
BELL-P. HILFT BEI QUETSCHUNGEN DER GEBÄRMUTTER
KRAMPFADERN SIND EINE HÄUFIGE BESCHWERDE BEI SCHWANGEREN

In der Schwangerschaft
Schwierigkeiten beim Gehen infolge von Überanstrengung der Unterleibsmuskulatur, Druckgefühl in der Gebärmutter durch Strampeln des Fetus oder Druck auf Unterleib durch Gewicht des Fötus. Krampfadern während der Schwangerschaft mit charakteristischem Befinden.

Nach der Entbindung
Wenn Wehenschmerzen anhalten oder wenn Geburtseingriffe (z. B. Geburtszange) innere Schmerzen verursacht haben. Gebärmutterinfektion nach Entbindung oder Kaiserschnitt.

Bell-p. *ist ein ausgezeichnetes Heilmittel während der Schwangerschaft. Es hilft bei Belastung der Bauchmuskulatur und Gebärmutterschmerzen.*

ALTERNATIVE MITTEL

VERLETZUNGEN

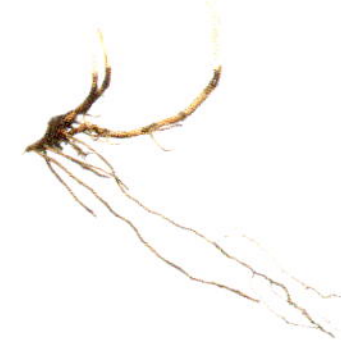

ARN.
Erstes Mittel bei Schock/Verletzung. Kann vor *Bell-p.* angewendet werden. Bei *Arn.* und *Bell-p.* gleiche Symptome von Wundgefühl, aber *Bell-p.* wirkt besonders auf innere Organe. Quetschungen der Muskeln, Knochen, Haut, Gelenkverletzungen. Leugnet Beschwerden.

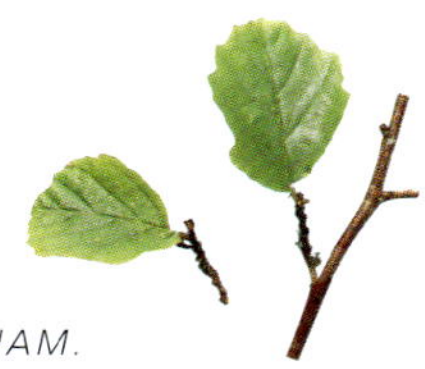

HAM.
Blutungen durch Verletzungen, gefolgt von Entkräftung. Äußerliche Wundschmerzen. Krampfadern.

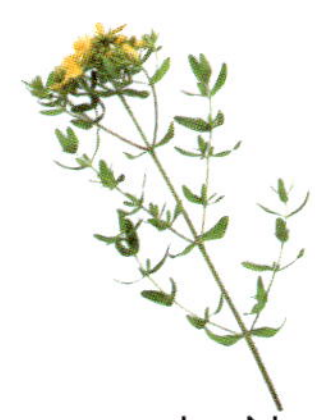

HYP.
Verletzungen der Nervenenden (Finger/Zehen/Wirbelsäule) mit stechenden Schmerzen. Stürze. Nach Zahnbehandlung, falls Schmerzen anhalten.

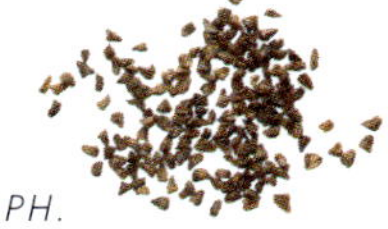

STAPH.
Operationswunden schmerzhaft und entzündet. Zorn/Unmut oder Gefühl der Beeinträchtigung nach Operation.

Bryonia

[BRY.]

Bryonia *wird zur Behandlung von Schwindelanfällen, Delirium und Gicht herangezogen. Zur Herstellung der Tinktur werden die Wurzeln der Pflanze vor der Blüte gesammelt, verrieben und in Alkohol gelöst. Anwendung bei Beschwerden, die sich langsam entwickeln und bei jeder Bewegung Schmerzen auslösen.*

KURZINFORMATIONEN

Pflanze: Bryonia alba, *Weiße Zaunrübe*

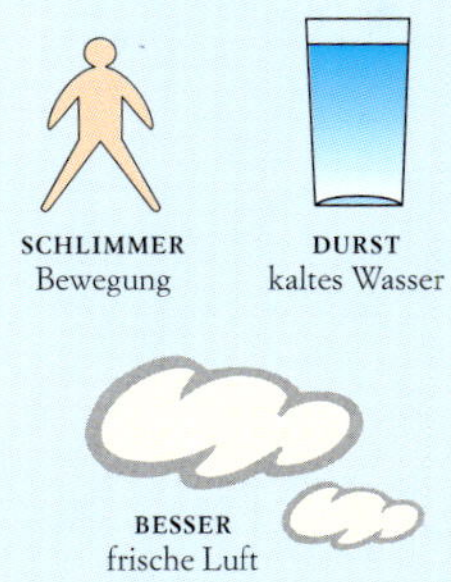

- *Trocken, ausgedörrt; durstig auf große Mengen Wasser*
- *Schlimmer bei geringster Bewegung; besser durch Stillhalten, Druck auf die schmerzende Stelle*
- *Die meisten Symptome verschlimmern sich bei Wärme; besser durch kühle Luft*

Allgemeine Indikationen

Die Symptome entwickeln sich langsam innerhalb mehrerer Tage. Krankheiten können nach Unterkühlung an warmen Tagen oder bei Wetterumschwung von kalt zu warm auftreten. Die meisten Beschwerden von Kopfschmerz begleitet. Viele Körperbereiche, besonders Schleimhäute, trocknen stark aus. Die geringste Bewegung ist schmerzhaft. Stechende Schmerzen, wie zum Zerreißen. Kindern wollen nicht getragen oder hochgehoben werden. Schwächegefühle bei kleinster Anstrengung. Nützliches Mittel bei Gelenkverletzungen – im Anschluß an *Arnica*. Entzündung seröser Häute (Häute, die große Körperhöhlen aus- bzw. Organe umkleiden, z. B. die Lunge). Gesicht stark gerötet, Lippen trocken, aufgesprungen.

Psychische Verfassung

Gereizt, abstoßendes Betragen. Möchte Ruhe haben und allein sein. Charakteristisches Symptom: nach Hause gehen wollen, obwohl man schon dort ist. Äußert sich besorgt über geschäftliche und finanzielle Angelegenheiten.

Modalitäten

Schlimmer: jede Bewegung – vornüberbeugen, husten, tief atmen, niesen, die Augen/Lider bewegen; erhitzt in heißen Räumen.
Besser: Druck, sich auf schmerzende Stelle legen, stilliegen; frische, kühle Luft; feuchtes Wetter; warme Umschläge auf betroffene Stellen.

Essen/Trinken

Verlangen: Kaffee, Wein, saure Getränke.
Abneigung: Kaffee, üppige Speisen, Fett, Fleisch, Milch. Kein Appetit auf Speisen.
Durst: verlangt große Mengen kalten Wassers, trinkt aber nur gelegentlich.

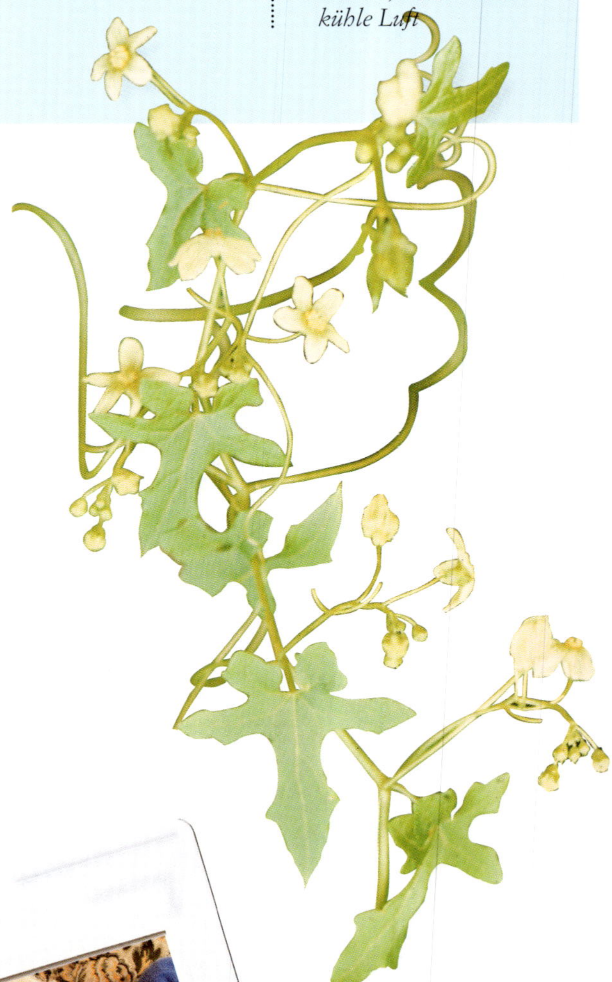

Bryonia *wird aus der rankenden Weißen Zaunrübe gewonnen.*

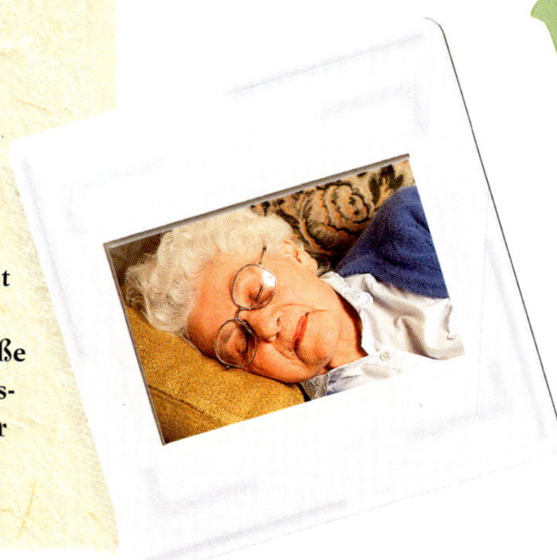

Im Bryonia-*Zustand wünscht der Patient, in Ruhe und allein gelassen zu werden.*

BESCHWERDEN

Kopfschmerzen
Zum Zerbersten, von der Stirn zum Hinterkopf ziehend. Schlimmer bei jeglicher Bewegung. Schmerzen setzen morgens ein und werden im Tagesverlauf stärker. Kopfschmerz mit Verstopfung. Gesicht dunkelrot, heiß, aufgedunsen. Schwindelgefühl. Empfindliche Kopfhaut. Lippen trocken und aufgesprungen. Mund trokken, bitterer Geschmack. Zunge weiß belegt.

Leichte Erkältungen
Erkältung beginnt in der Nase mit häufigem Niesen und Sekret, wäßrigen, schmerzenden Augen und Kopfschmerz, dann Ausstrahlung auf Kehle und Kehlkopf. Husten mit Durchfall.

Husten
Trocken, hart, schmerzhaft. Blutiger Auswurf. Stechen in der Brust.

Grippe
Kopfschmerzen (*siehe oben*); Gliederschmerzen, Husten, Brustschmerzen, mit charakteristischen allgemeinen/psychischen oder Fiebersymptomen.

Verdauungsstörungen
Bitterer Geschmack im Mund. Trockener Mund mit weißem Zungenbelag. Magen berührungsempfindlich. Übelkeit und Schwäche beim Aufstehen aus dem Bett. Erbrechen von Galle und Wasser nach dem Essen. Krampfartige Schmerzen, besser durch Anziehen der Knie. Probleme nach übermäßigem Essen. Bauch stark berührungsempfindlich. Koliken nach dem Essen. Entzündungen der Leber, des Blinddarms, des Bauchfells. Verstopfung mit viel trockenem, sehr hartem Stuhl. Durchfall morgens: lockerer, schmerzloser Stuhl mit unverdauter Nahrung.

Fieber
Trockene, brennende Hitze. Heißer Kopf, gerötetes Gesicht. Fühlt sich kalt an, aber innen heiß. Mit starkem oder ohne Schweißausbruch.

Gelenkschmerzen
Verletzung der Gelenke (nach *Arnica*). Gerötet, geschwollen, heiß. Entzündetes Gewebe, schlimmer bei jeder Bewegung. Schmerzen wie bei Verstauchung. Glieder schwer, müde, steif.

KINDER

Masern
Ausschlag entwickelt sich langsam. Masern mit charakteristischen allgemeinen und psychischen *Bryonia*-Symptomen, mit hartem, trockenem Husten.

FRAUEN

Stillen
Heiße, schmerzende, harte Brüste mit blasser oder roter Färbung. Schlimmer bei Bewegung. Brustentzündung.

ALTERNATIVE MITTEL

AKUTE ENTZÜNDUNGEN

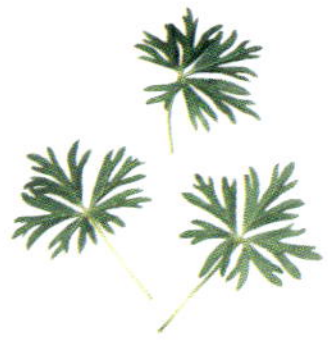

ACON.
Plötzliches Auftreten. Patient ist sehr unruhig und ängstlich – Angst vor dem Sterben.

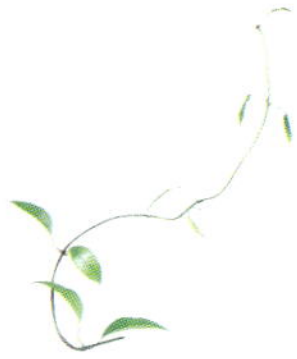

GELS.
Schmerzen, Schwere, physische Schwäche. Kein Durst.

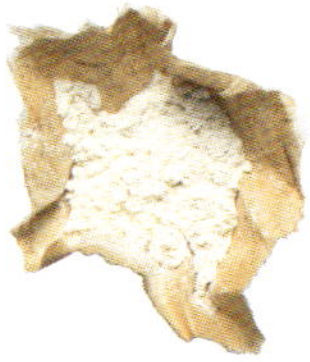

ARS.
Ist extrem schwach und unruhig; ständig in Bewegung; trinkt wenig, aber oft.

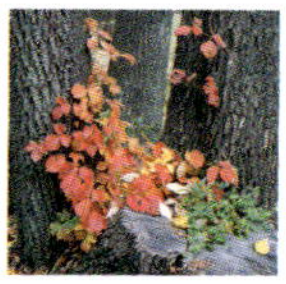

RHUS-T.
Gelenkschmerzen, die bei ständiger Bewegung nachlassen.

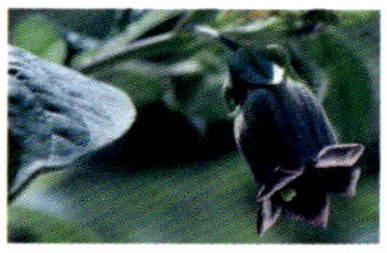

BELL.
Schlagartiges, heftiges Auftreten. Gehirn betroffen. Dumpfer pochender Kopfschmerz, wird besser im Sitzen.

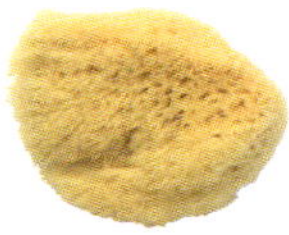

SPONG.
Atemnot. Bellender und krächzender Husten; pfeifender Atem; Patient hat Verlangen, sich aufzusetzen und vornüber zu beugen.

Bryonia *hilft bei akuten, quälenden Kopfschmerzen.*

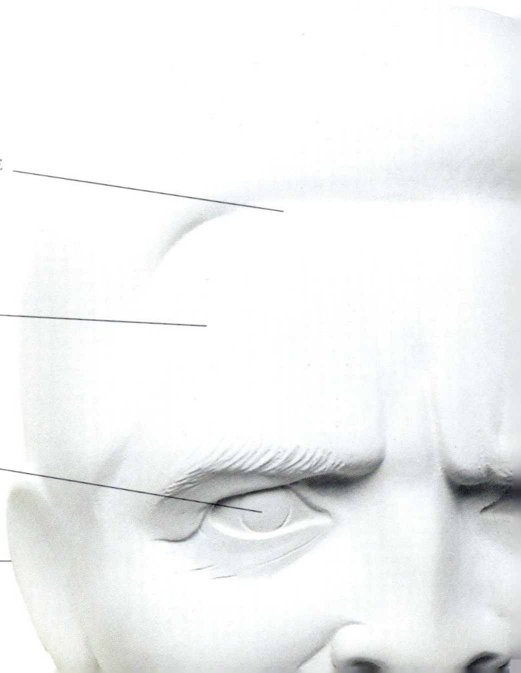

EMPFINDLICHE KOPFHAUT
SCHMERZ ZIEHT VON STIRN ZUM HINTERKOPF
LINDERUNG DURCH SCHLIESSEN DER AUGEN

Calcium carbonicum

[CALC.]

Eines der wichtigsten homöopathischen Präparate mit vielseitigen Anwendungsmöglichkeiten. Das Mittel wird aus der dünnen Kalziumkarbonatschicht an der Innenseite der Austernschalen hergestellt. Daraus entsteht eine hilfreiche Arznei für Kinder, deren Entwicklung zu langsam verläuft.

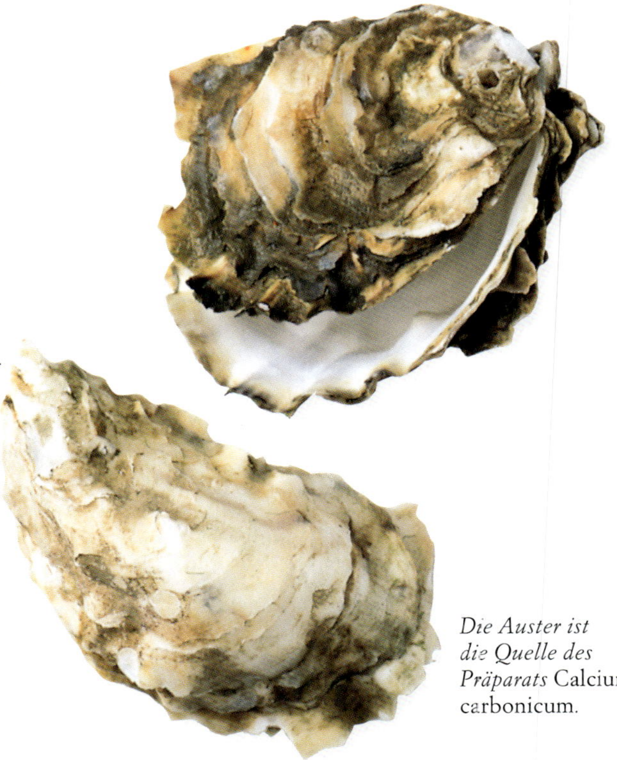

Die Auster ist die Quelle des Präparats Calcium carbonicum.

Allgemeine Indikationen

Dieses Heilmittel wird gewöhnlich auf Grundlage des Konstitutionstypus verordnet und ist eine der wichtigsten Kinderarzneien. Es beeinflußt Nährstoffaufnahme und Kalzium-Stoffwechsel auf unterschiedliche Weise. Ein hilfreiches Mittel für Kinder, die spät Laufen und Sprechen lernen, deren Muskeltonus schwach ist und die zu Übergewicht neigen. Die Kinder schwitzen leicht, besonders am Kopf beim Schlafen. Beschwerden beim Zahnen mit saurem Durchfall. Menschen mit Anfälligkeit für Erkältungen und Verstauchungen. Kalte und feuchte Hände und Füße. Allgemein saurer Atem. Vergrößerte Drüsen. Schweiß am Hinterkopf, besonders beim Schlafen.

Psychische Verfassung

Kinder, die leicht erschrecken, schnell beleidigt, eigensinnig, böswillig und renitent sind, die Mühe mit dem Lernen haben, schwer begreifen. Die Patienten reagieren empfindlich auf Kritik und wollen nicht beaufsichtigt werden. Normalerweise glückliche, zufriedene Babys machen Schwierigkeiten beim Zahnen.

Modalitäten

Schlimmer: **feuchtkaltes Wetter; körperliche oder geistige Überanstrengung; Zahnen; Milch.**
Besser: **trockenes Klima.**

Essen/Trinken

Verlangen: **gekochte Eier, Süßigkeiten, Milch, kalte Getränke, Eiscreme. Möglicherweise Heißhunger auf Kreide, Kohle oder Bleistiftminen.**
Abneigung: **Milch führt zu Magenverstimmung; Fleisch, Fett, üppige Speisen, schleimige Nahrungsmittel.**

KURZINFORMATIONEN

Mineral: Kalziumkarbonat, *Austernschalen*

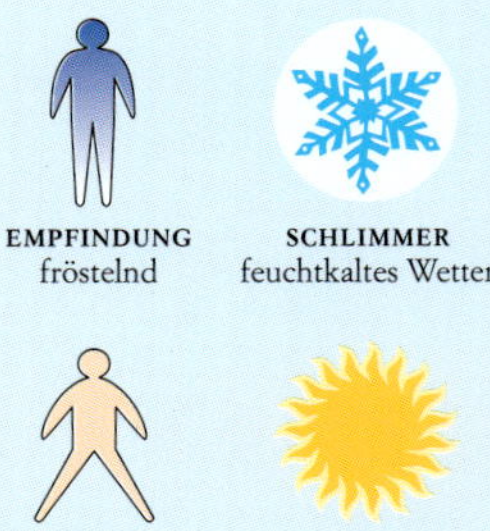

EMPFINDUNG fröstelnd

SCHLIMMER feuchtkaltes Wetter

SCHLIMMER anstrengende Bewegung

BESSER trockenes Klima

- *Frostig, verschwitzt, besonders am Kopf beim Schlafen. Erkältet sich leicht.*
- *Erschrickt leicht, widerspenstig.*
- *Probleme beim Zahnen*
- *Saurer Schweiß, Stuhl*
- *Heißhunger auf Süßigkeiten und gekochte Eier; schlimmer durch Milch*

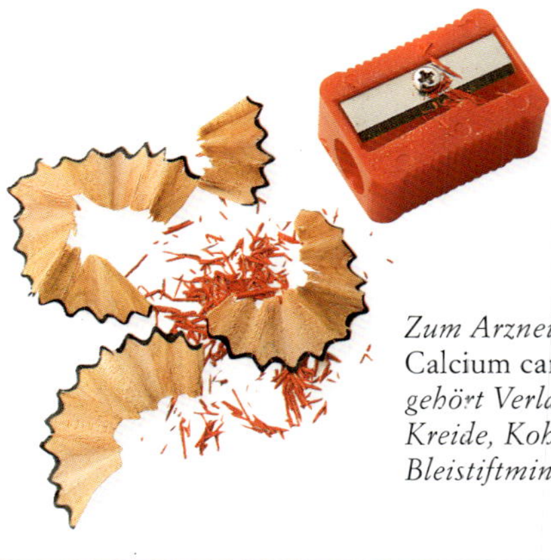

Zum Arzneimittelbild von Calcium carbonicum *gehört Verlangen nach Kreide, Kohle oder Bleistiftminen.*

BESCHWERDEN

Leichte Erkältungen
Treten bei jedem Wetterumschwung auf. Gelbes Nasensekret. Langwierige Erkältungen. Anschwellen der Nase und der Oberlippe bei Kindern. Geschwollene Drüsen.

Husten
Trockener Husten, schlimmer nachts; Schleimauswurf morgens möglich, tagsüber produktiv. Rauhe Kehle, aber schmerzfrei, schlimmer morgens. Kurzatmig; kitzelnder Hustenreiz.

Verdauungsstörungen
Saurer Geschmack im Mund. Schlechte Verdauung, häufig sauer, Aufstoßen, Erbrechen saurer, geronnener Milch; Milch verursacht Magenbeschwerden. Bauch gebläht, groß und hart. Koliken. Kind fühlt sich bei Verstopfung besser. Stuhl erst groß und hart, gefolgt von Durchfall mit unverdautem Essen.

Fieber
Fröstelnd mit Durst; eisige Kälte in verschiedenen Körperteilen. Innerlich heiß, außen kalt bei Berührung. Kopf verschwitzt; Schweißausbrüche bei Nacht.

Hauterkrankungen
Kleine Wunden verheilen nicht.

Calcium carbonicum *wird oft als Konstitutionsmittel bei Kindern angewendet.*

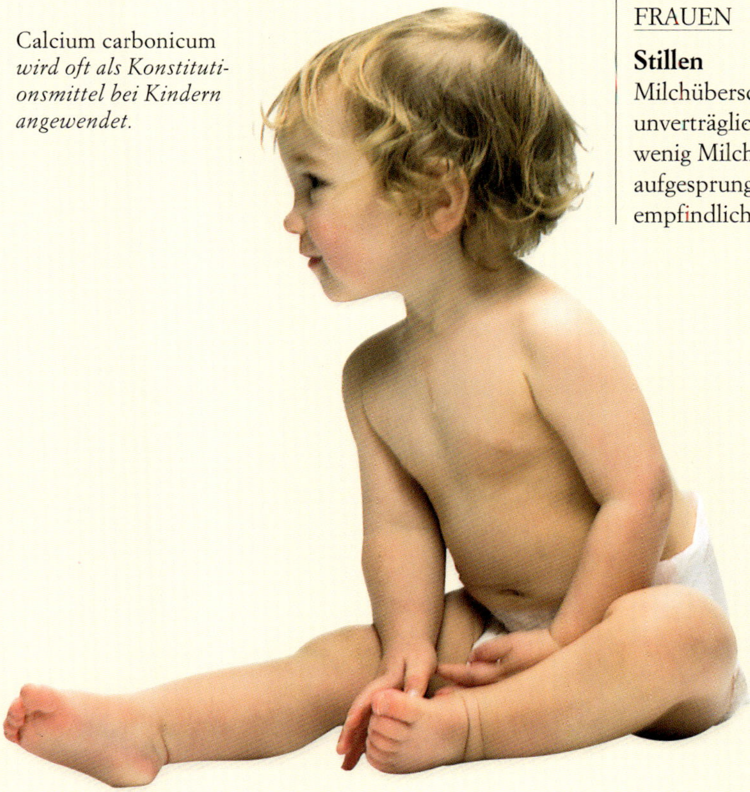

KINDER

Durchfall
Beim Zahnen.

Schlafstörungen
Kind beruhigt sich nicht nach Alpträumen. Schreckliche Visionen bei geschlossenen Augen.

Probleme beim Zahnen
Sauer riechender, wäßriger Durchfall mit unverdauten Nahrungsbestandteilen; schlimmer nach Milchgenuß.

Säuglingsekzem
Dicker, krustiger Milchschorf am Kopf.

FRAUEN

Stillen
Milchüberschuß, aber unverträglich fürs Kind. Zu wenig Milch; Brustwarzen aufgesprungen, geschwürig, empfindlich.

ALTERNATIVE MITTEL

ALLGEMEIN

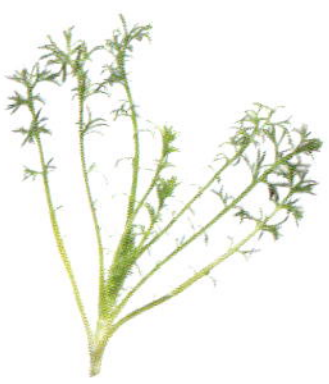

CAM.
Gereizt, mit Schmerzen; grüner Durchfall; Kind möchte getragen werden.

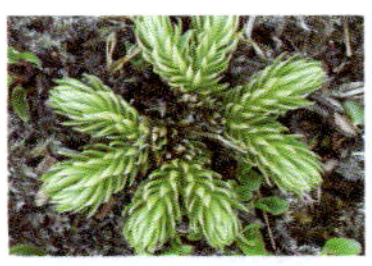

LYC.
Koliken bei Babys; schlimmer spätnachmittags und nach Mitternacht.

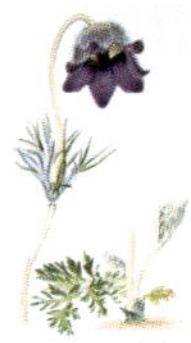

PULS.
Anhänglich, verlangt Aufmerksamkeit, schlimmer im Warmen, braucht Luft.

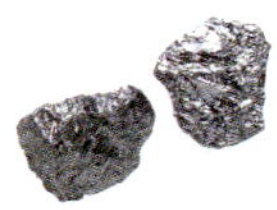

SIL.
Empfindlich, schreckhaft. Frostig, besser durch Wärme. Schweiß unangenehm riechend, Stuhlgang schwierig. Abszesse, Furunkel, Geschwüre und Pusteln. Fördert das Austreiben von Holzsplittern unter der Hautoberfläche.

Calendula

[CAL.]

Das Präparat wird aus den Blüten und Blättern der Gartenringelblume gewonnen. Es wird häufig äußerlich angewendet in Form von Creme, Tinktur, Salbe und Öl. Die Arznei gehört in jede Erste-Hilfe-Apotheke und kann zum Reinigen und Desinfizieren von Wunden und Hautabschürfungen verwendet werden.

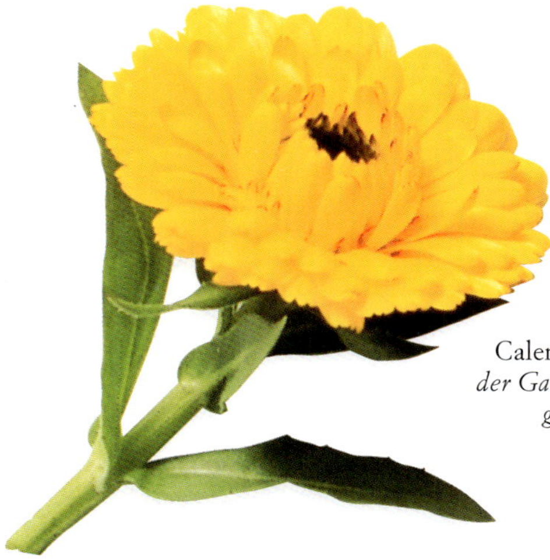

Calendula *wird aus der Gartenringelblume gewonnen.*

Allgemeine Indikationen

Wirkt als Antiseptikum und fördert die rasche, gesunde Regeneration von Haut und Gewebe. Hilfreich bei oberflächlichen offenen Wunden wie Schnitten, Rissen, Platzwunden, Verbrennungen oder sehr schmerzhaften Wunden sowie bei Blutung nach Zahnextraktion. Hilft Eiterbildung verhindern. Die Tinktur wird mit hochprozentigem Alkohol hergestellt und brennt auf der Haut, wenn man sie unverdünnt anwendet. Deshalb werden folgende Verdünnungen empfohlen:

- **Schnitte, Wunden und Abschürfungen: 10 Tropfen in eine Schüssel mit warmem Wasser zur Wundreinigung vor Anlegen des Verbandes.**
- **Nach der Geburt zum Heilen von Dammschnitt. Entweder Bereich wie oben spülen oder 10–20 Tropfen Tinktur ins Badewasser.**

Für Mundspülungen: nach Zahnextraktion oder bei Mundgeschwüren 5 Tropfen in halbem Glas Wasser lösen.

Psychische Verfassung

Keine spezifischen Symptome.

Modalitäten

Keine bestimmten Modalitäten.

Essen/Trinken

Keine besonderen Vorlieben oder Abneigungen.

Calendula *desinfiziert Schnittwunden, Verletzungen und Hautabschürfungen.*

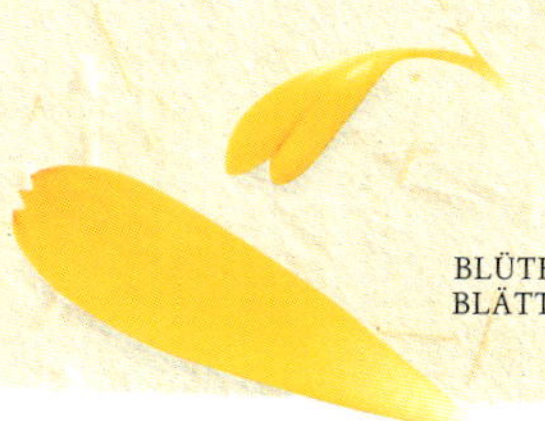

BLÜTENBLÄTTER

KURZINFORMATIONEN

Pflanze: Calendula officinalis, *Gartenringelblume*

- *Antiseptisch, hilft Eiterbildung verhindern.*
- *Zur lokalen Anwendung*
- *Fördert Heilvorgang bei oberflächlichen Wunden und Bildung gesunder, neuer Haut.*

CALENDULA-CREME

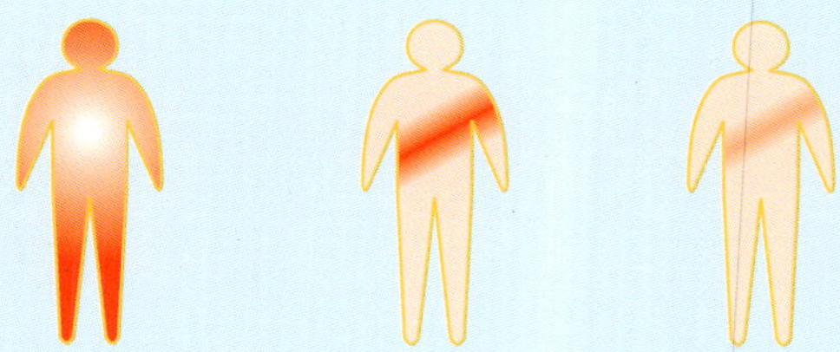

VERBRENNUNGEN *Calendula* unterstützt die Heilung leichter Wunden.

VERLETZUNGEN *Calendula* verhindert Entzündungen offener Wunden.

NEUE HAUT Mit *Calendula* wächst geschädigte Haut schneller nach.

Calendula*creme oder -salbe kann unmittelbar auf die betroffenen Stellen aufgetragen werden und ist sehr nützlich bei der Behandlung von Windelausschlag, gereizter, aufgesprungener oder trockener Haut. Creme oder Salbe anwenden, wenn die betroffene Stelle feucht und geschmeidig gehalten werden soll.*

- *Rauhe Brustwarzen geschmeidig machen.*
- *Dammbereich nach Entbindung weich machen.*
- *Bei oberflächlichen Verbrennungen Heilvorgang unterstützen.*
- *Abheilen von Hautabschürfungen, ohne daß die Haut trocken und narbig wird.*
- *Hautpflegemittel bei trockenen Händen nach anstrengender Arbeit.*

ALTERNATIVE MITTEL

ALLGEMEIN

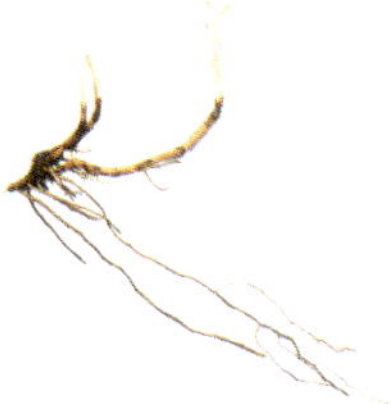

ARN.
Salbe äußerlich bei Prellungen. Nicht bei offenen Wunden.

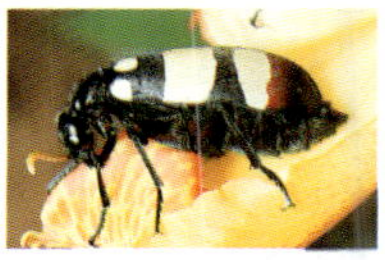

CANTH.
Innerlich bei Verbrennungen 2. Grades mit heftigen Schmerzen.

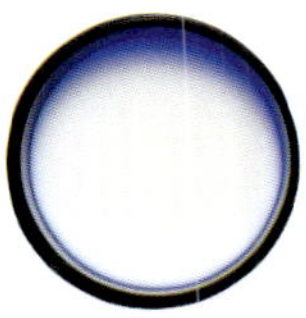

CAUST.
Innerlich bei Verbrennungen 3. Grades, Verbrühungen oder Verätzungen mit Chemikalien. Brennender Schmerz mit Blasen. Langsam heilende Verbrennungen.

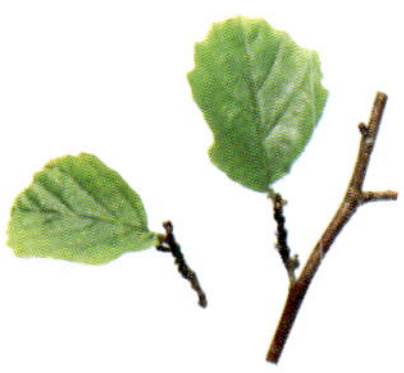

HAM.
Salbe oder verdünnte Lösung äußerlich bei Krampfadern und Hämorrhoiden.

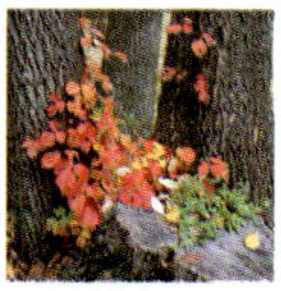

RHUS T.
Äußerlich zur Linderung von Verstauchungen oder Muskelzerrungen. Gegen Schmerzen bei Bewegungsbeginn, die wieder nachlassen.

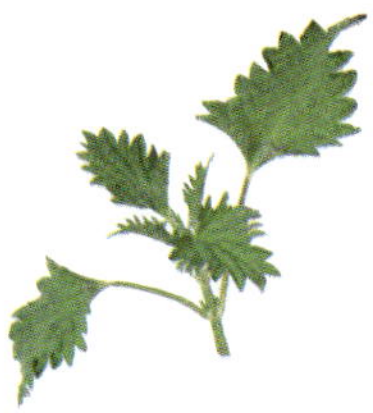

URT-U.
Als Salbe äußerlich bei Verbrennungen 1. Grades, Nesselsucht, Nesselausschlag, wenn sich die Beschwerden nach dem Baden, nach anstrengenden Übungen verschlimmern. Starker Juckreiz. Brennende, stechende Schmerzen; lokale Schmerzen; Sonnenbrand.

BESCHWERDEN

Zahnfleischbluten
Nach Zahnbehandlung: verdünnte Lösung zum Mundspülen.

Schnitte/Wunden
Charakteristische allgemeine *Cal.*-Symptome.

Verbrennungen
Bei fortgeschrittenem Heilvorgang, nach Verbrennung 1. oder 2. Grades, nachdem die Blasen aufgegangen sind. Sonnenbrand. *Cal.* begünstigt Hautbildung.

Ausschlag
*Calendula*salbe lindert Irritation durch Ekzeme: beruhigt Ausschlag, heilt rauhe und aufgesprunge Stellen.
Ekzeme sollten immer von einem ausgebildeten Homöopathen behandelt werden.

KINDER

Windelausschlag
Salbe zum Säubern und Trocknen auftragen.

FRAUEN

Entbindung
Vor der Entbindung Salbe auf Dammbereich auftragen, um Haut geschmeidig zu machen; nach der Entbindung verdünnte Lösung zur Beschleunigung des Abheilens von Dammschnitt, Einrissen oder Kaiserschnittwunde.

Stillen
Salbe auf aufgesprungene Brustwarzen zwischen den Stillmahlzeiten; vor dem Stillen Salbe abwischen.

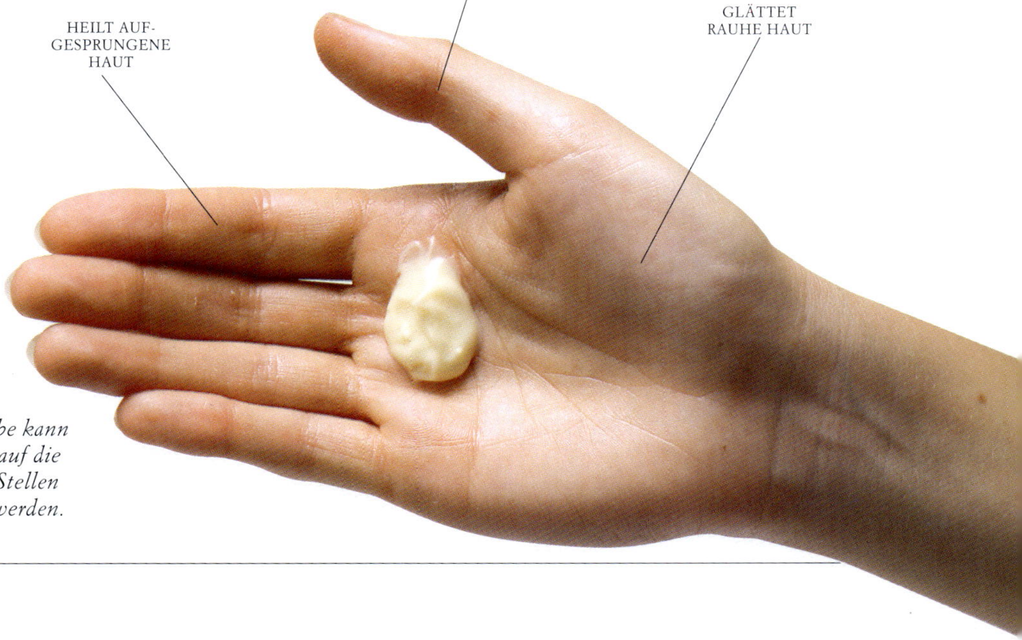
FÖRDERT NACHWACHSEN NEUER HAUT
HEILT AUFGESPRUNGENE HAUT
GLÄTTET RAUHE HAUT

Calendula*salbe kann unmittelbar auf die betroffenen Stellen aufgetragen werden.*

Cantharis

[CANTH.]

Die Ursprungssubstanz ist der Blasenkäfer, auch Spanische Fliege genannt. Das Insekt ist überall in Südeuropa anzutreffen. Das gesamte Insekt wird nach dem Trocknen zu feinem Pulver verrieben. Traditionelles, aber umstrittenes Aphrodisiakum und Mittel gegen Warzen. Homöopathische Anwendung bei Beschwerden mit brennenden Schmerzen.

KURZINFORMATIONEN

Insekt: Lytta versicatorie, *Spanische Fliege*

BEGINN
plötzlich

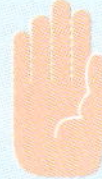

SCHLIMMER
Berührung

- *Brennender Schmerz*
- *Urogenitalbereich*
- *Rasch einsetzende Beschwerden*
- *Starke Entzündungen*
- *Unstillbarer Durst*

Allgemeine Indikationen
Einwirkung auf Harn- und Geschlechtsorgane. Beschwerden plötzlich und intensiv, Entzündungen heftig und akut. Brennender Schmerz. Nützlich zum Lindern von Verbrennungen und Verbrühungen. Rechte Seite stärker betroffen.

Modalitäten
Schlimmer: Harnlassen, Berührung, kalte Getränke, Kaffee; Geräusch fließenden Wassers.
Besser: Wärme, Ruhe, Reiben, still auf dem Rücken liegen.

Essen/Trinken
Abneigung: Speisen, Getränke, Wasser; Tabak.
Durst: unstillbar.

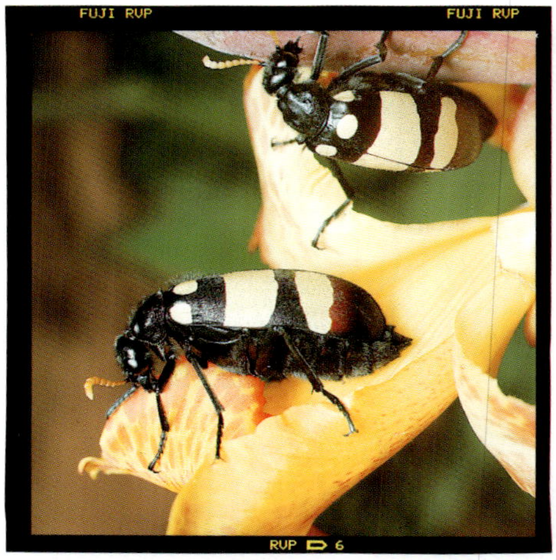

Cantharis *wird aus der Spanischen Fliege hergestellt, einem in Europa heimischen Käfer.*

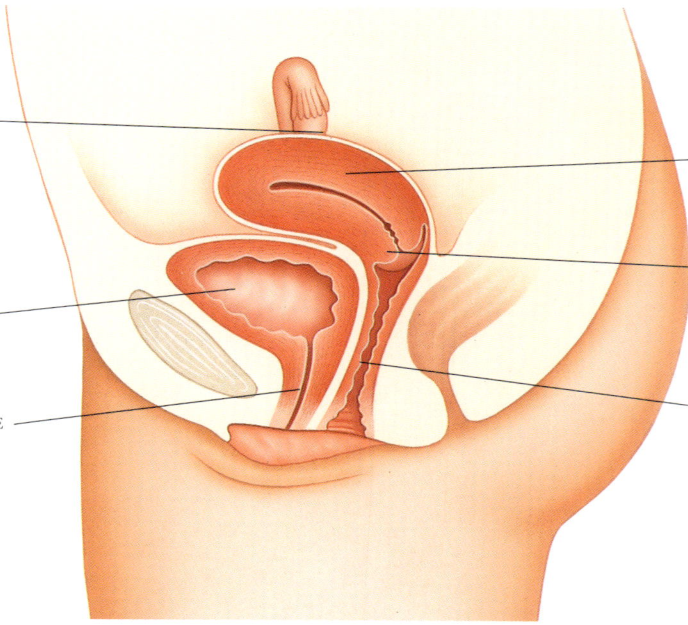

Das Homöopathikum Cantharis *wird vor allem bei Blasenentzündung und anderen Harnwegsinfekten angewendet.*

ALTERNATIVE MITTEL

BLASENENTZÜNDUNG

ACON.
Zystitis mit spärlichem, rotem, schmerzhaft heißem Harn. Verursacht durch plötzliche Unterkühlung, Schock oder schreckliches Erlebnis.

APIS
Brennende und stechende Schmerzen beim Harnlassen; kein Durst; besser nach kalten Bädern; Stimmung zornig, weinerlich, emsig, wechselhaft.

ARS.
Harnstau nach Entbindung, als wäre Blase gelähmt. Spärlicher Harn mit brennenden Schmerzen. Patient gewöhnlich fröstelnd, ängstlich, unruhig oder übermäßig umtriebig. Durst auf kalte Getränke, die schluckweise eingenommen werden, schlimmer durch Kälte, besser durch Wärme und in Gesellschaft.

CAUST.
Blasenentzündung mit ständigem Harndrang und Schwierigkeiten beim Harnlassen. Brennen in der Harnröhre beim Harnlassen, dann Schmerzen in der Blase nach Abgang einiger Tropfen. Harnaustritt bei Husten oder Lachen möglich.

LYC.
Harnstau, Harn kommt langsam. Harnlassen nur unter Anstrengungen. Starker Harnfluß bei Nacht. Drücken in der Blase und im Bauchraum.

PULS.
Spärlicher Harn mit starkem Ammoniakgeruch. Brennender Schmerz beim und nach dem Harnlassen, am Harnröhrenausgang. Klare, gelblichgrüne Ausscheidungen. Neigung zu Infektionen der Schleimhäute.

SEP.
Blasenentzündung mit schneidenden Schmerzen. Ständiger Harndrang. Harn milchig, brennend, blutig. Harnaustritt bei Husten oder Lachen aufgrund Beckenbodenschwäche.

STAPH.
Blasenentzündung mit Brennen während und nach Harnlassen, aber auch Schmerzen ohne Blasentätigkeit. Mögliche Ursache: Überempfindlichkeit der Blase nach Geschlechtsverkehr. Anhaltender Druck auf Blase, so als hätte sie sich nicht entleert. Umfangreicher und unfreiwilliger Harnabgang, besonders bei Husten. Schmerzen weniger stark als bei *Canth.*

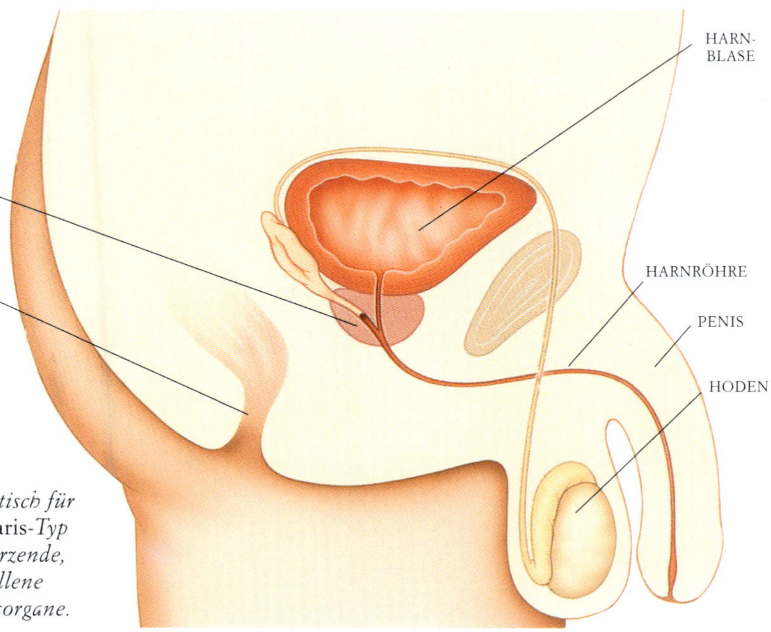

Charakteristisch für den Cantharis-*Typ sind schmerzende, geschwollene Geschlechtsorgane.*

BESCHWERDEN

Blasenentzündung
Ständiger, unerträglicher Harndrang. Nur wenige Tropfen gehen ab unter brennendem und schneidendem Schmerz. Urin brennt, erscheint heiß und kann blutig sein. Empfindlichkeit des Nierenbereichs. Heftige Blasenschmerzen, unerträgliches Ziehen mit Schmerzen vor, während und nach dem Harnlassen. Bemerkenswertes Symptom: unstillbarer Durst, aber die kleinste Menge Flüssigkeit verschlimmert die Blasenschmerzen und wird erbrochen.

VORSICHT
Bei Fieber oder allgemeinem Krankheitsgefühl bei Blasenentzündung sofort zum Arzt gehen.

Verbrennungen
Verbrennungen und Verbrühungen 2. und 3. Grades.

FRAUEN

Scheidenjuckreiz (Pruritus vulvae)
Brennen und Juckreiz im Scheidenbereich.

MÄNNER

Genitalbereich
Schmerzhafte Schwellung der Geschlechtsteile mit typischen *Cantharis*-Symptomen.

Carbo vegetabilis

[CARB-V.]

Das Mittel wird aus der Holzkohle von Buche, Pappel oder Birke gewonnen. In der Homöopathie wird es zur Wiederherstellung der Lebenskraft und bei Blähungen eingesetzt. Auch desinfizierende und desodorierende Eigenschaften werden ihm zugeschrieben.

KURZINFORMATIONEN

Ursprungssubstanz: Holzkohle

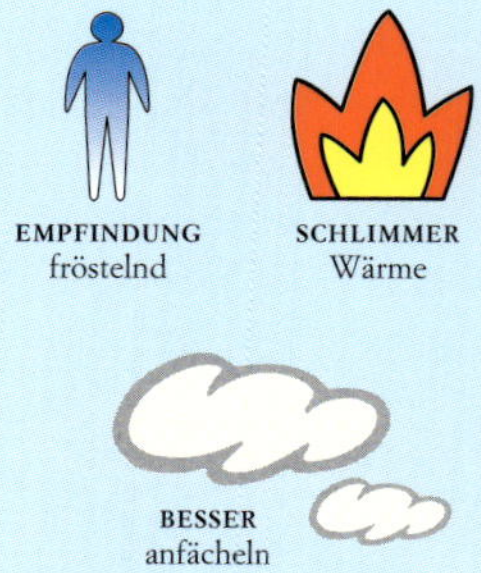

- *Kollapssymptome mit Blaufärbung der Haut*
- *Frösteln, möchte aber angefächelt werden*
- *Ausgebrannt – antriebslos*
- *Starke Gasbildung, übler Geruch*

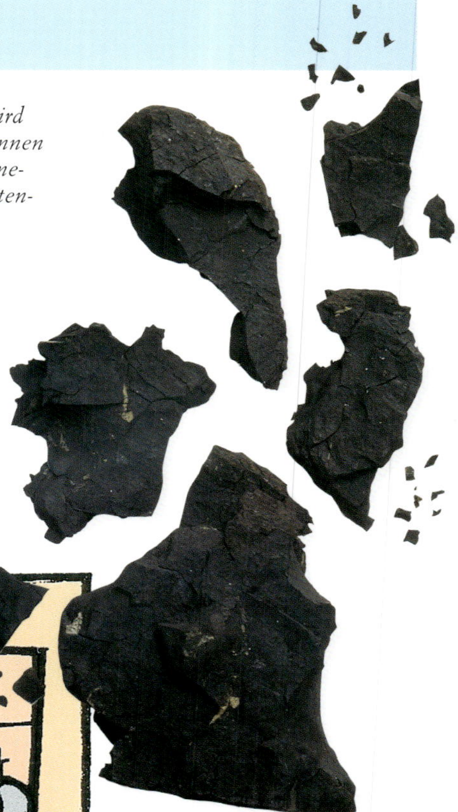

Carbo vegetabilis *wird aus Holzkohle gewonnen und wurde von Hahnemann selbst zum erstenmal geprüft.*

Allgemeine Indikationen

Die Arznei steht im Ruf, »Tote wieder lebendig zu machen«, denn sie hilft bei Kollaps und Erschöpfung durch geschwächte Lebenskraft. In extremen Fällen ist der Patient blaß, bläulich, kalt, abgeschlafft und geschwächt, mit kalten Schweißausbrüchen und Verlangen nach frischer Luft. Selbst der Atem ist kalt. Trotz Kältegefühls besteht der Wunsch, angefächelt zu werden. Verdauung träge und schwach; Blähungen mit übelriechenden Winden. Nützliches Mittel für schwache Kinder, die von Kinderkrankheiten wie Masern und Keuchhusten nicht vollständig genesen. Das Mittel ist auch für weniger ernste Beschwerden geeignet.

Psychische Verfassung

Nicht nur körperlich, sondern auch seelisch angeschlagene Verfassung. Patient erschrickt leicht, leidet unter Gedächtnisverlust und scheint sich nicht dafür zu interessieren, was mit ihm geschieht.

Modalitäten

Schlimmer: Wärme; Verlust von Körperflüssigkeiten; Abkühlung.
Besser: Aufstoßen, kühle Luft, Anfächeln.

Essen/Trinken

Verlangen: salzige Kost.
Abneigung: fette, üppige Nahrung.

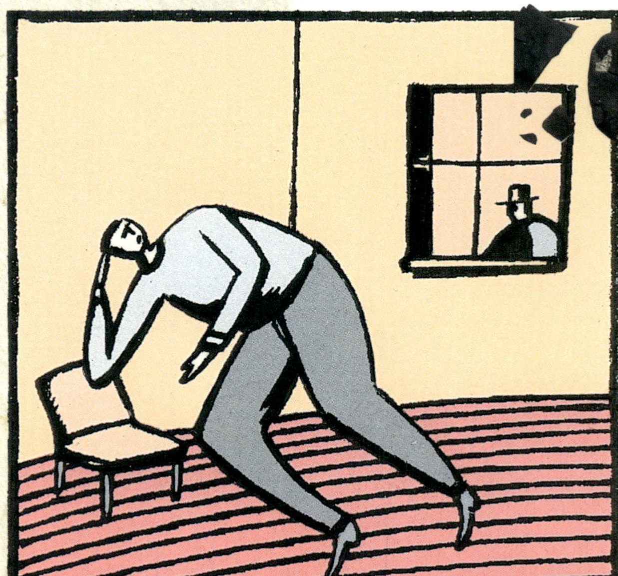

Seelische Belastungen prägen das Arzneimittelbild von Carbo vegetabilis.

BESCHWERDEN

Leichte Erkältungen
Häufiges, aber schwieriges Niesen mit verstopfter Nase. Kitzeln im Rachen löst Niesen aus, das wiederum das Kitzeln verstärkt.

Husten
Hohl, erstickend, mit Kopfschmerz und Erbrechen. Atmen fällt schwer, ist hastig und kurz. Brennen in der Brust, schlimmer durch kalte Getränke. Keuchhusten mit blauem Gesicht; Patient leidet unter Atemnot. Schleim dick, klebrig, gelb, umfangreich.

Fieber
Abwechselnd heiß und kalt. Eisige Kälte; warmer Kopf, aber kalte Gliedmaßen; innerlich brennend heiß, Haut eisig kalt mit kaltem Schweißausbruch.

Verdauungsstörungen
Träge Verdauung. Bauch stark aufgebläht mit Gasbildung; Patient erträgt keine beengende Kleidung um die Taille. Lautes, saures Aufstoßen erleichtert vorübergehend; besser nach Abgang von Winden. Völlegefühl nach reichlichem oder zu üppigem Essen.

Anzeichen von Lebensmittelvergiftung
Schmerzhafter Durchfall. Brennen im Mastdarm. Eitriger Stuhl. Weicher Stuhl geht nur mühsam ab.

KINDER

Masern
Mit charakteristischen allgemeinen und psychischen Symptomen, soweit zutreffend. Mumps dehnt sich auf Hoden oder Brust aus.

Keuchhusten
Mit charakteristischen *Carb-v.*-Symptomen sowie Fiebersymptomen.

Neugeborene
Für Mutter oder Kind einmalige Dosis einer zerdrückten Tablette.

FRAUEN

Stillen
Erschöpfung nach dem Stillen.

SPEZIELLE ANWENDUNGEN

Erste Hilfe bei Notfällen. Neugeborenes nach langen Wehen. Erschöpft, kalt, bläulich. Kohlenmonoxidvergiftung mit Schläfrigkeit, Schwäche und Erschöpfung. Kollaps bei älteren Menschen mit kaltem Körper, blauen Lippen, schwachem Puls; verlangt Öffnen der Fenster und Anfächeln.

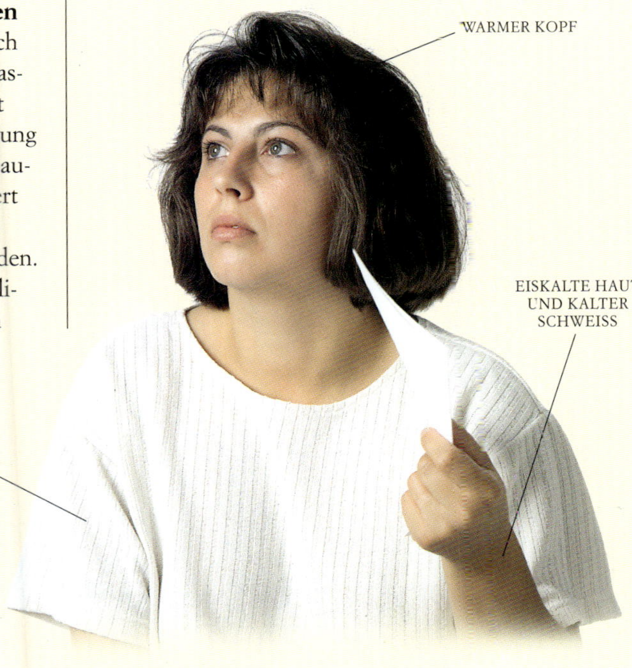

Carbo-vegetabilis-*Patienten sind erschöpft, kalt und verschwitzt und brauchen frische Luft.*

ALTERNATIVE MITTEL

ALLGEMEIN

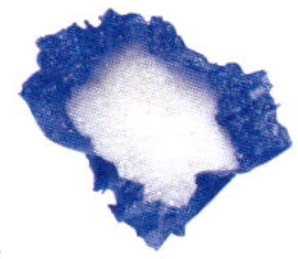

ARG-N.
Schwäche und Nervosität bei bevorstehender Beanspruchung. Warmblütig mit Verlangen nach frischer Luft. Gasbildung mit explosionsartigen Winden.

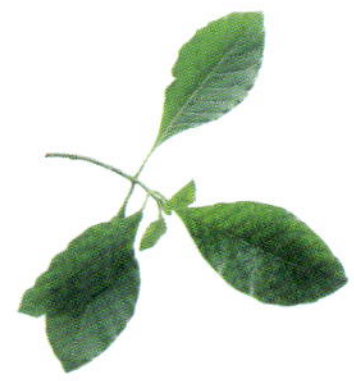

CHINA
Schwächung durch Flüssigkeitsverlust. Überempfindlich, nervös. Unruhe in den betroffenen Körperstellen. Schlimmer bei Berührung.

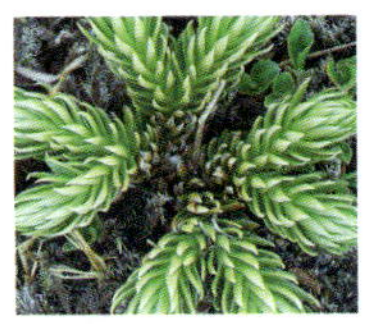

LYC.
Druckgefühl im Leberbereich, schlimmer bei Berührung. Verstopfung. Durchfall nach kalten Getränken.

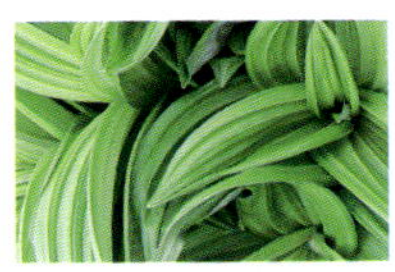

VERAT.
Schwäche, plötzlicher Kollaps, Frösteln, Entkräftung, aber starker Durst und viel kalter Schweiß. Umfangreicher Durchfall wie Reiswasser, eventuell gleichzeitig mit Erbrechen. Hände und Füße eiskalt.

Caulophyllum

[CAUL.]

Caulophyllum *wurde schon von den Ureinwohnern Amerikas als natürliches Heilmittel verwendet, um Entbindungen zu erleichtern. Die Tinktur wird aus der Wurzel der Pflanze gewonnen und verordnet, um die Gebärmutter auf die Wehen vorzubereiten.*

KURZINFORMATIONEN

Pflanze: Caulophyllum thalictroides, *Frauenwurzel, Blauer Hahnenfuß, Löwenblatt*

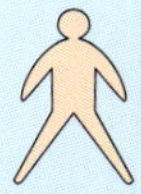

SCHLIMMER
Bewegung

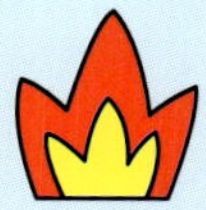

BESSER
Wärme

- *Bei Entbindung, wenn Wehen nicht vorankommen*
- *Scheinwehen*
- *Schwäche während der Wehen*

Allgemeine Indikationen

Anwendung hauptsächlich während der Schwangerschaft. Die Funktionen der Gebärmutter sind beeinträchtigt. Krämpfe tief unten im Becken, aber oberer Teil nicht betroffen. Übermäßige Schwäche und Nervosität während der Entbindung. Falsche oder solche Wehen, die nicht vorankommen; unerträgliche Nachwehen.

Schmerzen wandernd, ziehend, krampfartig, stechend, scharf, spastisch.

Modalitäten

<u>Schlimmer:</u> Schwangerschaft; im Freien; Kaffee; Bewegung.

<u>Besser:</u> Wärme.

Essen/Trinken

Keine besonderen Vorlieben oder Abneigungen.

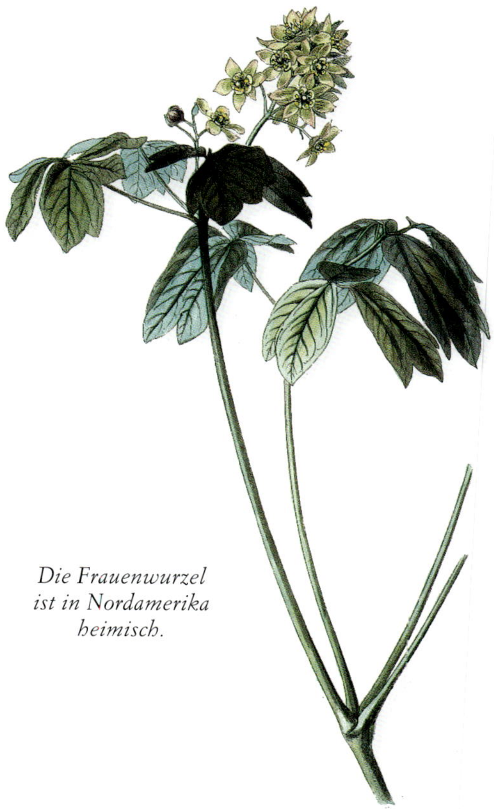

Die Frauenwurzel ist in Nordamerika heimisch.

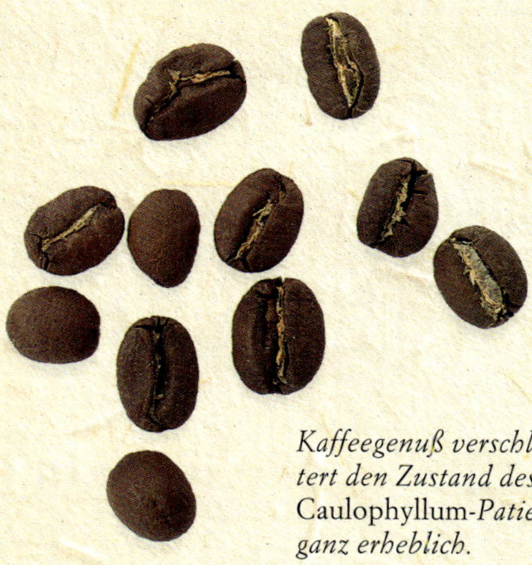

Kaffeegenuß verschlechtert den Zustand des Caulophyllum-*Patienten ganz erheblich.*

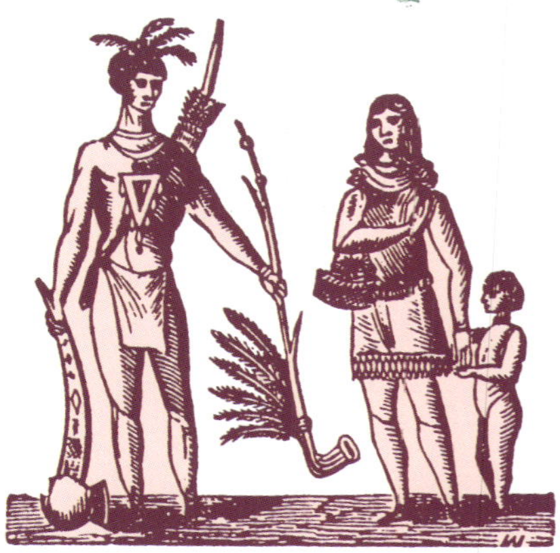

Die amerikanischen Ureinwohner benutzten Caulophyllum, *um Schmerzen bei der Entbindung zu lindern.*

BESCHWERDEN

FRAUEN

Vorwehen
Im ersten Stadium der Geburt: Wehen wirkungslos oder unregelmäßig oder hören ganz auf; Gebärmutterhals öffnet sich nicht.

Wehen
Können schwach sein, unregelmäßig oder heftig, aber nur im Unterbauch. Schmerzen strahlen nach allen Richtungen aus, über den Unterleib, in die Leiste oder an den Schenkeln entlang.

Erschöpfung durch Wehen
Mit innerem Zittern. Hält dieser Zustand nach der Entbindung an, kann *Caul.* auch bei Nachwehen angewendet werden.

VORSICHT

Jedes Mittel kann Symptome hervorrufen, die es heilen soll; das ist der Grundsatz der Homöopathie. Wird *Caulophyllum* während der Schwangerschaft zu früh eingenommen, kann es vorzeitige Wehen auslösen.

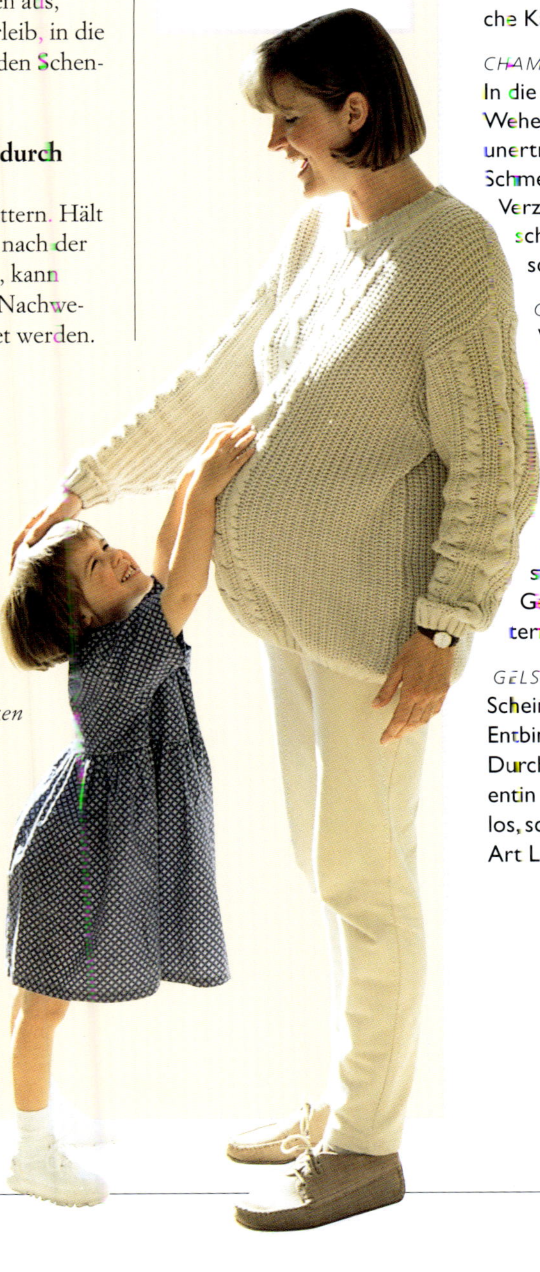

Caulophyllum *hilft nach Einsetzen der Wehen, die Entbindung zu beschleunigen.*

ALTERNATIVE MITTEL

ENTBINDUNG

ACON.
Schock nach Entbindung oder große Angst vor Entbindung, besonders Todesangst.

ARN.
Wundgefühl und/oder Erschöpfung nach langen, schweren Wehen. Jede Art von physischem Trauma oder Überanstrengung.

BELL-P.
Innere Verletzungen, auch der Beckenorgane. Allgemeine Empfindlichkeit gegen jegliche Art von Kälte; plötzliche Kältegefühle.

CHAM.
In die Beine ziehende Wehenschmerzen. Extrem unerträgliche und quälende Schmerzen mit Gefühl der Verzweiflung. Patientin schreit, brüllt oder schimpft.

CIMIC.
Während der Wehen ähnliche Schmerzen wie bei *Caul.*, aber heftiger, wenn Gebärmutterhals sich nicht öffnet. Stimmung ausgesprochen düster, negativ oder pessimistisch. Patientin hat Gefühl, nicht mehr weitermachen zu können.

GELS.
Scheinwehen. Angst vor der Entbindung mit nervösem Durchfall. Angst, die die Patientin schwerfällig, teilnahmslos, schläfrig macht – eine Art Lähmung.

HYP.
Schädigung von Nerven oder nervenreichem Gewebe, deshalb nützlich bei Schmerzen nach Zangengeburt, Kaiserschnitt, Dammschnitt oder Spinalanästhesie (anschließend an *Arn.*).

IP.
Übelkeit während der Wehen.

PULS.
Wehen nicht stark genug, unregelmäßig, unwirksam oder wechselnd. Gefühl der Überhitzung, schlimmer in stickigen Räumen, Patientin möchte Fenster und Türen öffnen, um frische Luft zu bekommen. Emotional empfindlich, weinerlich, braucht Gesellschaft; besser nach Trost und liebevoller Zuwendung.

SEP.
Ziehende Gebärmutterschmerzen. Beckenboden- oder Bauchmuskulatur zu schlaff. Gewöhnlich Besserung des Zustands durch intensive Körperübungen.

STAPH.
Beckenschmerzen nach Unterleibsoperationen; Dammschnitt, Kaiserschnitt, Abort. Starke Gefühle von Zorn oder seelischer Verletzung durch das Erlebte, aber unfähig, sie genauer zu bestimmen.

Causticum

[CAUST.]

Causticum *ist ein von Hahnemann Anfang des 19. Jahrhunderts speziell für die Homöopathie entwickeltes Präparat aus gelöschtem Kalk und Pottasche. Damit werden schwere Verbrennungen, Lähmungen und Inkontinenz behandelt.*

KURZINFORMATIONEN

Mineral: Causticum Hahnemanni, *Mischung aus Kalziumhydroxid (gelöschter Kalk) und Kaliumbisulfat*

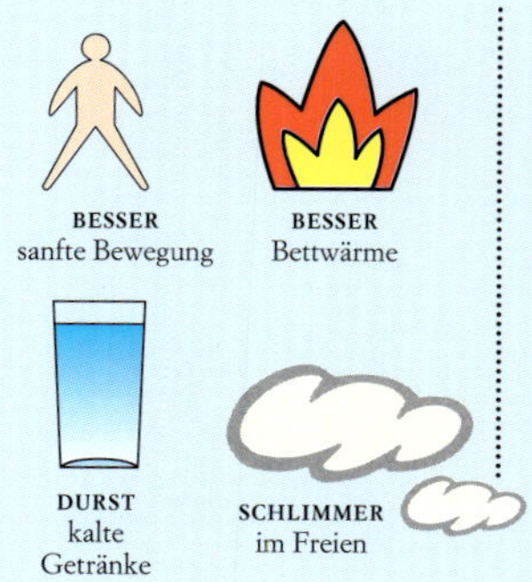

- *Brennende Schmerzen, alles fühlt sich wund an*
- *Besser nach Schlucken kalten Wassers*
- *Neuralgie, örtliche Lähmung*
- *Linderung der Beschwerden bei feuchtem Wetter*

Allgemeine Indikationen

Bei starken Verbrennungen (während man auf den Arzt wartet). Auch bei örtlichen Lähmungen, besonders rechtsseitig. Brennende Schmerzen, zum Beispiel bei einer offenen Wunde. Patient möchte kaltes Wasser in kleinen Schlucken trinken. Stammelt aus Aufregung oder Wut. Verträgt keine Ungerechtigkeit. Nervenschmerzen. Unfreiwilliges Harnlassen bei Husten oder Niesen.

Psychische Verfassung

Starkes Mitgefühl. Der Gedanke, sich beschweren zu müssen, verschlimmert Zustand. Melancholie, Traurigkeit abwechselnd mit Ängstlichkeit, Erregbarkeit und Hysterie. Sieht nur die Schattenseiten des Lebens.

Modalitäten

Schlimmer: trockene, kalte oder rauhe Luft; Wind, Zugluft; abends oder frühmorgens; klares, schönes Wetter.

Besser: kalte Getränke (auch bei Frösteln); feuchtkaltes Wetter; Bettwärme; sanfte Bewegungen.

Essen/Trinken

Verlangen: geräuchertes Fleisch und andere Nahrungsmittel, Bier, kalte Getränke. Erfrischende Speisen, salziges Essen.

Abneigung: Süßigkeiten.

Bei schweren Verbrennungen kann Causticum *vor Eintreffen des Arztes als Notfallmittel verabreicht werden.*

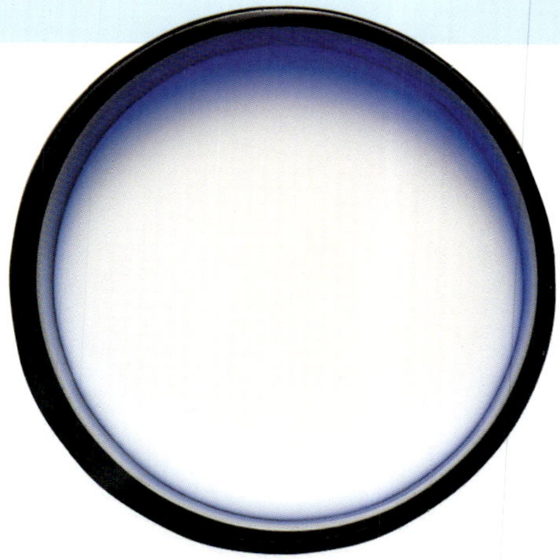

Gelöschter Kalk und Kaliumbisulfat sind die Quellen des Präparats Causticum.

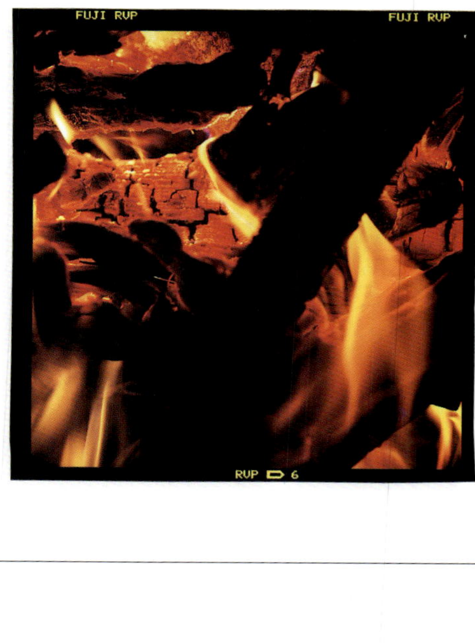

BESCHWERDEN

Augenerkrankungen
Sehstörungen wie Schleier vor den Augen. Reichliche scharfe Tränen. Lähmung der Augen nach Kälteeinwirkung. Trockenheit, Lichtscheu. Druck auf den Augen wie von Sand.

Halsschmerzen, Kehlkopfentzündung
Brennendes, wundes Gefühl im Hals, ständiger Schluckreiz. Erstickungsgefühle. Schluckbeschwerden, Probleme beim Abhusten von Schleim. Kratzen und Trockenheit hinten in der Kehle. Kehlkopfentzündung (besonders bei Sängern). Heiserkeit bleibt nach Abklingen der Beschwerden.

Husten
Hohler, harter, trockener Husten mit Wundgefühl in der Brust; besser durch Trinken kalten Wassers. Husten nicht kräftig genug, um Schleim zu entfernen – muß immer wieder schlucken. Trockener, kitzelnder Husten, schlimmer durch kalte Luft. Husten mit Schmerzen in den Hüften.

Inkontinenz, Harnverhaltung
Unfreiwilliges Harnlassen beim Husten oder Niesen, beim Gehen oder Naseputzen. Harnverhaltung: nach chirurgischen Eingriffen, nach Wehen.

Blasenentzündung
Ständiger Harndrang, aber Beschwerden beim Harnlassen. Brennen in der Harnröhre beim Harnlassen; Schmerzen in der Blase, nachdem einige Tröpfchen ausgetreten sind.

Verbrennungen
Verbrennungen 3. Grades, Verbrühungen, chemische Verätzungen. Brennender Schmerz mit Blasenbildung. Schäden durch Verbrennungen; alte Brandwunden heilen schlecht.

MÄNNER

Prostata
Vergrößert, entzündet. Hodenschmerzen.

Causticum *ist ein wichtiges Heilmittel bei Beschwerden der Genital- und Harnorgane.*

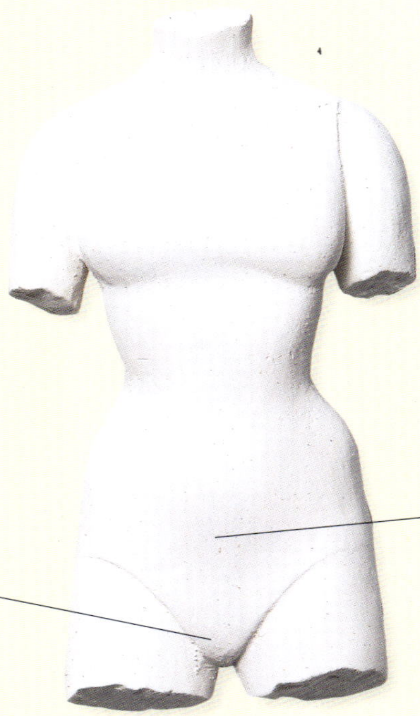

ALTERNATIVE MITTEL

ALLGEMEIN

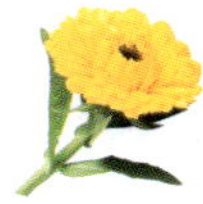

CAL.
In späteren Stadien verheilender Wunden durch Verbrennungen 2. oder 3. Grades, nachdem die Blasen aufgegangen sind. Vorbeugend, um Eiterung zu verhindern; fördert Nachwachsen gesunder Haut.

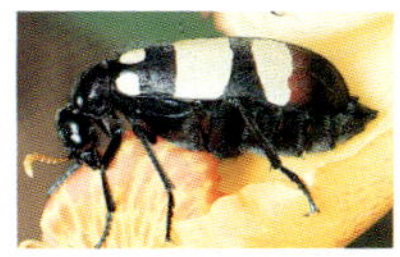

CANTH.
Verbrennungen 2. Grades mit heftigen Schmerzen. Verbrennungen vor Blasenbildung mit Wundschmerz.

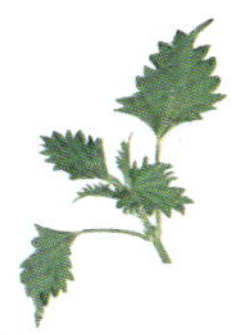

URT-U.
Verbrennungen 1. Grades, auch Nesselsucht, Nesselausschlag. Schlimmer nach Baden oder Anstrengung. Jucken. Brennende Schmerzen. Leichte Verbrennungen.

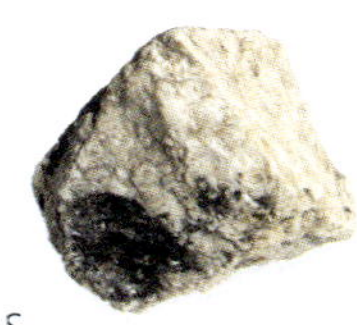

PHOS.
Harter, trockener, fester Husten, heftig, anstrengend oder mit Zittern. Hustet viel Schleim ab. Beim Husten Brennen in den Atemwegen. Verlangen nach kalten, geeisten Getränken.

Chamomilla

[CHAM.]

Die schon von den Ägyptern wegen ihrer heilkräftigen Eigenschaften hochgeschätzte Kamille wird seit alters her in der Kräutermedizin genutzt. Sie ist ein nützliches, beruhigendes Mittel besonders für Kinder beim Zahnen. Zur Zubereitung der homöopathischen Tinktur wird die gesamte Pflanze benutzt.

KURZINFORMATIONEN

Pflanze: Matricaria recutita, *Deutsche oder Gemeine Kamille*

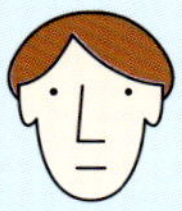

EMPFINDUNG
überempfindlich

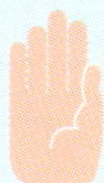

SCHLIMMER
Berührung

SCHLIMMER
Kaffee/Alkohol

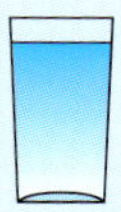

DURST
kalte Getränke

- *Übersteigerte Reizbarkeit; extreme Empfindlichkeit für äußere Einwirkungen*
- *Schreit und kreischt vor Schmerzen.*
- *Kind möchte getragen/nicht getragen werden.*
- *Übellaunig. Will etwas haben und wirft es dann beiseite.*
- *Zahnende Kleinkinder*
- *Entbindung*
- *Nicht angezeigt bei friedlichen, gutmütigen Menschen.*

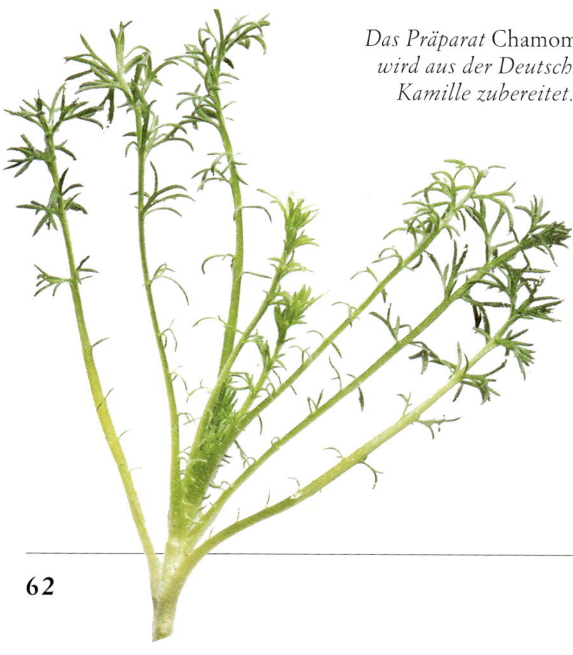

Das Präparat Chamomilla *wird aus der Deutschen Kamille zubereitet.*

Allgemeine Indikationen

Körperliche Symptome begleitet von außerordentlich heftigen Gefühlsäußerungen. Gereizt. Hat unerträgliche Schmerzen, ist verrückt vor Schmerzen. Bei jeglicher extremen Empfindlichkeit gegen Schmerzen, begleitet von überempfindlichen Reaktionen. Schreit vor Schmerzen.

Psychische Verfassung

Heftige Gefühlsregungen, die immer im Zusammenhang mit körperlichen Beschwerden auftreten. Patient ist erregt, reagiert heftig und überempfindlich. Launenhaft, wütend, streitsüchtig, regt sich über Kleinigkeiten auf. Abweisend, schroff. Kind möchte getragen werden, will alles haben, weist es aber zurück. Bei friedlichen, gutmütigen Menschen ist das Mittel nicht angezeigt.

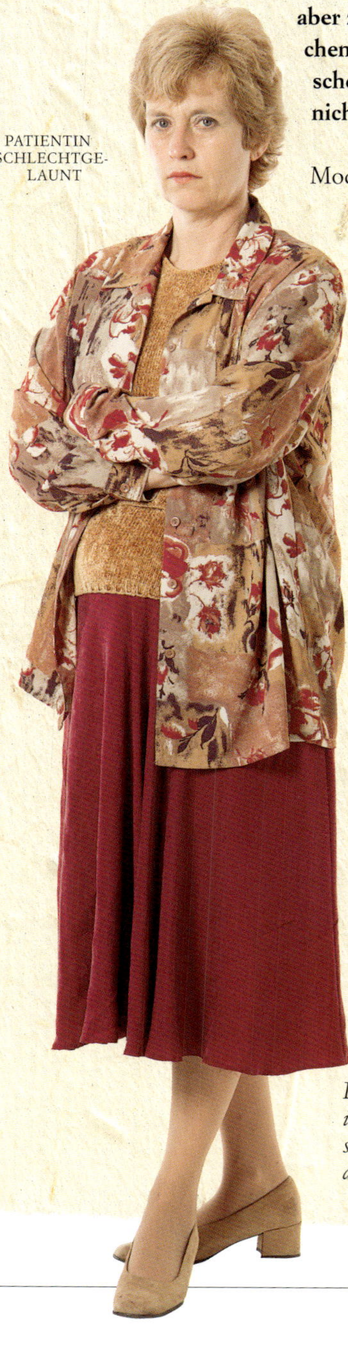

PATIENTIN SCHLECHTGELAUNT

Modalitäten

Schlimmer: **Kaffee, Alkohol; Kälte; Berührung.**
Besser: **Kinder auf den Arm nehmen.**

Essen/Trinken

Verlangen: **saure Getränke.**
Abneigung: **Kaffee.**
Durst: **kalte Getränke.**

SCHLECHTE LAUNE UND GEREIZTE STIMMUNG KENNZEICHNEN DEN KAMILLEN-TYPUS

Der Chamomilla-*Typ ist gereizt, streitsüchtig und reagiert aggressiv.*

BESCHWERDEN

Ohrenschmerzen
Extreme Schmerzen, besser durch Wärme. Empfindlich gegen kalten Wind und Lärm; verträgt keine Musik.

Zahnschmerzen
Nach warmen Getränken; in der Schwangerschaft.

Husten
Trockener, kitzelnder Husten; Asthmaanfälle bei Wut. Verschlimmerung 9–12 Uhr vormittags.

Verdauungsstörungen
Koliken: Schmerzen nach Zornesausbruch; stechende Schmerzen durch Blähungen. Schlimmer nachts; besser durch Wärmebehandlung. Gerötete, schweißige Wangen. Schlechte Verdauung: nach faulen Eiern riechende Winde. Bitteres Erbrechen mit Galle; heftiges Würgen vor Erbrechen.

Durchfall
Heiß, sauer, grasgrün, schleimig; Geruch nach faulen Eiern.

Fieber
Ein Körperbereich kalt, ein anderer heiß: Hitze und Kälte wechseln ab. Schweißausbruch am Kopf; bei Fieber Durst. Ganzer Körper kalt, aber Gesicht brennend heiß. Übelriechender Kopfschweiß beim Schlafen.

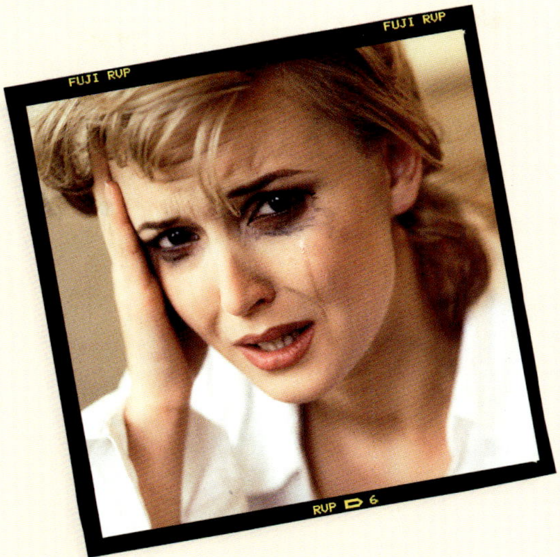

Bei Überreaktionen und starken Gefühlsausbrüchen ist Chamomilla *angezeigt.*

Schlafstörungen
Schlaflosigkeit durch Ärger, Schmerz oder Aufputschmittel wie Kaffee.

Hautausschlag
Ausschlag bei Kindern und stillenden Müttern. Masern mit den charakteristischen allgemeinen und psychischen *Chamomilla*-Symptomen.

KINDER

Schmerzen beim Zahnen
Eine Wange heiß und geschwollen, die andere kalt und blaß. Grüner Durchfall.

Hyperaktivität
Übererregt, gereizt, unruhig, zornig, sucht Streit, ist durch nichts zufriedenzustellen. Zur Beruhigung bei Wutanfällen mit charakteristischen *Chamomilla*-Symptomen. Besuch beim Homöopathen wird empfohlen.

Masern
Mit charakteristischen allgemeinen und psychischen *Chamomilla*- und Fieber-Symptomen.

FRAUEN

Entbindung
Wehen unregelmäßig, ziehen an der Innenseite der Schenkel hinab. Unerträgliche Schmerzen mit schlechter Laune; schickt alle weg, schimpft und schreit jeden an.

Stillen
Brust wund, Warzen entzündet und empfindlich; Krämpfe beim Stillen.

ALTERNATIVE MITTEL

ALLGEMEIN

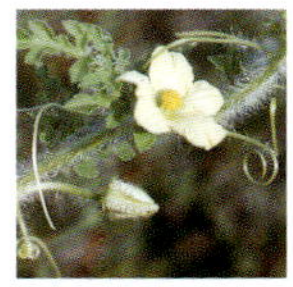

COLOC.
Körperliche Beschwerden, besonders Krämpfe durch Wut. Bei Koliken Linderung durch Vornüberbeugen.

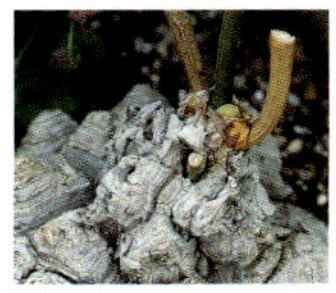

DIOS.
Kind krümmt Rücken und streckt die Glieder von sich bei starken Koliken.

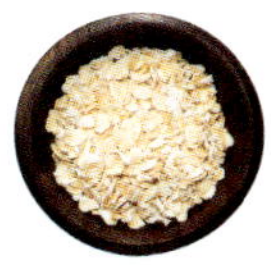

MAG-P.
Angezogene Gliedmaßen bei Kolik. Besser durch festen Druck.

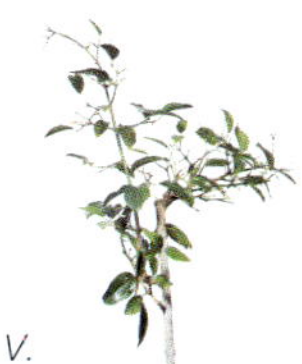

NUX V.
Gereizt, mag nicht berührt werden. Beschwerden durch Erregung; Verdauungsstörungen mit Übelkeit.

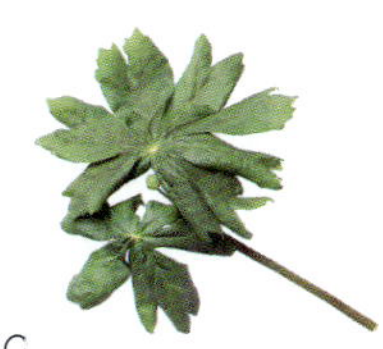

PODC.
Geräuschvoller, sprudelnder Stuhl. Durchfall beim Zahnen.

China

[CHINA]

Chinarinde war die erste Arznei, deren homöopathische Wirkung Hahnemann prüfte. Zur Gewinnung des Präparats wird die getrocknete Rinde des Chinarindenbaums genutzt. Es dient zur Behandlung nervöser Erschöpfung und Schwäche nach Flüssigkeitsverlust oder nach dem Stillen.

KURZINFORMATIONEN

Pflanze: Cinchona officinalis, *Chinarindenbaum*

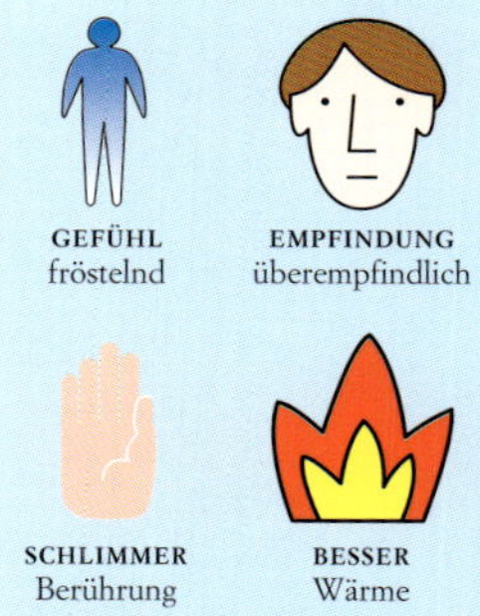

- *Geschwächt, überempfindlich und nervös, hinfällig*
- *Umfangreiche, kräftezehrende Ausscheidungen, schlimmer durch Verlust von Körperflüssigkeit*
- *Übermäßig aufgeblähter Unterleib, gastritische Beschwerden*
- *Symptome treten regelmäßig auf.*

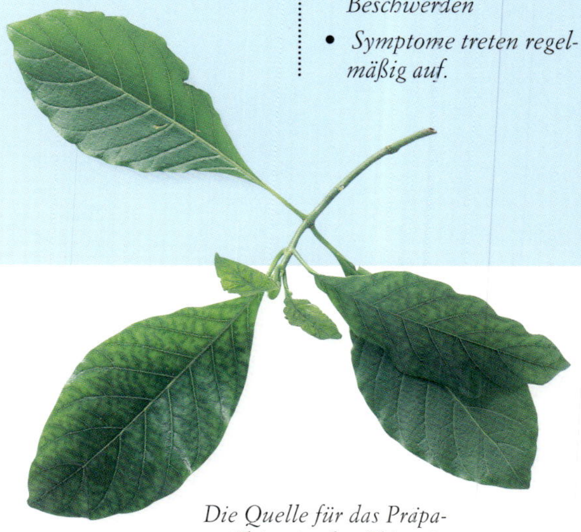

Die Quelle für das Präparat China *ist der Chinarindenbaum.*

Allgemeine Indikationen

Schwäche und Erschöpfung als Folge von starkem Verlust an Körperflüssigkeiten durch Blutungen, Durchfall, Eiterungen sowie beim Stillen. Patient ist schwach, überempfindlich, nervös, anämisch. Periodisches, regelmäßiges Kommen und Gehen von Fieberanfällen. Alles wird als störend empfunden – Licht, Lärm, Gerüche. Schmerzen explodieren. Starke Blutungen mit Schwäche, Sehstörungen, Ohrenklingen. Auswirkungen auf den Verdauungstrakt. Gesicht fahl, kränklich, bläulich um die Augen. Extreme Berührungsempfindlichkeit.

Psychische Verfassung

Wortkarg, schlecht gelaunt, verletzend gegenüber anderen, apathisch.

Modalitäten

Schlimmer: Berührung; Erschütterung; Lärm; kalter Wind; Obst, verdorbene Speisen, Milch.
Besser: fester Druck, lockere Kleidung; Wärme.

Essen/Trinken

Verlangen: kalte Getränke, Delikatessen, gewürzte, scharfe Gerichte, Süßigkeiten.
Abneigung: warmes Essen, Fett, Obst, Fleisch, Kaffee, Milch, Bier.

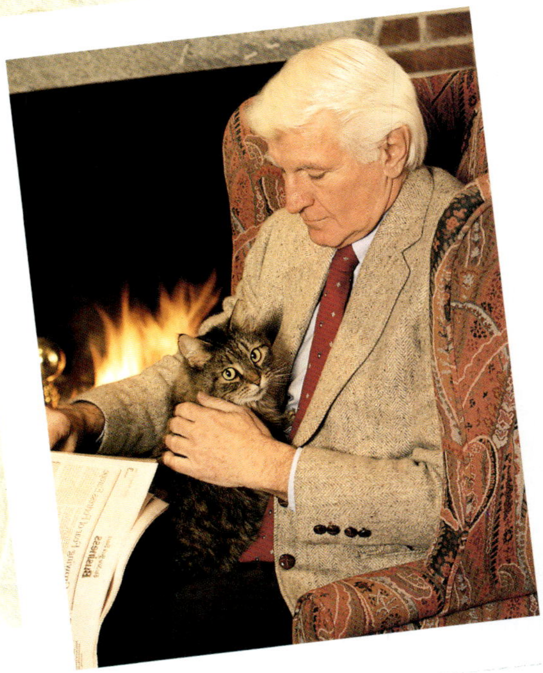

Der China-*Typ sucht die Wärme.*

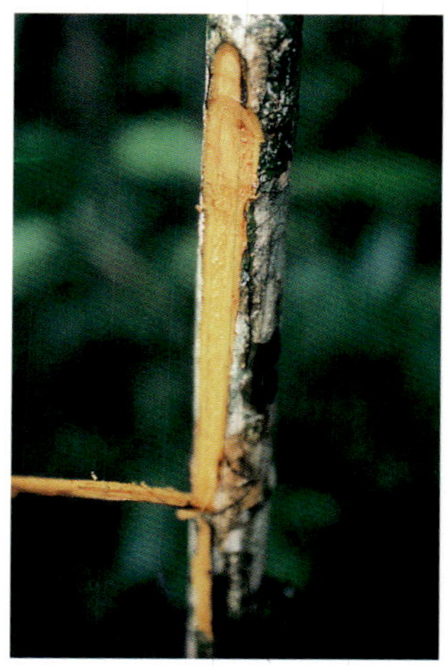

Die Tinktur wird aus der abgeschälten, getrockneten Rinde des Chinarindenbaums zubereitet.

BESCHWERDEN

Kopfschmerz
Berstende, pochende Schmerzen; Gefühl, als ob das Hirn lose im Schädel liege. Nach Verlust von Körperflüssigkeit stechender Schmerz, der von einer Kopfseite in die andere zieht. Sehr empfindlich gegen Zugluft und Berührung; besser durch festen Druck, Reiben. Extrem empfindliche Kopfhaut. Gesicht fahl, kränklich, Augenringe.

Verdauungsstörungen
Alles schmeckt bitter oder salzig. Beim Essen schnell satt; Aversion gegen alle Nahrungsmittel. Lautes Aufstoßen erleichtert; Milch stört die Verdauung. Langsame Verdauung; nach dem Essen selbst kleinster Mengen Gefühl wie Gewicht im Magen. Kolik: Linderung durch Vornüberbeugen und festen Druck. Blähungen besser bei Bewegung; abgehende Winde bringen keine Erleichterung. Gärende Verdauung nach Obstgenuß.

Durchfall
Stuhl braun, gelb, wäßrig, mit Unverdautem; blutig, schmerzlos. Durchfall durch Obst, Milch, Bier.

Gelenkschmerzen
Schmerzen in den Gliedern und Gelenken wie bei Verrenkung; schlimmer bei geringster Berührung, aber besser durch festen Druck.

Hautempfindlichkeit, Ausschlag
Extrem empfindlich gegen Berührung. Masern.

Fieber
Deutliche Symptome: Frost, Hitze, Schweiß; erst kalt, Durst, dann Hitze, Durst; Gesicht erhitzt und gerötet, Hände kalt; nachts starke Schweißausbrüche; schlimmer bei kleinster Bewegung, durch Schwäche, bei Ausscheiden von Körperflüssigkeit.

KINDER

Masern
Mit charakteristischen allgemeinen und psychischen *China*-Syndromen sowie Fiebersymptomen.

FRAUEN

Entbindung
Schwäche durch Blutverlust während oder nach Wehen. Gefühl der Erschöpfung, Kälte; Überempfindlichkeit bei Berührung und Geräuschen.

SPEZIELLE ANWENDUNGEN

Nach Operationen: Es können Mattigkeit und Erschöpfung durch Blutverlust eintreten. Der Zustand hält möglicherweise noch lange nach der Operation an. Hier kann *China* hilfreich angewendet werden. Hilft auch nach Bauchoperationen, wenn durch die Dehnung des Bauchs Schmerzen auftreten.

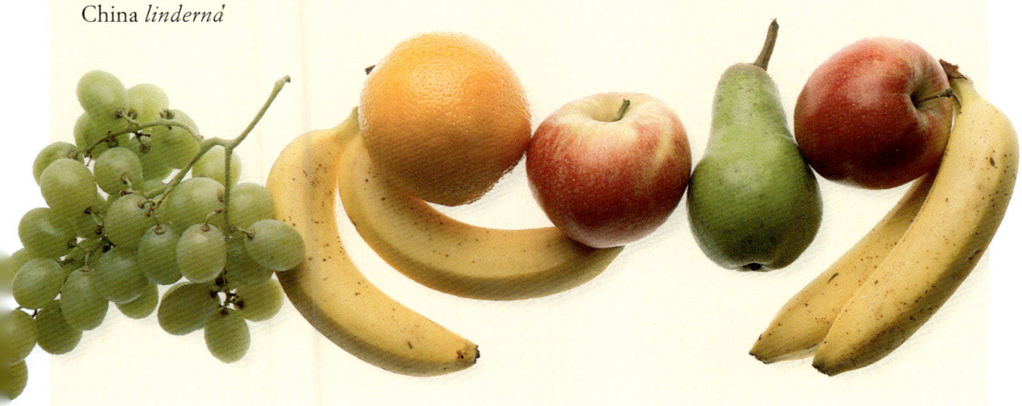

Wenn Obst Koliken oder Durchfall auslöst, wirkt China *lindernd*

ALTERNATIVE MITTEL

ENTKRÄFTUNG

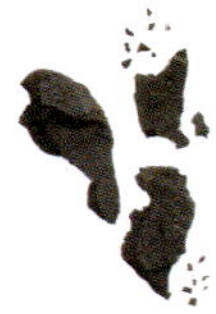

CARB-V.
Erschöpfung; möchte Luft zugefächelt bekommen; besser an frischer Luft.

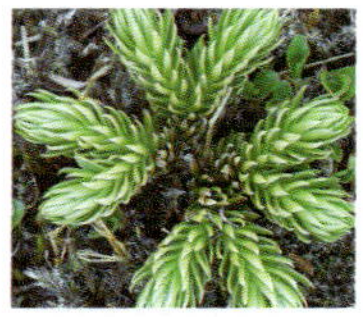

LYC.
Drückende Leberschmerzen beim Atmen; schlimmer durch Berührung. Verstopfung: wenig und harter Stuhl. Durchfall nach kalten Getränken. Empfindlich.

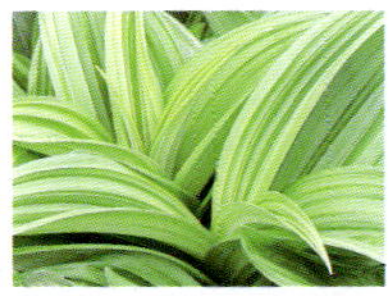

VERAT.
Anderes Bild von Schwäche und plötzlichem Kollaps. Bei *Verat.* auch starker Durst und viel kalter Schweiß. Möglicherweise Durchfall gleichzeitig mit Erbrechen, so als wolle sich der Körper reinigen. Entleerung eines wäßrigen und umfangreichen Durchfalls unter Druck oder fast unkontrolliert; Erschöpfung durch Schwitzen vor und nach Stuhlgang. Möglicherweise Muskelkrämpfe bei Durchfall; Hände und Füße eiskalt. Angezeigt bei Gastroenteritis bei entsprechenden Symptomen.

Cimicifuga

[CIMIC.]

Das Präparat Cimicifuga *stammt von einem in Nordamerika heimischen Kraut. Die Ureinwohner benutzten es als Antidot bei Schlangenbissen; daher die Bezeichnung »Schwarze Schlangenwurzel«. Die Tinktur wird aus den verriebenen Wurzeln gewonnen.*

KURZINFORMATIONEN

Pflanze: Actea racemosa, *Wanzenkraut*

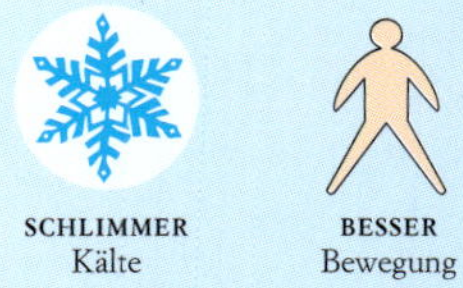

- *Bei Schwangerschaft, vor und nach Wehen*
- *Stechende Schmerzen*
- *Frostig, empfindlich*
- *Deprimiert, bedrückt, pessimistisch*

Allgemeine Indikationen
Bei Schwangerschaftsproblemen, Wehen und nach der Entbindung. Depressive Gemütszustände wechseln ab mit körperlichen Symptomen. Jähe, unregelmäßige Schmerzen ziehen schnell durch den Unterleib. Frostig, empfindlich.

Psychische Verfassung
Mutlos, deprimiert, düster, pessimistisch; alles wirkt wie Schwarz in Schwarz, Verwirrung überall. Zu anderen Zeiten gesprächig, aufgeregt, schnell vom einen zum anderen wechselnd. Patient glaubt, verrückt zu werden. Seufzt bei jeder Gelegenheit.

Modalitäten
Schlimmer: **feuchtkaltes Wetter; Zugluft.**
Besser: **warme Kleidung; sanfte, anhaltende Bewegung.**

Essen/Trinken
Keine besonderen Vorlieben oder Abneigungen.

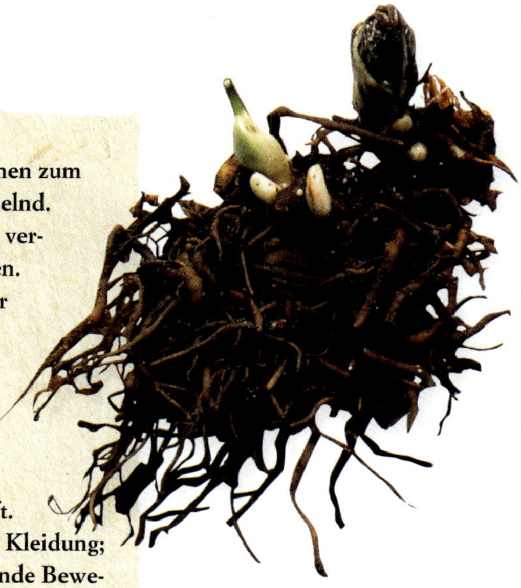

Cimicifuga *wird aus frisch geerntetem Wanzenkraut gewonnen.*

Die psychische Verfassung ist durch Trübsal und Pessimismus geprägt.

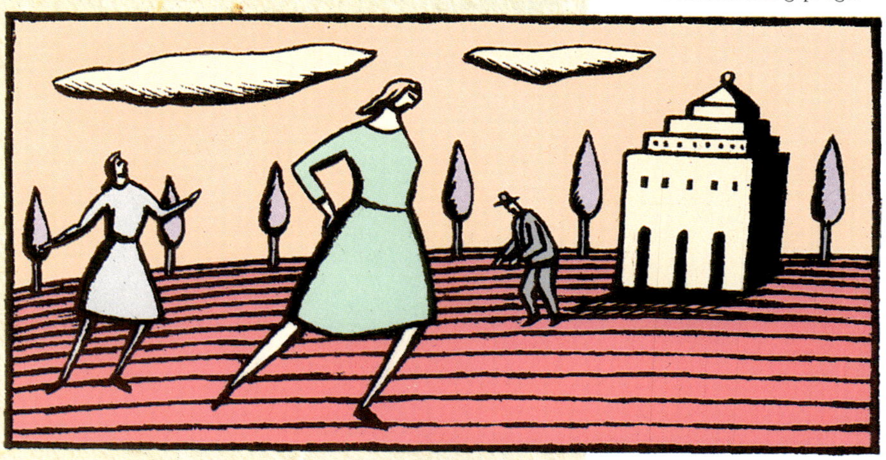

BESCHWERDEN

FRAUEN

Schwangerschaft
Übelkeit am Morgen; Schmerzen im unteren Rücken, in Hüften und Schenkeln. Andere Beschwerden mit charakteristischen Symptomen.

Entbindung
Wehen ziehen rasch von einer Seite des Beckens zur anderen, statt nach unten zu treiben. Kontraktion schwach oder hört ganz auf. Heftige Nachwehen, Empfindlichkeit, Intoleranz gegenüber Schmerzen.

ALTERNATIVE MITTEL

WEHENSCHMERZEN

CAUL.
Erschöpfung durch Kontraktionen, die unregelmäßig auftreten und/oder nichts bewirken. Muttermund bleibt geschlossen. Kontraktionen im Unterbauch.

SEP.
Heftige Geburtsschmerzen; Ziehen im Uterus; lehnt Mitgefühl und Besorgtheit ab.

Cocculus indicus

[COCC.]

Das Präparat wird aus den reifen Früchten der Anamirta cocculus *gewonnen, einer in Indien und auf Sri Lanka heimischen Pflanze. Zur Bereitung der Tinktur werden die Samen zu Pulver verrieben. Ein wichtiges Homöopathikum gegen Reisekrankheit, auch gegen morgendliche Übelkeit in der Schwangerschaft.*

KURZINFORMATIONEN

Pflanze: Anamirta cocculus, *Kockelskörner, Fischkörner*

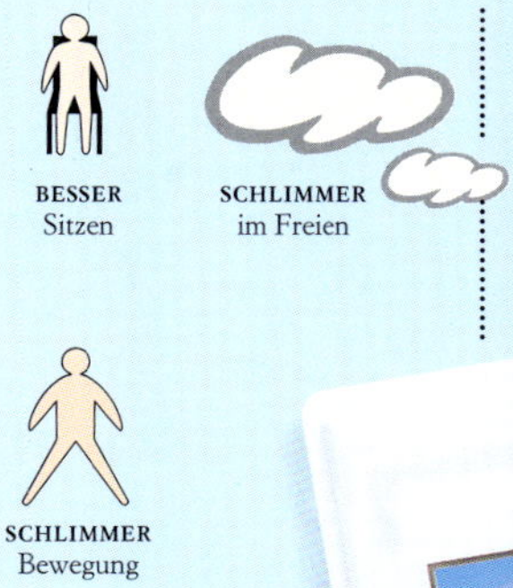

- *Übelkeit auf Reisen oder in der Schwangerschaft*

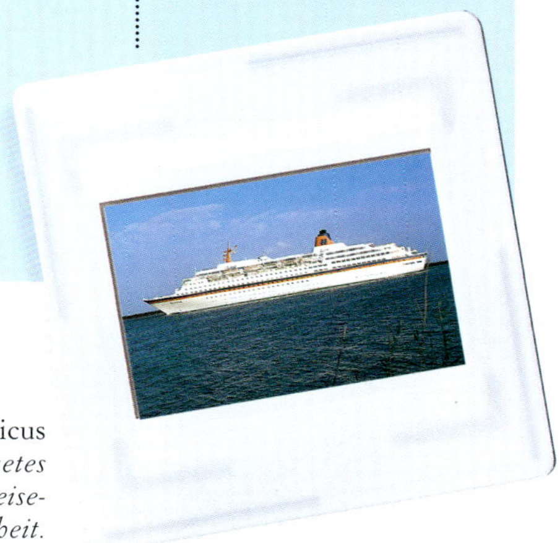

Cocculus indicus *ist ein ausgezeichnetes Mittel gegen Reise- und Seekrankheit.*

Allgemeine Indikationen
Die Arznei wird oft bei Übelkeit und Schwindel verabreicht, bei See- oder Reisekrankheit und Übelkeit in der Schwangerschaft. Schwächegefühle. Verschlimmerung an der frischen Luft, was ungewöhnlich ist.

Psychische Verfassung
Erregt oder geschwächt und verwirrt.

Modalitäten
Schlimmer: frische Luft; nach Essen und Trinken; Bewegung, aufsetzen. Besser: Hinlegen. Typische Erscheinung: Patient muß sich hinlegen, um sich nicht zu übergeben.

Essen/Trinken
Verlangen: kalte Getränke, Bier. Abneigung: Speisen, Essensgerüche (aber gleichzeitig können Hungergefühle auftreten).

BESCHWERDEN

Reisekrankheit
Ausgelöst oder verschlimmert durch Vorbeibewegen an Gegenständen (aus dem fahrenden Auto schauen oder auf See andere Schiffe beobachten usw.). Kopfschmerz, Schwindel, Übelkeit, Schwächegefühle.

Übelkeit
Der Gedanke an oder der Geruch von Essen, auch der bloße Anblick von Speisen bereiten Übelkeit. Nervosität und allgemeine Schwäche. Patient kann unter dem Eindruck von körperlichem und psychischem Streß stehen.

FRAUEN

Schwangerschaft
Übelkeit

ALTERNATIVE MITTEL

ÜBELKEIT

ARS.
Übelkeit, Erbrechen und Durchfall wie bei Lebensmittelvergiftung. Unruhe. Durst auf kalte Getränke, die in Schlucken getrunken werden.

IGN.
Übelkeit, Leeregefühl im Magen, das nach dem Essen vergeht. Symptome nach großem Kummer und Enttäuschungen.

IP.
Vorwiegend Übelkeit mit Durstlosigkeit. Weniger Schwindel als bei *Cocc.*

NUX V.
Gereiztheit. Übelkeit durch zu reichlichen Genuß von Speisen und Getränken. Will sich übergeben, kann aber nicht.

SEP.
Übelkeit bei Schwangerschaft vor den Mahlzeiten; Erbrechen von Essen und Galle am Morgen. Schlimmer durch Hormonschwankungen.

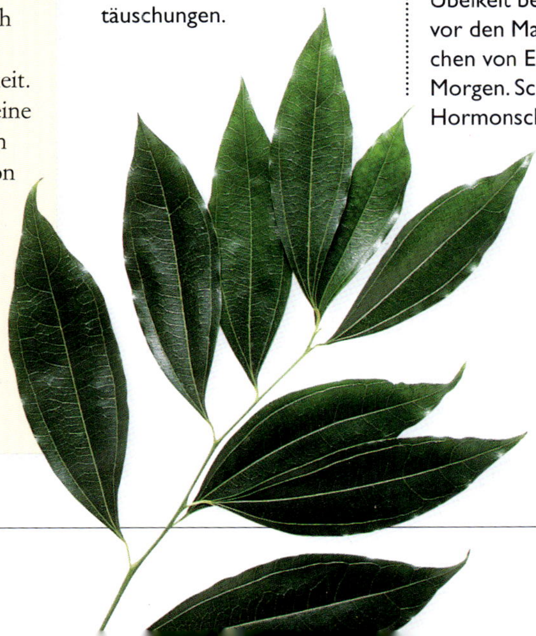

Kockelskörner sind die Quelle des Präparats Cocculus indicus.

Colocynthis

[COLOC.]

In der Antike wurde Colocynthis *als Brechmittel benutzt. Das Präparat wird aus der bitteren, giftigen Frucht des Kürbisgewächses Koloquinte gewonnen. Zur Zubereitung der Tinktur wird das getrocknete Fruchtfleisch verrieben und in Alkohol gelöst. Sie dient zur Behandlung von Krämpfen und Koliken.*

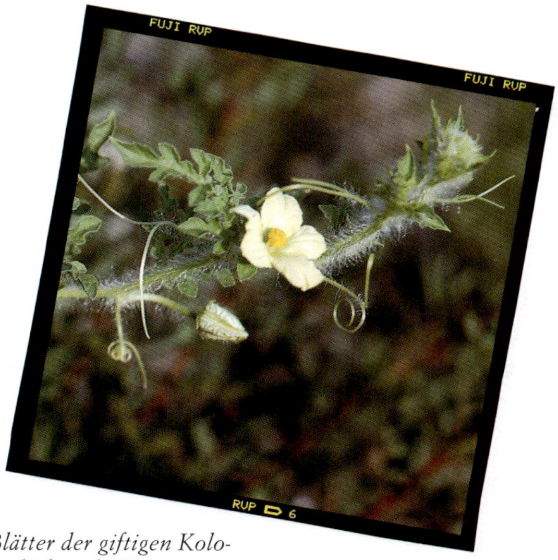

Die Blätter der giftigen Koloquinte liefern die Ursprungssubstanz für Colocynthis.

Allgemeine Indikationen
Das Präparat wird hauptsächlich bei Bauchkrämpfen verordnet. Die Schmerzen treten plötzlich auf und sind sehr heftig; krampfartig, schneidend, nagend. Koliken nach Übererregung, Ärger oder Verdauungsproblemen. Möglich auch nach Genuß von unreifem oder verdorbenem Obst sowie verunreinigtem Trinkwasser (beispielsweise in tropischen Ländern). Schmerzlinderung durch Vornüberbeugen oder festen Druck auf Bauch. Begleitet von Übelkeit, Erbrechen, Durchfall. Babys mit Koliken über die Schulter legen, damit Druck auf den Bauch entsteht.

KURZINFORMATIONEN

Pflanze: Colocynthis vulgaris, *Koloquinte*

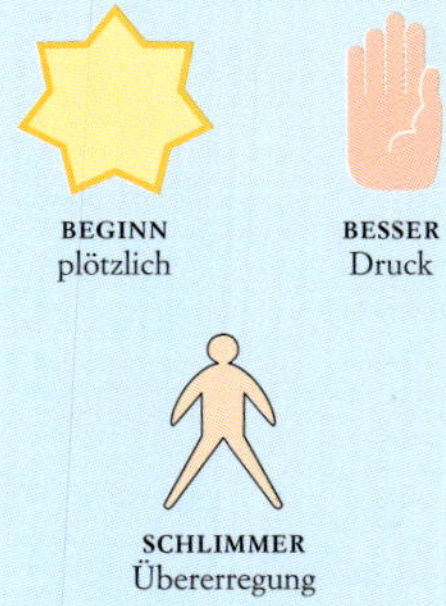

- *Koliken, Bauchkrämpfe nach Übererregung, Ärger oder Genuß unreifen oder verdorbenen Obstes*
- *Spontane, heftige Schmerzen, besser durch Vornüberbeugen oder festen Druck*
- *Koliken bei Babys*

ALTERNATIVE MITTEL

KOLIK

DIOS.
Babys mit Kolik krümmen den Rücken und strecken die Beine vor Schmerzen. Schlimmer bei Vornüberbeugen, deshalb lieber in aufrechter Haltung tragen.

MAG-P.
Spasmen, Krämpfe im Bauch. Schmerz vergeht nicht nach Aufstoßen. Gefühl wie Eisenreif um den Körper. Kolik durch Blähungen. Krampfartiger Schmerz, der durch Vornüberbeugen, festen Druck und Wärme gelindert wird. Anziehen der Glieder unter Schmerzen.

NUX V.
Kolik, schlechte Verdauung mit Übelkeit. Gefühl wie Gewicht im Magen; Magen druckempfindlich. Man will sich übergeben, aber es kommt nichts heraus.

STAPH.
Kolik und schlechte Verdauung durch Ärger bei dem Gefühl, mißbraucht oder verletzt zu werden.

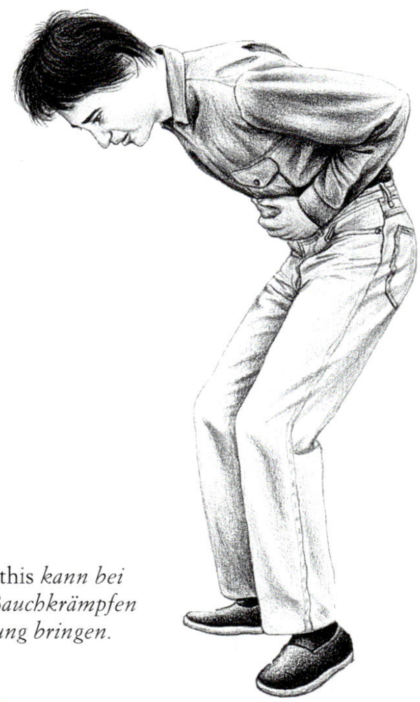

Colocynthis *kann bei heftigen Bauchkrämpfen Linderung bringen.*

Dioscorea

[DIOS.]

Die in Nordamerika heimische Wilde Yamswurzel ist ein homöopathisches Präparat gegen Koliken bei Babys. Um die Tinktur zu gewinnen, werden die Wurzeln verrieben und in Alkohol mazeriert. Inhaltsstoffe der Pflanze wurden für die erste Anti-Baby-Pille verwendet. Die Pflanze ist auch eine natürliche Quelle von Progesteron.

KURZINFORMATIONEN

Pflanze: Dioscorea villosa, *Wilde Yamswurzel*

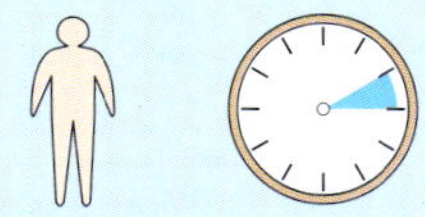

- *Koliken bei Babys*
- *Besser durch Rückwärtsbeugen und Strecken der Glieder*

ALTERNATIVE MITTEL

KOLIK

ARS.

Heftige Bauchschmerzen verursachen extreme Pein und Unruhe, weil der Patient sich nicht wohl fühlt. Brennende Schmerzen lassen sich durch Wärme lindern. Sie sind Begleitet von Symptomen wie bei Nahrungsmittelvergiftung mit Übelkeit, Erbrechen und Durchfall. Patient hat Durst auf kaltes Wasser, das er in kleinen Schlucken trinkt. Oder er hat Verlangen nach Eiswasser, das gleich wieder erbrochen wird.

COLOC.

Linderung der Kolik durch Vornüberbeugen oder Anziehen der Knie und Druck auf den Unterleib. Babys mit Koliken wollen über die Schulter gelegt werden.

IP.

Schmerzen bei Kolik werden durch Bewegung schlimmer. Zu den Beschwerden gehören gewöhnlich auch Übelkeit mit Brechreiz, aber Erbrechen bringt keine Erleichterung (bei *Nux-v.* Erleichterung durch Erbrechen). Häufiger Durchfall, grün und schleimig. Eventuell Magenschmerzen nach starker Verärgerung.

PULS.

Schmerzen im Unterleib verursachen knurrende Geräusche im Darm. Magenschmerzen durch fettes, schweres Essen. Patient ist zumeist verträglich.

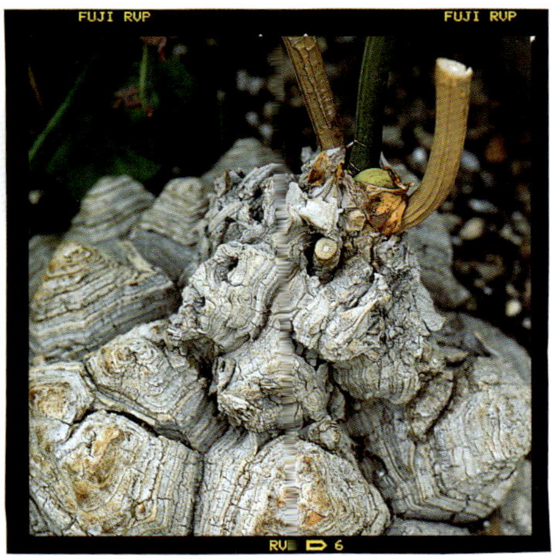

Die nordamerikanische Yamswurzel ist die Quelle des Präparats Dioscorea.

Allgemeine Indikationen

Das Mittel ist besonders geeignet bei unerträglichen Koliken, die durch Vornüberbeugen noch schlimmer werden. Linderung bringen Strecken und Rückwärtsbeugen. Babys mit Koliken krümmen den Rücken und strecken die Beine aus; sie fühlen sich besser, wenn man sie aufrecht trägt, und wollen sich nicht hinlegen lassen.

Modalitäten

Schlimmer: im Liegen.
Besser: bei aufrechter Haltung.

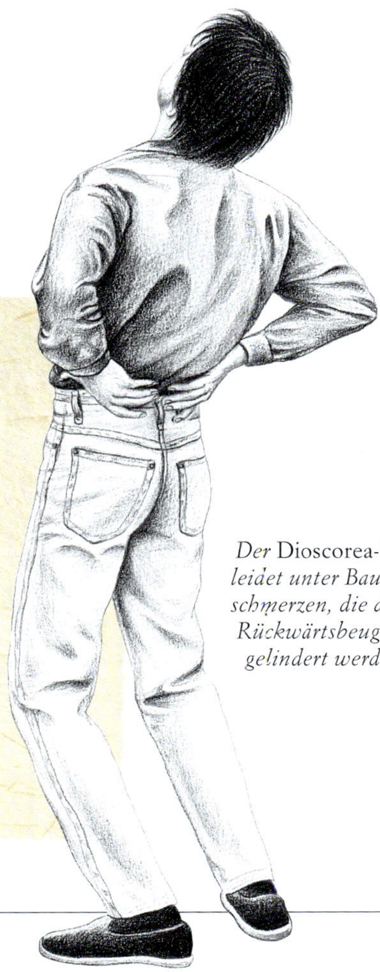

Der Dioscorea-Typ leidet unter Bauchschmerzen, die durch Rückwärtsbeugen gelindert werden.

Drosera

[DROS.]

Die fleischfressende Sumpfpflanze wurde schon im Mittelalter als Mittel gegen die Pest verwendet. Die homöopathische Tinktur wird aus der gesamten, frischen, während der Blütezeit gesammelten Pflanze gewonnen. Sie dient zur Behandlung von Husten, Heiserkeit und Fieber.

KURZINFORMATIONEN

Pflanze: Drosera rotundiflora, *Rundblättriger Sonnentau*

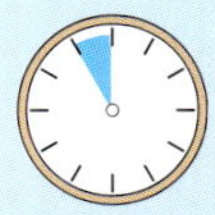

SCHLIMMER
Mitternacht

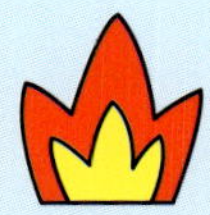

SCHLIMMER
Wärme

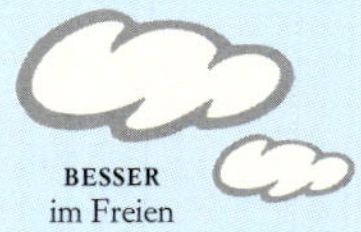

BESSER
im Freien

- *Vor allem Arznei gegen Husten, insbesondere Keuchhusten*
- *Unruhe*
- *Krampfhusten mit Würgen, Erbrechen, Nasenbluten und kaltem Schweiß*
- *Schlimmer durch Wärme; besser an der frischen Luft*

Allgemeine Indikationen
Hauptsächlich die Atemwege sind betroffen, mit Spasmen, Katarrh und Nasenbluten; einschnürende Schmerzen in Kehle, Kehlkopf und Magen. Fälle von Tuberkulose in der Familie.

Psychische Verfassung
Mißtrauisch, leicht verärgert. Nimmt alles persönlich; glaubt immer, hintergangen und verfolgt zu werden. Rastlos und unkonzentriert.

Modalitäten
Schlimmer: um Mitternacht; im Liegen; bei Wärme.
Besser: Druck, im Freien.

Essen/Trinken
Keine spezifischen Vorlieben oder Abneigungen.

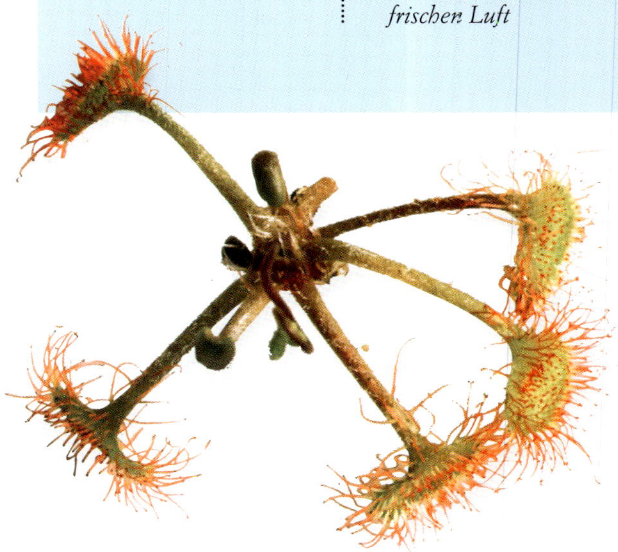

Der fleischfressende Rundblättrige Sonnentau ist die Quelle des Präparats Drosera.

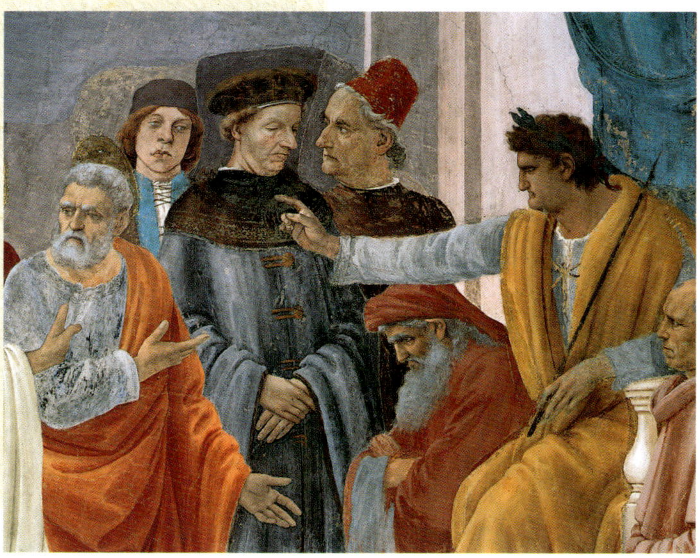

Der Drosera-*Typ leidet unter einer tiefsitzenden Verfolgungsangst.*

BESCHWERDEN

Nasenbluten
Bei Keuchhusten.

Hals-, Kehlkopfentzündung
Kitzeln wie von einer Feder im Hals. Schlucken fester Speisen schwierig. Durch Trockenheit abgehackter Husten, Heiserkeit, rauhe Stimme. Gelber und grüner Schleim in der Kehle.

Husten
Eingeengtes Gefühl in der Brust. Hustenanfälle durch Kitzeln im Kehlkopf. Anfälle von schnellem, bellendem oder erstickendem Husten; langdauernde, ununterbrochene Anfälle. Husten scheint aus dem Bauch zu kommen und raubt den Atem. Patient muß sich die Seiten halten. Gefolgt von Würgen und Erbrechen. Tiefe, heisere oder hohle, tonlose Stimme. Keuchhusten. Ausatmen behindert.

Gliederschmerzen
Glieder wie zerschlagen; Bett zu hart; Schmerzen in langen Gliedmaßen.

Fieber
Immer zu kalt; Fieber mit Keuchhusten. Heißes Gesicht; Hände kalt, Schüttelfrost.

ALTERNATIVE MITTEL

HUSTEN

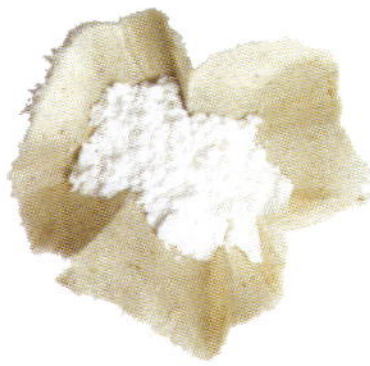

ANT-T.
Brust verschleimt, Patient zu schwach zum Abhusten. Schläfrig, matt, kein Antrieb, geschwächte Reaktion. Flaches Atmen, weil Brust verschleimt; schlimmer in warmen Räumen, besser nach Abhusten und im Sitzen.

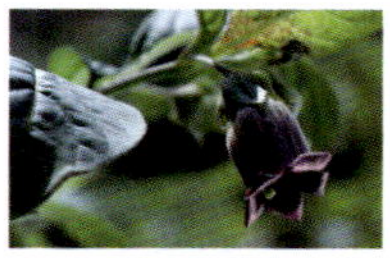

BELL.
Auftreten der Beschwerden plötzlich und heftig. Husten abgehackt, trocken, bellend. Bei Kindern Magenschmerzen vor Keuchhustenanfall. Patient weint vor dem Husten. Kehlkopf schmerzt stark, Kehle trocken und heiß. Das Arzneimittelbild von *Bell.* zeigt ein stark gerötetes, erhitztes oder von Blässe zu Röte wechselndes Gesicht; weite Augenpupillen; Schmerzen pochend, stechend oder schneidend. Körperliche Symptome oft von Aggressivität und Halluzinationen begleitet. Kein Durst bei Fieber, aber möglicherweise Verlangen nach Zitronen oder Zitronensaft.

WARNUNG
Keuchhusten im Säuglingsalter ist lebensbedrohend!

CARB-V.
Kollaps oder Erschöpfung mit geschwächtem Antrieb und kaltem Schweiß. Symptome entwickeln sich langsam. Atmen beschwerlich, hastig und kurz, mit Brennen in der Brust. Verschlimmerung durch kalte Getränke. Husten hohl, erstickend, mit Kopfschmerz und Erbrechen. Patient bekommt nicht genug Luft, Gesicht läuft blau an, Patient muß Luft zugefächelt bekommen. Anfangsstadium von Keuchhusten, bei dem kein anderes Präparat angezeigt ist.

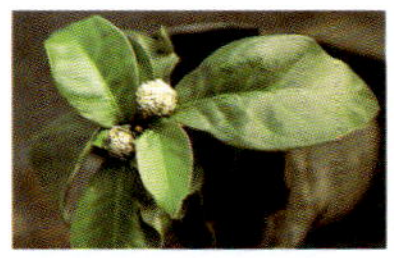

IP.
Husten mit anhaltender Übelkeit oder Husten mit Erbrechen ohne Übelkeit. Anhaltender, heftiger Husten. Kind versteift sich beim Husten, ihm wird übel, und es erbricht sich. Trockener, krampfartiger Husten, der in Ersticken und Japsen übergeht. Keuchhusten mit Nasenbluten. Kinder quengelig. Einschnürungen in der Brust schlimmer bei Bewegung. Brust voll Schleim, lockeres, rauhes Rasseln, aber der Schleim löst sich nicht (ähnlich wie *Ant-t.*, nur weniger schwach). Verschlechterung der Symptome durch kalte Luft, besser durch kalte Getränke und Wärme.

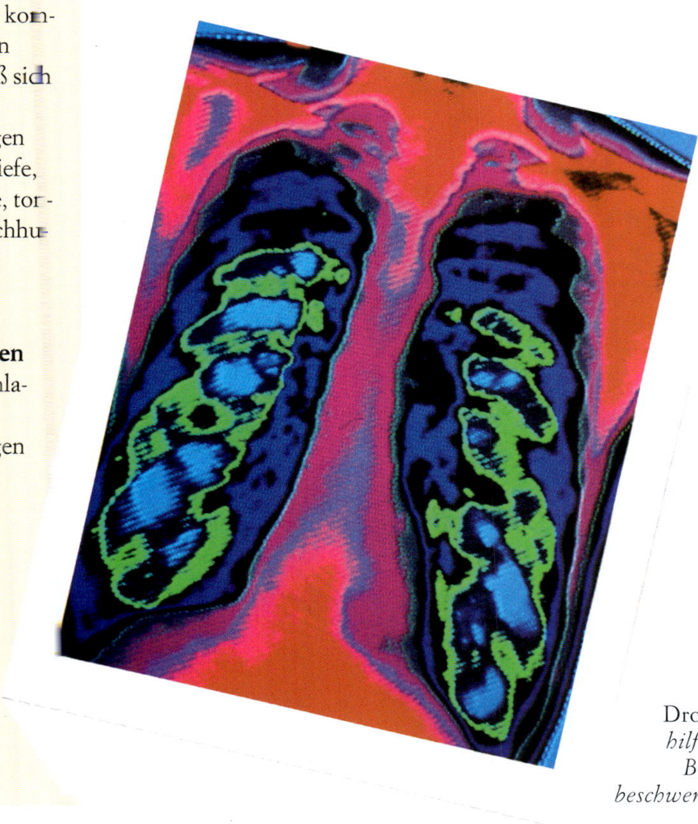

Drosera *hilft bei Brustbeschwerden.*

Euphrasia

[EUPH.]

Die Bezeichnung »Gemeiner Augentrost« für die Pflanze ist ein deutlicher Hinweis auf ihre heilende Wirkung. Ihr medizinischer Nutzen ist schon lange bekannt. Bereits im 14. Jahrhundert wurde sie von Naturheilkundigen genutzt. Die Tinktur besteht aus dem Saft der Pflanze, der mit Alkohol vermischt wird.

KURZINFORMATIONEN

Pflanze: Euphrasia officinalis, *Augentrost*

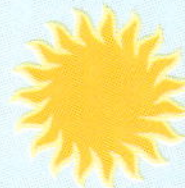
SCHLIMMER
Sonnenlicht

SCHLIMMER
Wärme

- *Vorwiegend die Augen betreffend – Schwellungen der befallenen Teile*
- *Scharfe Tränen und klares Nasensekret*

Allgemeine Indikationen
Das Präparat *Euphrasia* wirkt auf die Augen, insbesondere die Schleimhäute. Jucken durch brennende, scharfe Tränen. Heuschnupfen: Bindehautentzündung, Erkältung, Husten und andere die Augen beeinträchtigende Beschwerden. Schlimmer am Abend.

Psychische Verfassung
Keine spezifischen Symptome.

Modalitäten
Schlimmer: Sonnenlicht, Wind, Wärme, Rauch; nach langem Schlaf; abends.
Besser: Augenspülungen.

Essen/Trinken
Keine besonderen Vorlieben oder Aversionen.

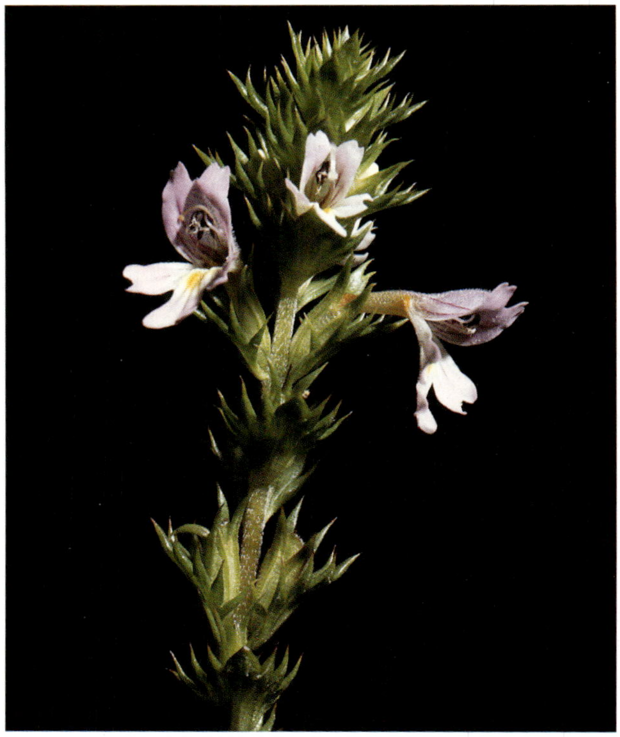

Der Gemeine Augentrost ist eine Wildblume und wächst auf Wiesen und Äckern.

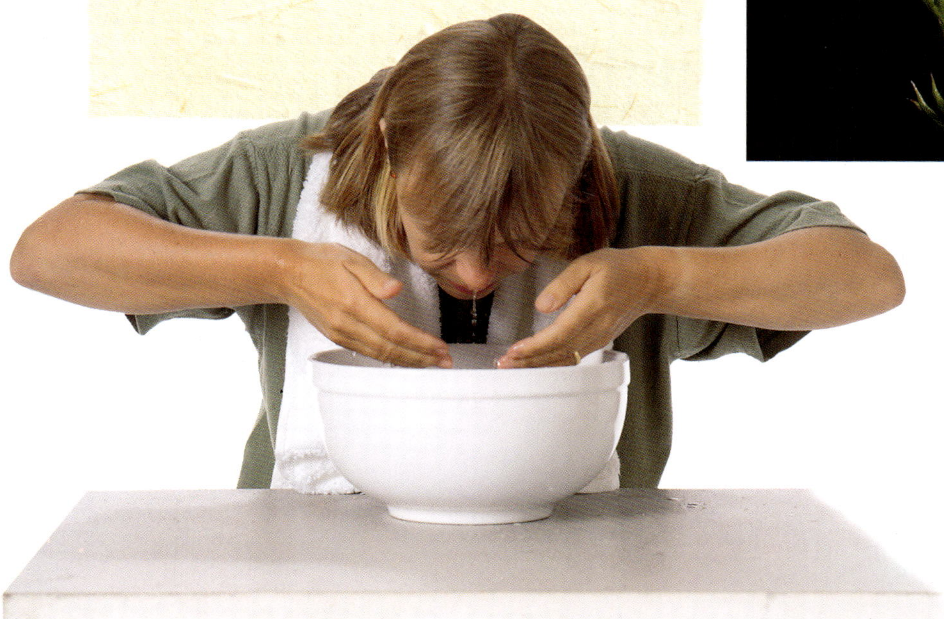

Zum Arzneimittelbild von Euphrasia *gehören brennende, schmerzende Augen.*

BESCHWERDEN

Augenbeschwerden
Brennen und Stechen, als sei Sand im Auge. Scharfe Tränen beim Husten, bei Zugluft, bei Schnupfen und Kopfschmerz. Lidränder sind wund geschwollen, brennen und jucken.

Heuschnupfen
Brennende Augen und klares Nasensekret. Niesen.

Husten
Tagsüber heftig. Besser im Liegen. Große Mengen Schleim.

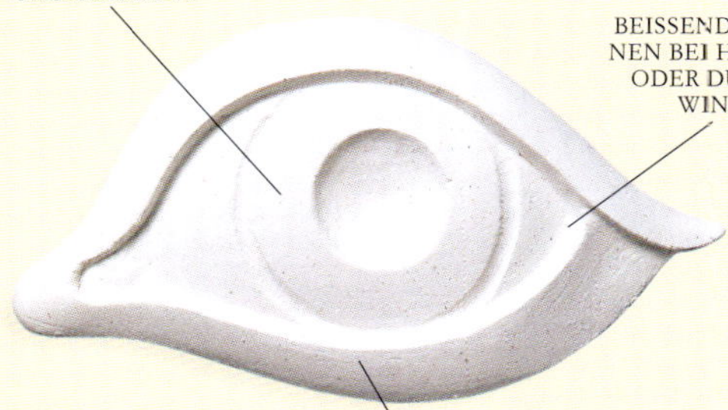

Euphrasia *ist ein nützliches Heilmittel bei Augenbeschwerden.*

ALTERNATIVE MITTEL

AUGENBESCHWERDEN

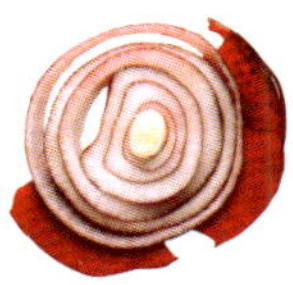

ALL-C.
Brennen in den Augen; Tränenfluß. Reichliches wäßriges, scharfes Nasensekret verursacht schmerzhafte Hautreizungen der Nasenflügel und Oberlippe. Schlimmer in warmen Räumen oder bei kaltem Wetter sowie abends. Rückgang der Symptome an der frischen Luft.

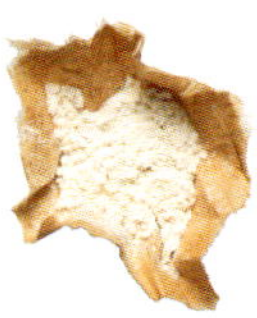

ARS.
Nase fühlt sich verstopft an, trotzdem dünnes, wäßriges Nasensekret, das auf der Oberlippe Reizungen hervorruft. Zu den allgemeinen Charakteristika zählen Frösteln, Unruhe und Besorgtheit um Nebensächlichkeiten. Symptome verschlimmern sich kurz nach Mitternacht.

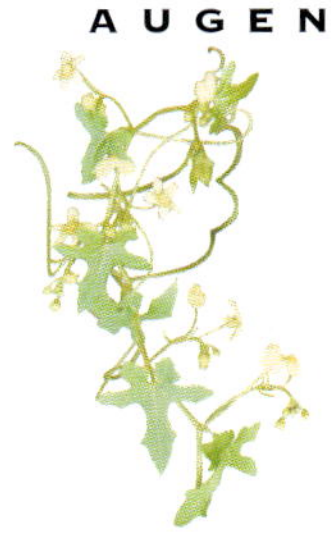

BRY.
Feuchte, schmerzende Augen mit Niesen und laufender Nase. Erkältung entwickelt sich langsam. Die meisten Beschwerden von Kopfschmerz begleitet. Die geringste Anstrengung wirkt sich nachteilig auf das Allgemeinbefinden und die Beschwerden aus.

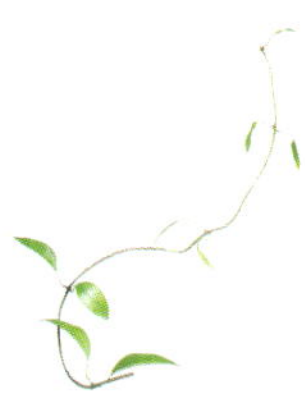

GELS.
Erkältung, Grippe, Entzündungen entwickeln sich langsam. Augen gerötet, wund und schmerzhaft. *Gels.* beeinflußt die Muskeln, so daß es zu Sehstörungen kommen kann. Nase trocken und verstopft, trotzdem wäßriges, scharfes Sekret möglich. Patient fühlt sich im allgemeinen schläfrig, erschöpft, ermattet, möchte sich hinlegen und Ruhe haben. Anders als bei *Bry.*, wo die Schmerzen durch Bewegung zunehmen, bleibt man bei *Gels.* ruhig wegen Müdigkeit und Schwäche.

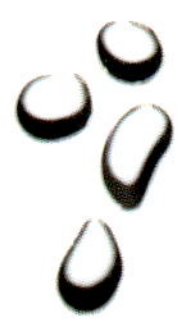

MERC.
Wäßrige Augen mit brennendem Sekret. Eitrige Entzündungen. Sekrete gewöhnlich reichlich, übelriechend und unangenehm. *Merc.* wirkt generell auf die Drüsen und regt die Sekretbildung an (Speichelfluß, Schweiß). Möglicherweise Verschlimmerung durch Hitze oder Kälte.

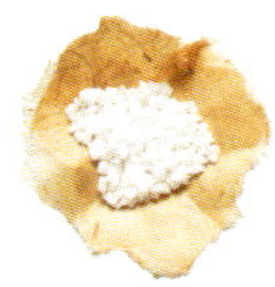

NAT-M.
Sehstörungen. Schmerzen bei Blick nach unten. Beim Husten laufen Tränen über die Wangen. Schlimmer am Morgen.

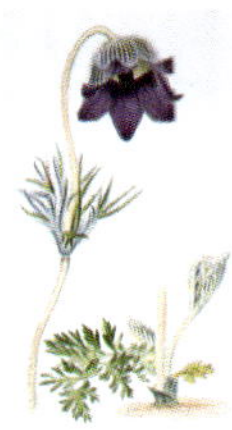

PULS.
Bindehautentzündung mit dickem, gelbem Eiter, der die Lider verklebt. Gerstenkörner an den oberen Lidern; besser durch warme oder kalte Bäder. Patient allgemein warm, besser an der frischen Luft. Geeignet für gefühlsbetonte Menschen, die beachtet werden wollen.

Gelsemium

[GELS.]

Das Homöopathikum Gelsemium *wird aus Falschem oder Gelbem Jasmin zubereitet, einer in Nordamerika heimischen Kletterpflanze. Zur Gewinnung der Tinktur werden die Wurzeln der Pflanze kleingehackt und in Alkohol gelegt. Das Präparat wird zur Linderung von Kopfschmerzen und Fieber sowie als Beruhigungsmittel eingesetzt.*

KURZINFORMATIONEN

Pflanze: Gelsemium sempervirens, *Gelber Jasmin*

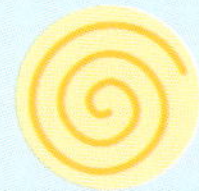

BEGINN
langsam

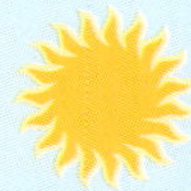

SCHLIMMER
Sonnenhitze

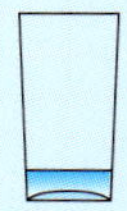

DURST
keiner

- *Schwere Glieder, matt und schläfrig bei Grippe oder Erkältung*
- *Schmerzen*
- *Beschwerden machen sich ganz allmählich bemerkbar.*
- *Kein Durst*
- *Angst vor bevorstehenden Ereignissen, wie gelähmt*

Allgemeine Indikationen

Gelsemium wirkt vorwiegend auf die Muskulatur, bei Muskelschmerzen, Müdigkeit und Schwäche wie auch auf die Nerven bei Zittern, Zucken und Lähmungserscheinungen. Beeinträchtigung der Gefühle durch plötzlichen Schock oder Überraschungen. Patient fühlt sich erschöpft, träge, schwerfällig, schläfrig, matt, möchte sich hinlegen; schlimmer durch Bewegung. Es können leichte Schwindelgefühle auftreten. Arme und Beine schwach und zittrig.

Gelsemium ist ein ausgezeichnetes Mittel gegen Erkältungen, Grippe, Entzündungen, Kinderkrankheiten und Angst vor bevorstehenden Aufgaben.

Psychische Verfassung

Benommen, apathisch, träge, matt, möchte Ruhe haben, allein sein, gleichgültig gegenüber Krankheitszustand, deshalb Zustandsverschlechterung durch Aufregungen und Schock. Angst vor bevorstehenden Beanspruchungen.

Modalitäten

<u>Schlimmer:</u> Schock (schlechte Nachrichten); schwüles, feuchtwarmes Wetter; Sonnenhitze im Sommer.

<u>Besser:</u> ergiebiges Harnlassen, Schwitzen.

Essen/Trinken

Keine besonderen Vorlieben oder Abneigungen.
Kein Durst bei Fieber.

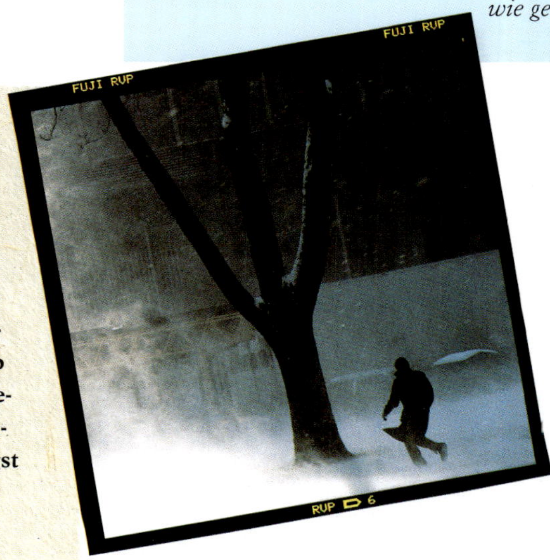

Nebel und feuchtes Wetter verschlimmern den Zustand beim Gelsemium-*Typ.*

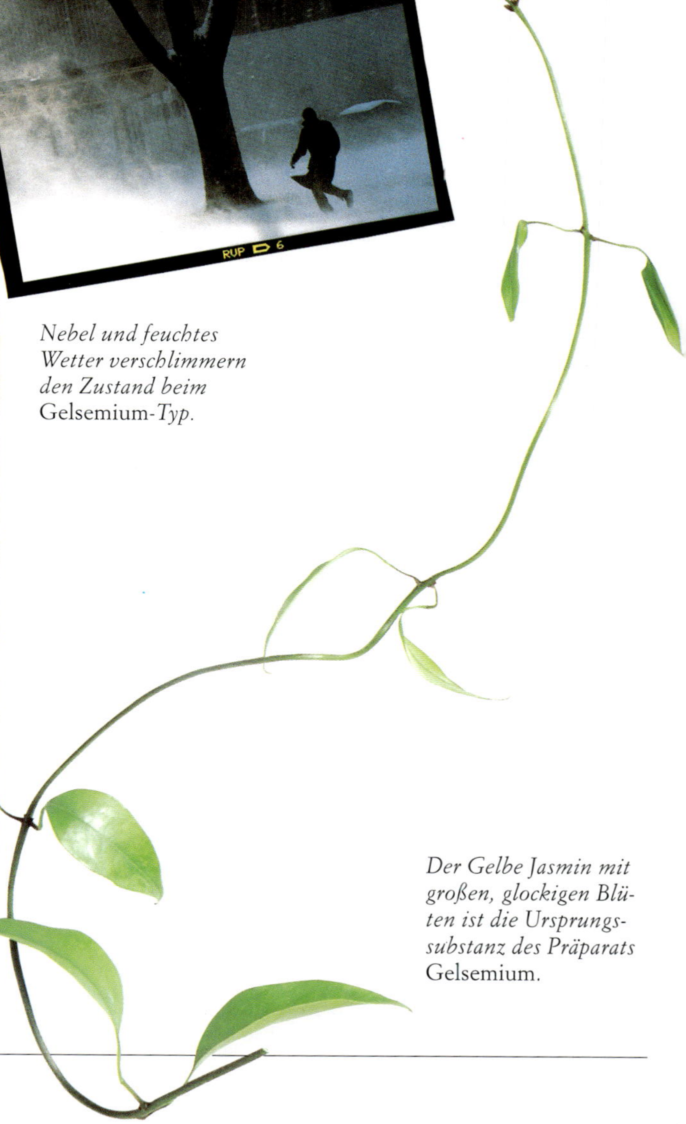

Der Gelbe Jasmin mit großen, glockigen Blüten ist die Ursprungssubstanz des Präparats Gelsemium.

BESCHWERDEN

Emotionale Probleme
Angst vor bevorstehenden Ereignissen; nervöser Durchfall vor Prüfungen und allgemeinen Anforderungen. In allen Situationen ängstlicher Erwartung, zum Beispiel vor der Entbindung.

Kopfschmerzen
Drückend, wie Eisenreif um den Hinterkopf, Ausstrahlung vom Nacken über Hinterkopf auf Stirn- und Augenpartie. Linderung im Liegen mit hochgelegtem Kopf. Symptomatisch ist das Nachlassen der Kopfschmerzen nach ergiebigem Harnlassen.

Augenbeschwerden
Gerötet, wund, schmerzhaft; Pupillen weit; Sehstörungen, verschwommen, sieht alles doppelt.

Leichte Erkältungen
Wäßriges, scharfes Nasensekret trotz des Gefühls verstopfter, trockener Nase. Als ob heißes Wasser aus der Nase liefe. Erkältungen schlimmer im Sommer. Niesen besonders am Morgen. Schmerzen vom Rachen bis zum Ohr; Kloß im Hals, der sich nicht hinunterschlucken läßt. Brust innen wund, trockener Husten.

Grippe
Symptome treten langsam auf, mehrere Tage nach Ansteckung, oft bei mildem, feuchtem Wetter im Frühjahr oder Herbst. Patient fühlt sich schwer und ist unfähig, sich zu bewegen. Schmerzen am ganzen Leib. Arme und Beine geschwächt und zittrig. Gesicht dunkelrot, ausdruckslos. Zunge dick und gelblich belegt. Hängende Augenlider, mühsam zu öffnen. Fieber, begleitet von Schüttelfrost und dumpfen Schmerzen entlang der Wirbelsäule, kalte Schweißausbrüche. Gesicht heiß, Gliedmaßen kalt. Gewöhnlich kein Durstgefühl, aber möglicherweise Durst bei Schweißausbruch. Patient hat keinen Appetit, ißt und trinkt aber in kleinen Mengen. Umfangreicher, wäßriger, gelber Harn. Ungewöhnliches, aber symptomatisches Empfinden: Gefühl, in Bewegung bleiben zu müssen, sonst bleibt das Herz stehen.

Durchfall
Gelber oder grüner Stuhl, schmerzfrei.

Hautausschlag
Heiße, juckende Quaddeln auf der Haut.

KINDER

Masern
Gelsemium beschleunigt die Bildung des Ausschlags und lindert dem Arzneimittelbild entsprechende allgemeine Symptome.

FRAUEN

Schwangerschaft und Entbindung
Gelsemium beeinflußt Muskeln, Nerven und Gefühle, also nützlich bei Scheinwehen. Angst vor der Entbindung; nervöser Durchfall vor Entbindung. Gefahr einer Fehlgeburt durch plötzlich eintretende seelische Depression. Nervöses Frösteln im ersten Geburtsstadium.

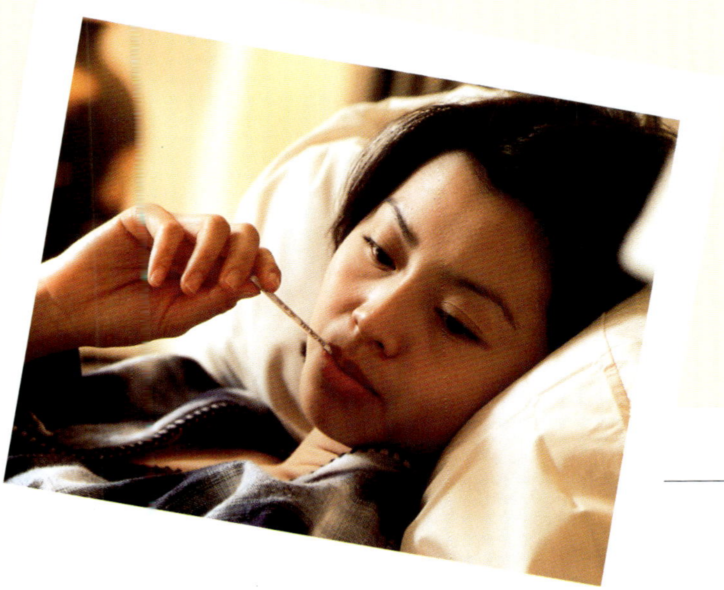

ALTERNATIVE MITTEL

ALLGEMEIN

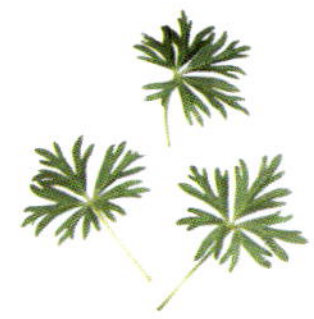

ACON.
Rascher Beginn; ängstlich; Durst auf kalte Getränke; Beschwerden durch kalten Wind.

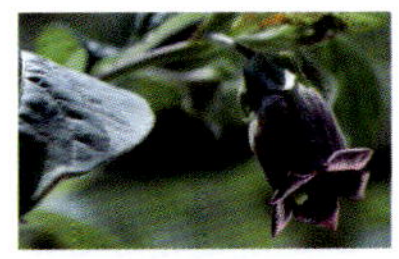

BELL.
Rascher Beginn, Gesicht/Rachen gerötet; Körper heiß, Hände/Füße kalt; Delirium.

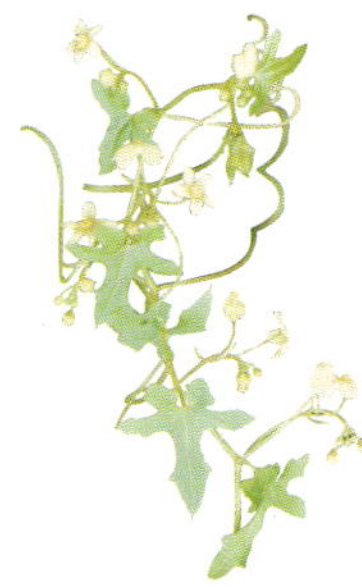

BRY.
Jede Bewegung schmerzt; möchte absolut ruhig sein; Durst auf große Mengen Flüssigkeit.

Gelsemium *ist ein wichtiges Mittel bei Erkältungen.*

Hamamelis

[HAM.]

Das Präparat Hamamelis *wird aus der Rinde der Zaubernuß gewonnen. Für die Zubereitung der Tinktur wird die frisch geschälte Rinde verrieben und in Alkohol gelöst. Das Homöopathikum ist hilfreich bei Hämorrhoiden, Krampfadern und Hautblutungen.*

KURZINFORMATIONEN

Baum: Hamamelis virginiana, *Zaubernuß*

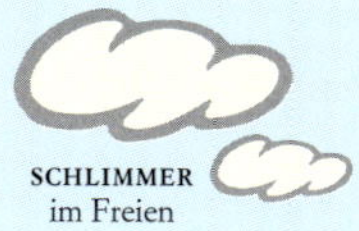

SCHLIMMER
im Freien

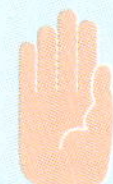

SCHLIMMER
Berührung, Druck

AVERSION
Wasser

- *Blutungen nach Verletzungen*
- *Körperteile fühlen sich wund an, gequetscht und wie zerschlagen*
- *Krampfadern*
- *Blutende Hämorrhoiden*

Allgemeine Indikationen
Bei den angeführten Beschwerden wird innere Anwendung empfohlen. Es gibt auch Cremes und Salben für den äußeren Gebrauch auf den wunden und aufgesprungenen Stellen der Haut. Das Mittel wird hauptsächlich bei Krampfadern, Hämorrhoiden und Blutungen verordnet. Die betroffenen Körperteile fühlen sich verletzt und wund an.

Psychische Verfassung
Keine spezifischen Anzeichen.

Modalitäten
Schlimmer: Druck, im Freien, Verletzungen.
Besser: Ruhe, Stilliegen.

Essen/Trinken
Aversion gegen Wasser. Schon der Gedanke daran löst Übelkeit aus.

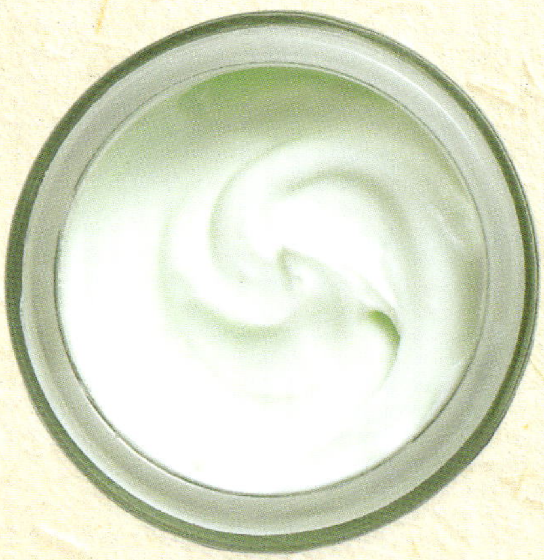

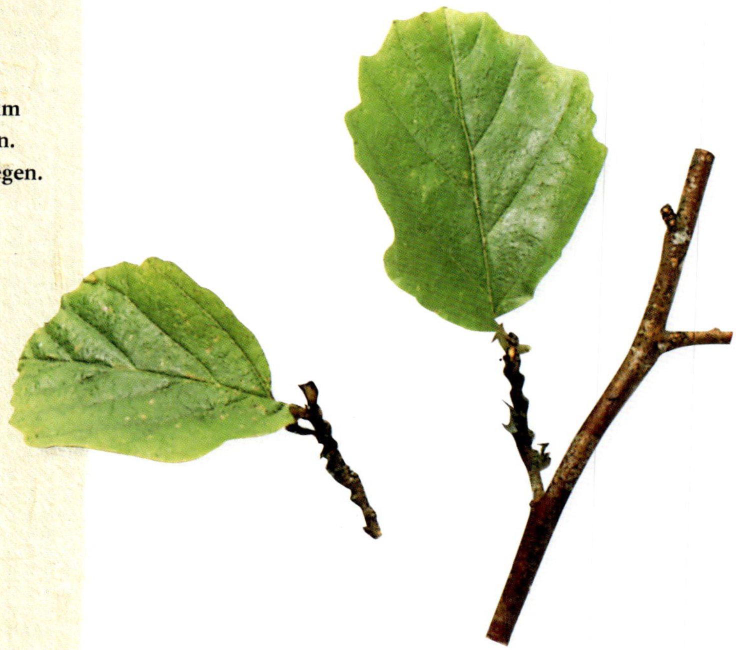

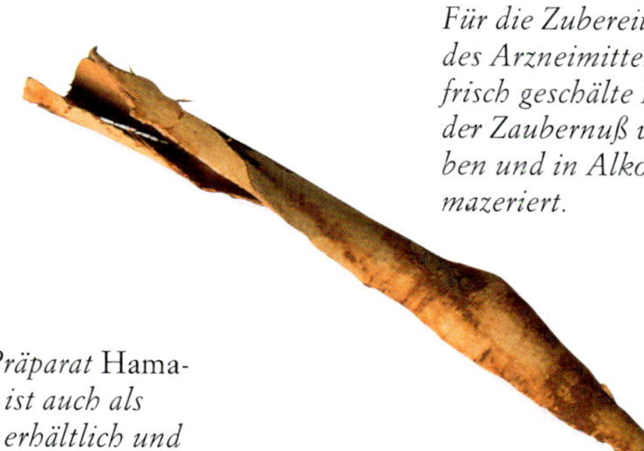

Für die Zubereitung des Arzneimittels wird frisch geschälte Rinde der Zaubernuß verrieben und in Alkohol mazeriert.

Das Präparat Hamamelis *ist auch als Salbe erhältlich und wird in die Haut eingerieben.*

BESCHWERDEN

»Blaues Auge«
Bluterguß nach Augenverletzung. Erst mit *Arn.* versuchen; bei Sehstörungen zum Arzt gehen.

Nasenbluten
Mit dunklem, dünnflüssigem Blut, besonders nach Schlag auf die Nase; lang anhaltende Blutungen.

WARNUNG
Häufiges Nasenbluten muß ärztlich untersucht werden!

Hamamelis *ist ein ausgezeichnetes Mittel bei Nasenbluten, besonders bei lang anhaltenden Blutungen.*

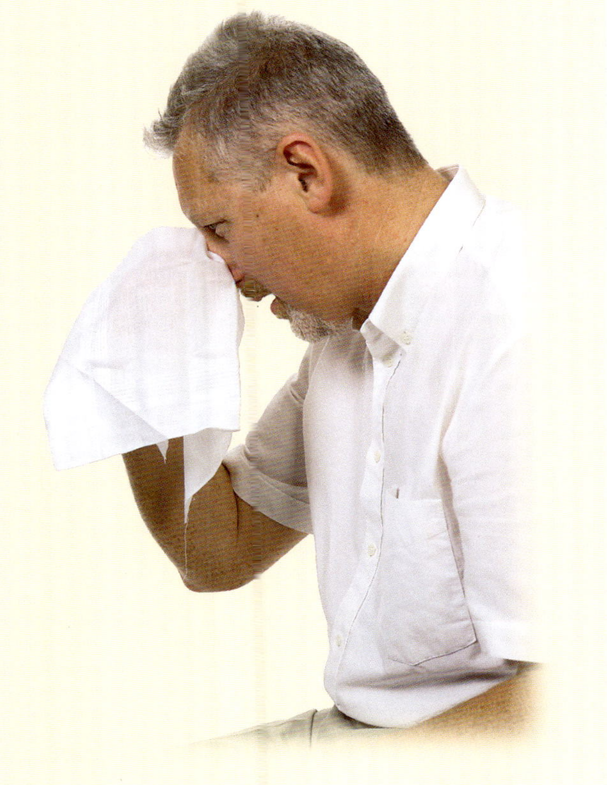

Zahnfleischbluten
Starke Blutungen nach Zahnextraktion.

Blutungen
Betroffene Teile entzündet, gequetscht, schmerzen bei Berührung. Alle Blutungen von Wunden, Schlägen usw.

FRAUEN

Krampfadern
Während der Schwangerschaft; hart, geschwollen, berührungsempfindlich.

Hämorrhoiden
Im letzten Schwangerschaftsstadium oder nach der Entbindung; Erschöpfung auch bei geringem Blutverlust.

ALTERNATIVE MITTEL
NASENBLUTEN

CARB-V.
Carb-v. ist angezeigt, wenn Nasenbluten täglich auftritt, besonders morgens. Charakteristisch ist die ins Bläuliche spielende Gesichtsblässe (vor und nach jedem Anfall), möglicherweise mit roter Nasenspitze. Gewöhnlich nach und bei häufigem Niesen (beispielsweise bei Erkältung, Heuschnupfen, Asthma), aber Patient fühlt sich wesentlich schlechter nach dem Niesen. Wiederkehrendes Nasenbluten besonders bei Überängstlichkeit, insbesondere bei älteren Menschen. Möglicherweise auch Besenreiser auf der Nase.

DROS.
Nasenbluten vom *Drosera*-Typ geht gewöhnlich mit Keuchhusten einher. *Drosera* ist eines der vorrangigen Mittel gegen diese Krankheit. Demzufolge ist Nasenbluten möglicherweise eine Folge von Husten, kann aber auch nach dem Bücken einsetzen. Niesen kann sehr schmerzhaft sein, und Patient ist sehr empfindlich gegen saure Gerüche.

IP.
Ebenfalls nützlich bei Nasenbluten im Zusammenhang mit Keuchhusten, aber zum Arzneimittelbild gehört charakteristische *Ip.*-Übelkeit. Auftreten von Nasenbluten bei Kindern durch unablässiges starkes Husten mit Erstickungsanfällen und Würgen oder Erbrechen.

PHOS.
Das Blut beim *Phosphorus*-Nasenbluten hat die charakteristischen allgemeinen *Phos.*-Symptome – das Blut ist leuchtend rot. Obwohl das Nasenbluten beim geringsten Anlaß auftritt, ist die Blutung spärlich. Es kann beim Husten oder Stuhlgang auftreten. Der *Phosphorus*-Typ mit Nasenbluten ist überempfindlich gegen Gerüche, besonders bei Kopfschmerzen.

PULS.
Pulsatilla steht in Beziehung zu hormonal bedingten Beschwerden, so daß Nasenbluten vor oder während der Regelblutung auftreten kann, auch bei unterdrückter Periode, desgleichen bei häufigem Niesen. Es gelten die allgemeinen Charakteristika der *Pulsatilla*-Symptome – der Patient fühlt sich besser im Freien, schlechter im Haus und in stickiger Atmosphäre.

SUL.
Beim *Sulfur*-Typ, ebenfalls trocken und ohne Durstgefühle wie bei *Puls.*, kann Nasenbluten leicht auftreten, ebenso wie andere *Sulfur*-Symptome, die sich nachts verschlimmern. Nasenbluten ist begleitet von Jucken und Brennen in der Nase, mit scharfem, flüssigem Nasensekret und häufigem Niesen.

Hepar sulfuris calcareum

[HEP.]

Besteht zu gleichen Teilen aus Austernschalen und Schwefelblüte. Die Mischung wird zur Weißglut erhitzt, in Salzsäure gelöst und anschließend fein zerrieben. Hahnemann benutzte das Präparat, um die Nebenwirkungen von Quecksilber zu bekämpfen, das im 18. Jahrhundert als Arznei angewendet wurde.

KURZINFORMATIONEN

Mineral: Kalziumsulfit

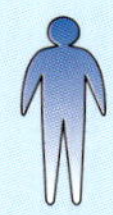

EMPFINDUNG
fröstelnd

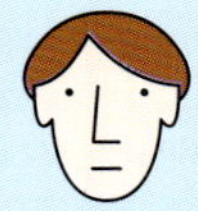

EMPFINDUNG
überempfindlich

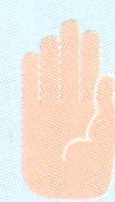

SCHLIMMER
Berührung

BESSER
Hitze

- *Reizbar, überempfindlich gegen Schmerz, Kälte, Berührung, Geräusche, Gerüche, äußere Einwirkungen*
- *Haßt Kälte oder geringsten Luftzug; muß warm sein, zugedeckt.*
- *Heftige, intensive Schmerzen*
- *Saure, übelriechende Ausscheidungen*

Allgemeine Indikationen

Starke Beeinträchtigung durch geringsten Schmerz, Kälte, Berührung, Geräusch, Gerüche, Zugluft. Die Krankheit tritt plötzlich auf und entwickelt sich schnell. Betroffen sind die Schleimhäute der Atemwege – Nase, Rachen, Lunge und Ohren. Die Entzündung geht einher mit geschwollenen Drüsen und Bildung viel dicken Eiters. Alle Ausscheidungen – Eiter, Schweiß, Stuhl usw. – sind ergiebig und übelriechend, sauer oder wie Käse. Patient sehr frostig, schwitzt aber leicht, ohne daß Linderung zu verspüren wäre. Schmerzen sind wund und stechend, als ob durch Holzsplitter ausgelöst. Auftreten der Symptome häufig nach Aufenthalt in kaltem, trockenem Wind.

Psychische Verfassung

Übersteigerte Empfindlichkeit, schnell beleidigt. Reizbarkeit durch Schmerzen; mit allem unzufrieden, streitsüchtig, möglicherweise Wutanfälle; mörderische Absichten.

Modalitäten

<u>Schlimmer:</u> kalte, trockene Luft, Zugluft, Abwerfen der Decke, Berührung. Kann nicht auf der schmerzenden Stelle liegen. Akutes Auftreten nachts.
<u>Besser:</u> warm zudecken, feuchte Hitze, feuchtes Wetter.

Essen/Trinken

<u>Verlangen:</u> Heißhunger auf Essig; saure Getränke.
<u>Abneigung:</u> fette Speisen.

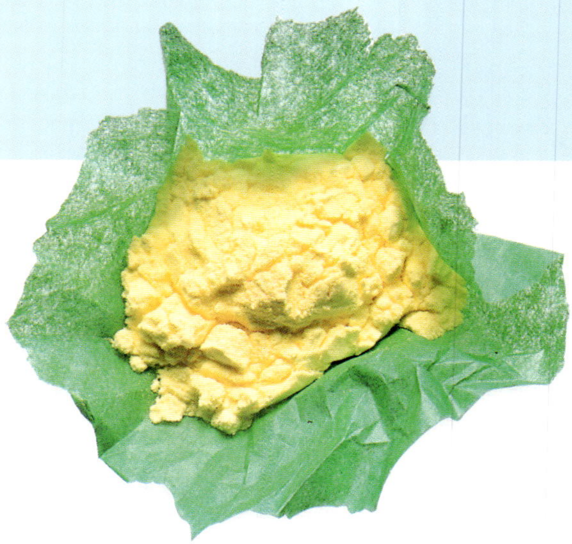

Das Präparat wird aus pulverisierten Austernschalen und Schwefelblüte zubereitet.

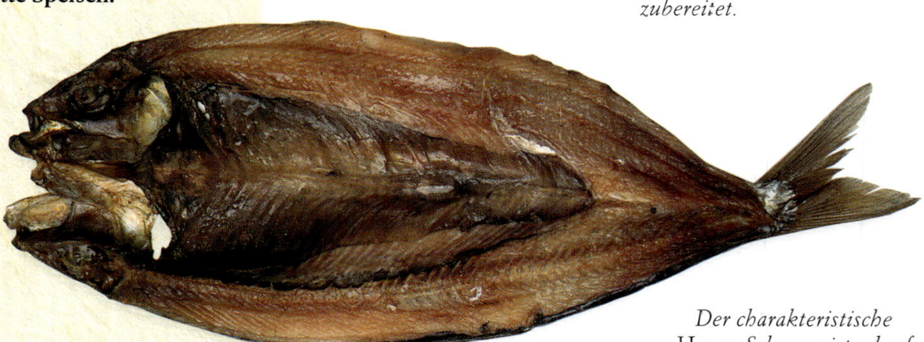

Der charakteristische Hepar-*Schmerz ist scharf und fühlt sich an wie eine Fischgräte im Hals.*

BESCHWERDEN

Kopfschmerz
Schmerz bohrt sich in die rechte Seite oder in die Nasenwurzel. Schlimmer durch Bewegung, Bücken. Schmerz durch Einwirkung von trockenkaltem oder kaltem Wind oder Zugluft.

Zahnabszeß
Mit psychischen und/oder allgemeinen Symptomen.

Ohrenschmerzen
Entzündung mit scharfen, stechenden Schmerzen. Absonderung von übelriechendem Eiter aus dem Ohr. Kinder weinen. Kind legt Hand aufs Ohr.

Leichte Erkältungen
Nase läuft oder ist verstopft, Niesreiz, ausgelöst durch kalten Wind. Ausscheidungen sauer oder wie Käse riechend. Anwendung im Spätstadium der Krankheit empfohlen, im Anschluß an *Aconitum*.

Halsschmerzen
Geschwollene Mandeln und Lymphknoten. Schmerz wie von einem Holzsplitter in der Kehle; strahlt beim Gähnen oder Schlucken auf das Ohr aus. Kehlkopfentzündung und Heiserkeit durch Aufenthalt in kalter Luft. Linderung der Halsschmerzen durch warme Getränke.

Husten
Bellend und erstickend; Kehle gereizt, wie Kitzeln mit Feder. Schlimmer durch kalte Getränke und kalte Luft. Kinder schreien vor Schmerzen vor dem Husten. Schwach auf der Brust; starkes Rasseln und große Mengen lockerer, gelber Schleim, der nur mühsam abgehustet wird.

Hautausschlag
Geschwüre, Frostbeulen und Furunkel: entzündet und stark berührungsempfindlich. Hautverletzungen eitern und heilen nur langsam.

Fieber
Niedrig, aber viel saurer, übelriechender Schweiß.

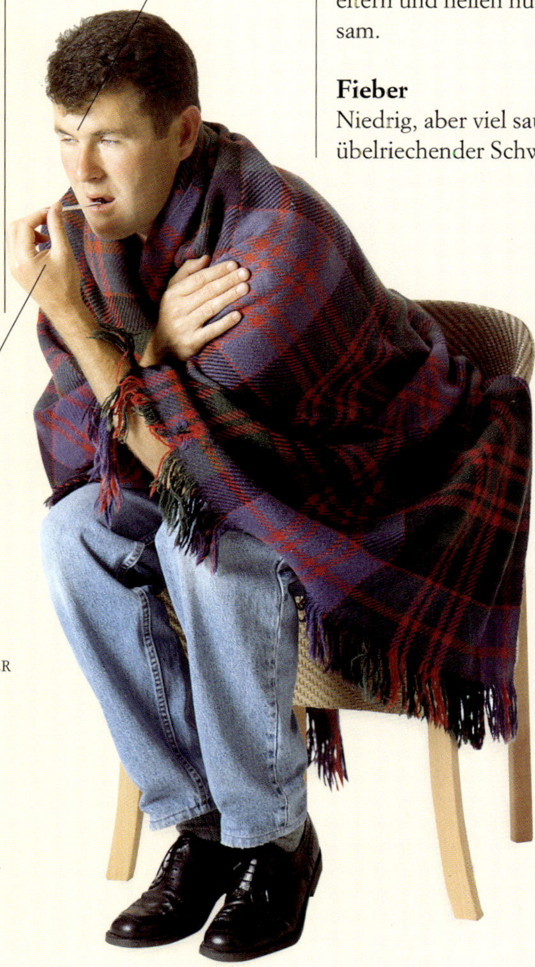
KOPFSCHMERZ RECHTSSEITIG UND ÜBER NASENWURZEL
HAT LEICHTES FIEBER UND SCHWITZT STARK
FÜHLT SICH BESSER DURCH WÄRME

Hepar ist ein sehr nützliches Mittel gegen Husten, Erkältungen und Gripppe.

ALTERNATIVE MITTEL
ALLGEMEIN

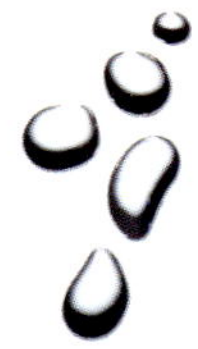

MERC.
Geschwollene Drüsen, starke Sekretbildung, umfangreiche, unangenehme Ausscheidungen, dünn, scharf und brennend oder dick und gelbgrün. Schlimmer durch Überhitzung und Unterkühlung; schlimmer nachts. Starke Schweißausbrüche, die keine Erleichterung verschaffen.

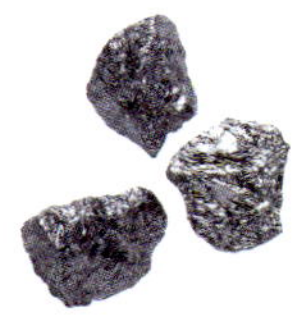

SIL.
Empfindlich, durstig, fröstelnd, schweißig; die kleinste Hautverletzung entzündet sich. Furchtsames, nachgiebiges Wesen, aber mit innerer Widerstandskraft.

Hypericum

[HYP.]

Johanniskraut ist ein seit alters her ein bewährtes Kräuterheilmittel zur Behandlung von Wunden wie auch leichter Depressionen. Für das Homöopathikum wird die gesamte blühende Pflanze gehackt, in Alkohol gelöst und als Tinktur zubereitet.

KURZINFORMATIONEN

Pflanze: Hypericum perforatum, *Johanniskraut*

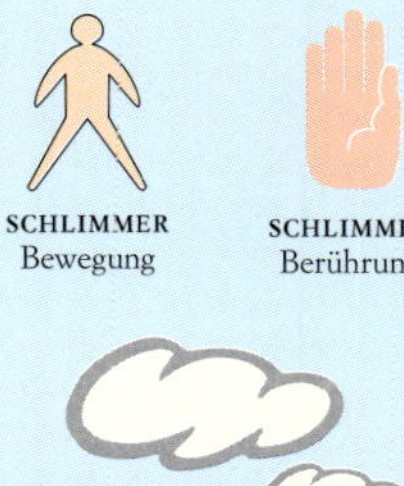

SCHLIMMER Bewegung

SCHLIMMER Berührung

SCHLIMMER kalte Luft

- *Schädigung der Nerven oder nervenreichen Gewebes*
- *Nervenschmerzen*
- *tief einschneidende Wunden*

Allgemeine Indikationen
Erste Hilfe: Verletzung und Schädigung nervenreichen Gewebes mit unerträglichen Schmerzen. Stechende Schmerzen mit Kribbeln oder Brennen oder Gefühllosigkeit im betroffenen Körperteil.

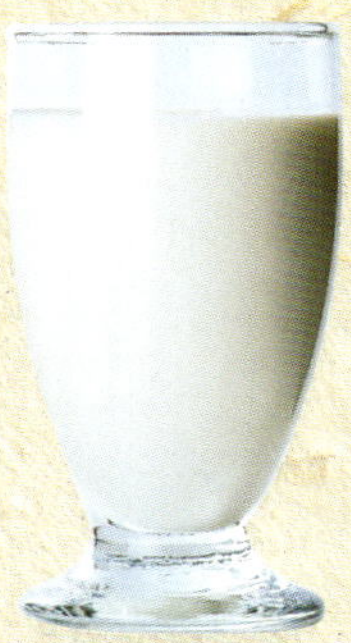

Wenn der Patient nach Milch verlangt, ist Hypericum *angezeigt.*

Psychische Verfassung
Keine spezifischen Anzeichen.

Modalitäten
Schlimmer: Berührung, aktive und passive Bewegung oder Erschütterung; kalte Luft.
Besser: Stilliegen.

Essen/Trinken
Verlangen: warme Getränke, Milch.
Abneigung: keine besonderen Aversionen.

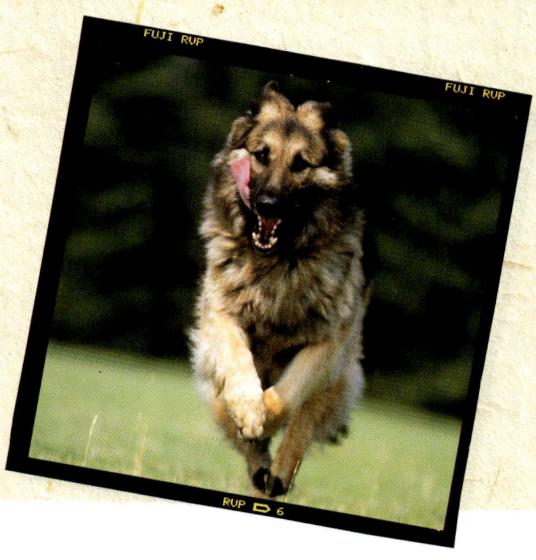

Hypericum wird oft bei tief einschneidenden Wunden verordnet, einschließlich Hundebissen.

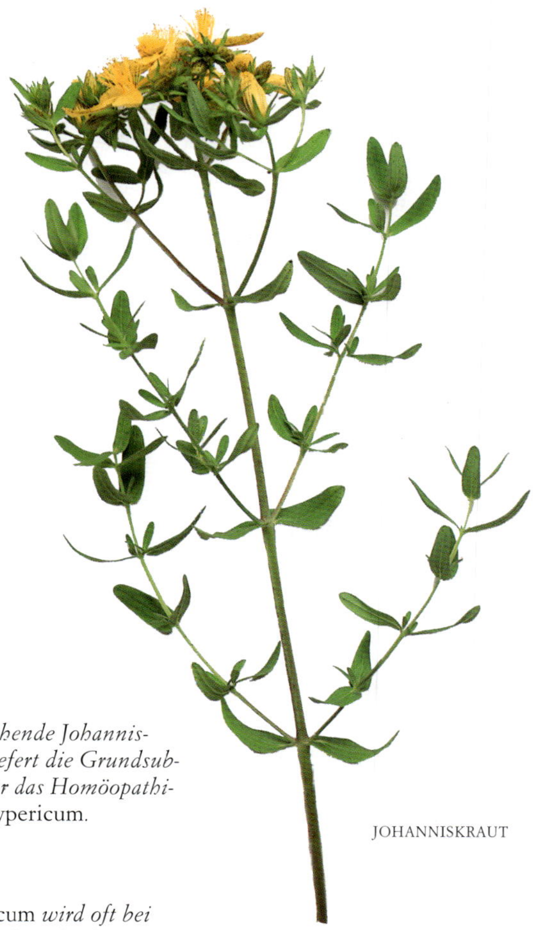

JOHANNISKRAUT

Das blühende Johanniskraut liefert die Grundsubstanz für das Homöopathikum Hypericum.

BESCHWERDEN

Haarausfall
Nach Kopfverletzungen oder Gehirnerschütterungen fallen die Haare aus.

Zahnschmerzen
Schmerzen im Zahn oder Kiefer nach Zahnbehandlung, sobald die Betäubung nachläßt. Stechende Schmerzen im Zahnfleisch nach Extraktion.

Hämorrhoiden
Mit Schmerzen, Blutung und Wundsein.

Verletzungen, Wunden
Besonders nützlich bei Finger- und Zehenspitzen. Zum Beispiel nach Schlag mit dem Hammer auf Daumen oder Einklemmen der Fingerkuppe. Prellungen der Wirbelsäule oder Steißbein. Vor Operationen an der Wirbelsäule. Gehirnerschütterung. Bisse von Tieren.

Wunden durch Nägel oder Holzsplitter; größere Platzwunden und Hautabschürfungen. Fördert Genesung nach chirurgischen Eingriffen. Alle Auswirkungen von Verletzungen an Kopf oder Wirbelsäule wie Kopfschmerz, Schwindelgefühle, anhaltende Schmerzen im Steißbein.

Wundsein durch Liegen
Äußere Anwendung als Salbe; innerlich bei starkem, stechendem Schmerz.

FRAUEN

Entbindung
Starke, stechende Schmerzen nach Zangengeburt, Epiduralanästhesie, Dammschnitt, Kaiserschnitt.

SPEZIELLE ANWENDUNGEN

Nach schmerzhaften chirurgischen Eingriffen; vor Operationen an der Wirbelsäule. Anhaltender Schmerz an Einstichstellen von Injektionen.

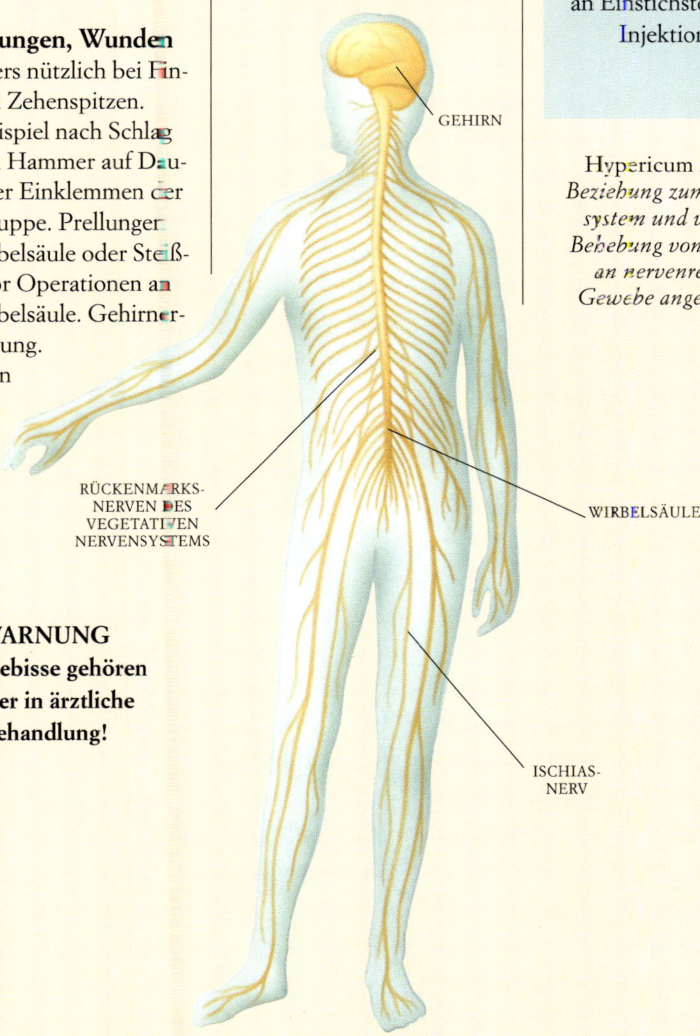

Hypericum *steht in Beziehung zum Nervensystem und wird zur Behebung von Schäden an nervenreichem Gewebe angewendet.*

WARNUNG
Hundebisse gehören immer in ärztliche Behandlung!

ALTERNATIVE MITTEL

VERLETZUNGEN

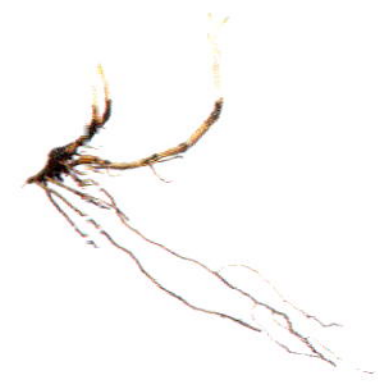

ARN.
Arznei der ersten Wahl bei Trauma und Verletzungen mit Wundschmerzen oder allgemeinem körperlichem Schock wie bei Unfällen, Stürzen, Knochenbrüchen, Verrenkungen und Verstauchungen von Gelenken, chirurgischen Eingriffen, Entbindung. Andere Arzneien können später angezeigt sein. Symptome und Zustand neu überdenken, um das dem Persönlichkeitsbild am besten entsprechende Präparat zu bestimmen. Bei unversehrter Haut auch Behandlung mit *Arnica*salbe.

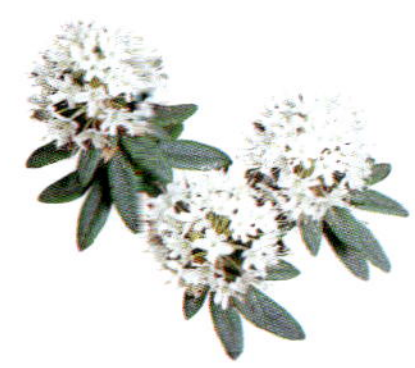

LED.
Stichverletzungen durch spitze Geräte, Nadeln, Nägel, Messer oder Bisse von Tieren und Insekten. Betroffene Körperstellen schwellen an, werden taub, fahl oder schwarz-blau gefleckt, empfindlich gegen Berührung. Sie fühlen sich äußerlich kalt an. Schmerzlinderung durch kalte Umschläge oder kaltes Wasser. Verstauchte Gelenke, die bei Bewegung schmerzen, sich kalt anfühlen; bei Schmerzen, die durch kalte Anwendungen gelindert werden.

Ignatia amara

[IGN.]

Die Ignatiusbohne wurde im 17. Jahrhundert von spanischen Jesuiten nach Europa gebracht und wird hauptsächlich zur Linderung seelischer Probleme eingesetzt. Die Bohne wird zu feinem Pulver zerstoßen und mit Alkohol zur homöopathischen Tinktur verarbeitet.

KURZINFORMATIONEN

Pflanze: Strychnos ignatii, *Ignatiusbohne*

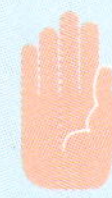

SCHLIMMER
Berührung

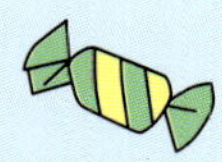

SCHLIMMER
Süßigkeiten

SCHLIMMER
rauchen

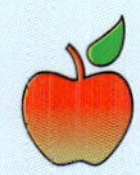

BESSER
essen

- *Akute Gefühlserregung*
- *Beschwerden nach emotionalen Konflikten*
- *Wechselhafte, widersprüchliche Gemütszustände*
- *Seufzen*

Allgemeine Indikationen

Meistens steht die Gemütsverfassung im Vordergrund; häufige Ursachen von Störungen sind Kummer oder Angst. Beeinträchtigung durch Krämpfe und Zittern. Ausgezeichnetes Mittel bei akutem Zustand von Trauer mit irrationalen Ängsten durch enttäuschte Erwartungen, Verlust oder Eifersucht. Weil sich die Gefühle im Aufruhr befinden, kann sich die Gemütslage rasch ins Gegenteil verkehren, zum Beispiel schlagartiger Umschwung von Weinen zu Lachen. Diese Neigung zu wechselnden Stimmungen oder widersprüchlichem Verhalten vollzieht sich auch im körperlichen Bereich. Akute Erkrankungen nach tiefem seelischem Schock, Verlust, Zerbrechen menschlicher Beziehungen, Heimweh. Körperliche Symptome stehen in unmittelbarem Zusammenhang mit offen bekundeten oder unterdrückten Gefühlen.

Psychische Verfassung

Brütend und verschlossen, in sich gekehrt und traurig, weinend und seufzend. Gefühlsausbrüche führen zu Unausgeglichenheit und Nervosität. Mögliche Ursachen: Tod eines geliebten Menschen, enttäuschte Liebe, Zurechtweisungen oder die Verdrängung dieser Gefühle. Patient reagiert wütend, schmerzerfüllt, intolerant, ungeduldig, in sich gekehrt, er weint und lacht hysterisch, möchte in Ruhe gelassen werden, verträgt kein Mitgefühl, leidet still vor sich hin. Tiefes Seufzen ist besonders symptomatisch.

Modalitäten

<u>Schlimmer:</u> Berührung, Kaffee, Süßigkeiten, Tabak.

<u>Besser:</u> tief atmen; schlucken und essen.

Essen/Trinken

<u>Verlangen:</u> Obst, Saures.

<u>Abneigung:</u> Obst, Fleisch, Milch, Tabakrauch.

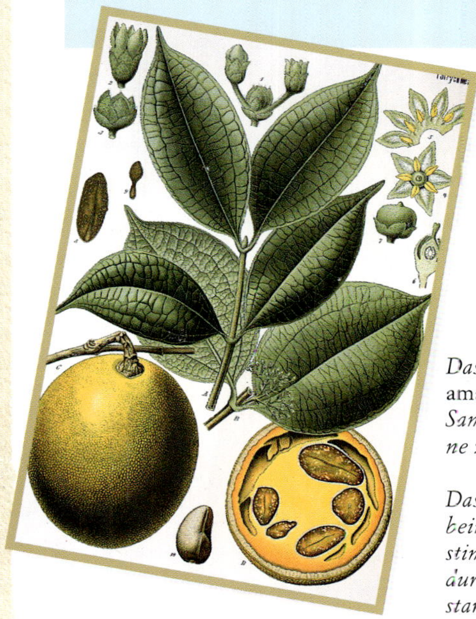

Das Präparat Ignatia amara *wird aus den Samen der Ignatiusbohne zubereitet.*

Das Arzneimittelbild beinhaltet schwere Verstimmungen, vor allem durch Verluste, und starke Gefühlsbeeinträchtigungen.

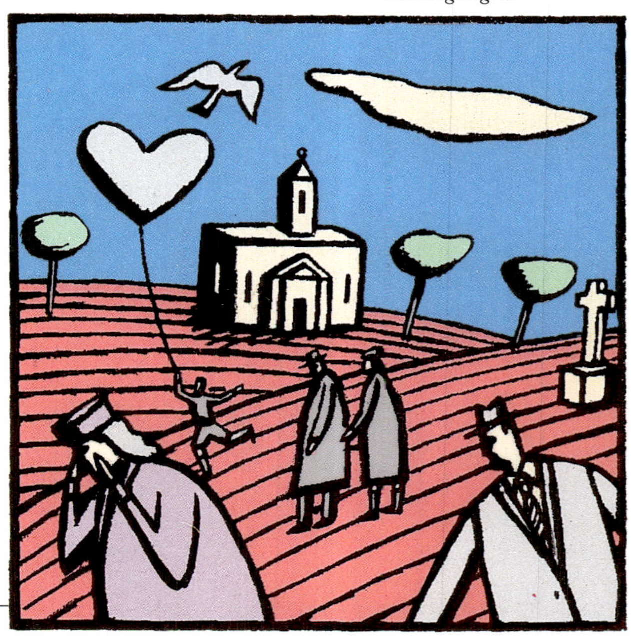

BESCHWERDEN

Kopfschmerzen
Als werde ein Nagel in Gehirn getrieben; sich auf die schmerzende Seite legen bringt Linderung. Spannungs- oder Migränekopfschmerz nach seelischer Belastung.

Ohrensausen
Dröhnen in den Ohren besser durch Musik.

Husten
Trocken, krampfhaft, sich in Anfällen wiederholend. Husten verschlimmert Hustenreiz. Husten eher beim Stillstehen als beim Gehen.

Halsentzündung
Gefühl wie Kloß im Hals, der sich nicht hinunterschlucken läßt; Erleichterung durch Verzehr fester Speisen. Allgemeines Fremdkörpergefühl im Hals. Erstickungsgefühl in der Kehle.

Verdauungsstörungen
Appetit auf allerlei, aber keine Lust zu essen, wenn die Speisen auf dem Tisch stehen. Hungergefühl mit Übelkeit. Leeres, sinkendes Gefühl im Magen, das nach dem Essen nicht vergeht. Nachlassende Übelkeit oder Erbrechen nach Genuß unverdaulicher Substanzen.

Darmstörungen, Hämorrhoiden
Stuhlgang weich, trotzdem schmerzhaft und schwierig; schmerzende Krämpfe im After nach Stuhlgang. Hämorrhoiden besser im Sitzen.

Harnverhaltung
Harndrang, aber unfähig zum Harnlassen.

Schlaflosigkeit
Leichter Schlaf; wacht von jedem Geräusch auf. Wiederkehrende schlechte Träume. Schlaflosigkeit durch Kummer, Sorgen. Starkes Gähnen.

Fieber
Bei Kälte durstig, bei Hitze kein Durst. Akute Erkrankungen wie Mandelentzündung in unmittelbarer Folge tiefer seelischer Erschütterung.

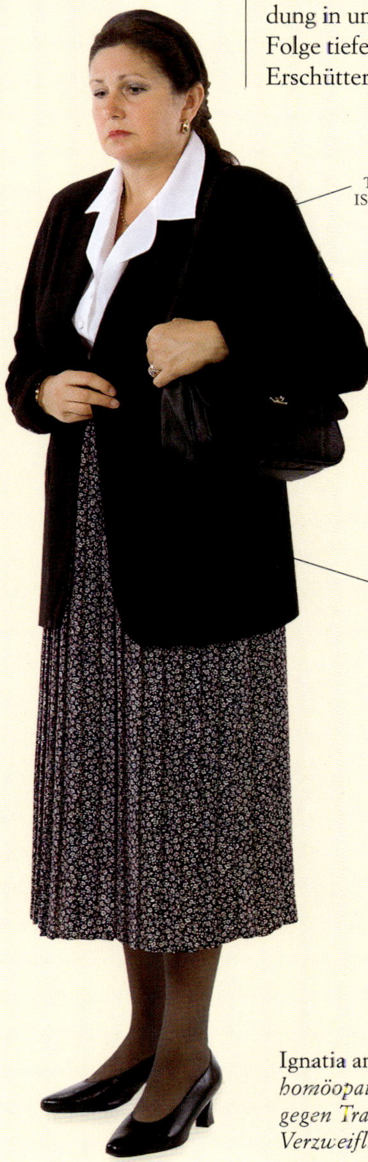

Ignatia amara *ist ein homöopathisches Mittel gegen Trauer und innere Verzweiflung.*

ALTERNATIVE MITTEL

KUMMER

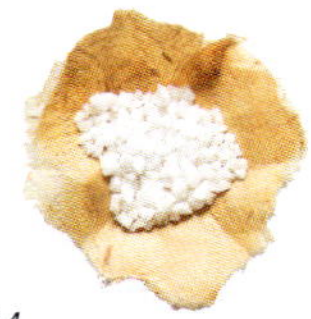

NAT-M.
Wie *Ignatia* ein wichtiges Mittel nach seelischen Erschütterungen, insbesondere Trauer nach Verlust. Patient läßt sich seine Gefühle nicht leicht anmerken, trauert lieber im Stillen. Mitgefühl durch andere, sofern nicht seitens der »richtigen« Person, führt eher zu Zustandsverschlechterung. Für Menschen, die nach außen hin gefaßt wirken, aber aus nichtigem Anlaß aus der Haut fahren und zu Überreaktionen neigen. Reaktionen mit *Ignatia*-Indikation sind widersprüchlich oder unangemessen; die von *Nat-m.* sind auf übertriebene Selbstbeherrschung zurückzuführen.

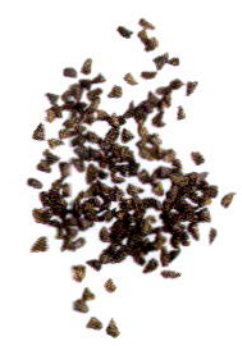

STAPH.
Beschwerden nach tiefen Enttäuschungen; beim Gefühl, beleidigt, erniedrigt oder verletzt zu werden. Die Empfindungen werden möglicherweise nicht offen gezeigt, sondern unterdrückt oder verdrängt.

Ipecacuanha

[IP.]

Das Präparat wird aus der in Brasilien heimischen Cephaelis ipecacuanha, *der Brechwurz, gewonnen. Für die Zubereitung der Tinktur werden die Wurzeln der Pflanze getrocknet, verrieben oder pulverisiert und in Alkohol gelöst. Die Anwendung erfolgt hauptsächlich bei Übelkeit und Bauchschmerzen.*

KURZINFORMATIONEN

Pflanze: Cephaelis ipecacuanha, *Brechwurz*

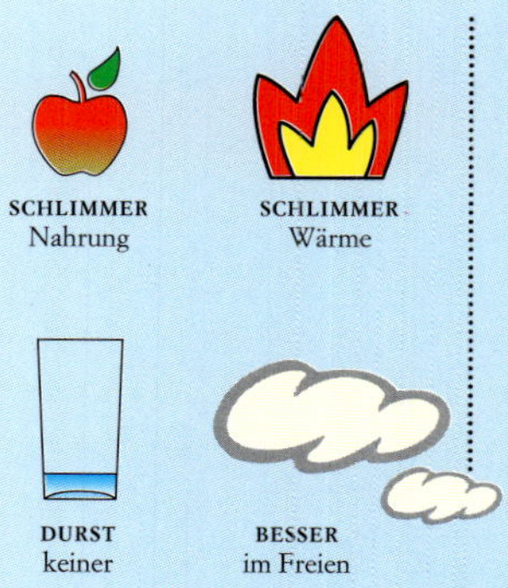

- *Übelkeit bei allen Beschwerden oder Störungen*
- *Übermäßiger Speichelfluß*
- *kein Durst*
- *krampfartiger Husten*

Allgemeine Indikationen

Das Mittel wird hauptsächlich eingesetzt, wenn Übelkeit im Vordergrund steht. Auch bei gleichzeitigem Auftreten von Störungen des Verdauungssystems und der Atemorgane. Übelkeit in Verbindung mit anderen Beschwerden wie starken Blutungen. Beschwerden können nach Ärger oder übermäßiger Nahrungsaufnahme eintreten und entwickeln sich rasch. Gesicht fahl oder bläulich durch Schwierigkeiten beim Atmen.

Psychische Verfassung

Mürrisch, übellaunig; verachtet alles und möchte, daß andere das auch tun. Kinder schwer zufriedenzustellen, jammern und schreien, wenn sie etwas haben wollen; extrem ungeduldig.

Modalitäten

Schlimmer: Geruch von Essen; fettes Fleisch, üppige Speisen, Eiscreme, Obst, Kaffee; Wärme, Feuchtigkeit; Kälte und Hitze; kalttrockenes Wetter.
Besser: frische Luft; kalte Getränke (lindern Husten).

Essen/Trinken

Verlangen: Delikatessen, Süßigkeiten.
Abneigung: normale Nahrung (kein Appetit); Getränke. Kein Durst.

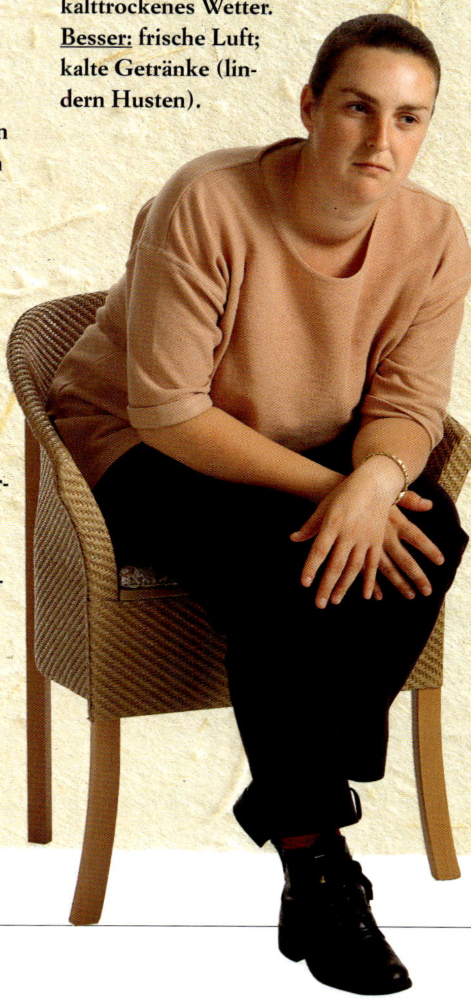

Ipecacuanha *ist ein ausgezeichnetes Mittel gegen Übelkeit, besonders in den ersten Schwangerschaftsmonaten.*

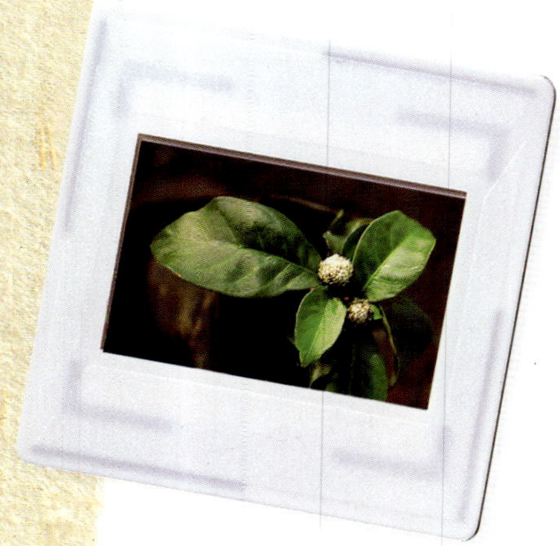

Die Brechwurz wächst in den tropischen Regenwäldern Mittel- und Südamerikas.

BESCHWERDEN

Kopfschmerzen
Mit Gefühl der Zerschlagenheit; mit Übelkeit. Durch Verdauungsbeschwerden. Migräne mit Übelkeit und Erbrechen.

Leichte Erkältungen
Verlegte Nasenwege während der Nacht, dann Anfälle von rauhem Husten mit Würgen und Erbrechen.

Husten
Häufig angezeigt bei Kindern mit Husten und Übelkeit. Kind versteift sich, wird rot oder blau im Gesicht, mit Anfällen von Übelkeit und Erbrechen. Anhaltender, heftiger Husten; ringt nach Luft. Husten verursacht Erbrechen ohne Übelkeit. Trockener, krampfartiger Husten führt zu Erstikkungsanfällen und Würgen. Lockeres, rauhes Rasseln in der Brust, aber es kommt kein Schleim. Nasenbluten mit Übelkeit durch Husten. Atemschwierigkeiten. Gefühl der Einschnürung in der Brust, schlimmer durch Bewegung.

Bauchschmerzen, Übelkeit
Übelkeit mit starkem Speichelfluß. Anhaltende Übelkeit; Gefühl, sich übergeben zu müssen, vergeht nicht nach Erbrechen. Leeres Aufstoßen. Magenschmerzen nach Ärger. Kolikartige Schmerzen im Nabelbereich, schlimmer durch Bewegung.

Durchfall
Häufiger Durchfall mit grünem, schleimigem Stuhl nach saurem oder unreifem Obst. Gärender, schaumiger Stuhl.

Fieber
Frösteln und Hitze abwechselnd. Bei Erhitzung kein Durst. Anhaltende Übelkeit.

KINDER

Siehe Husten.

FRAUEN

Erbrechen und Übelkeit
In der Schwangerschaft. Gebärmutterblutungen mit Übelkeit; Übelkeit bei Wehen.

VORSICHT
Bei Gebärmutterblutung ist der Arzt aufzusuchen.

Zum Arzneimittelbild von Ipecacuanha *gehören Atembeschwerden, Husten und Übelkeit.*

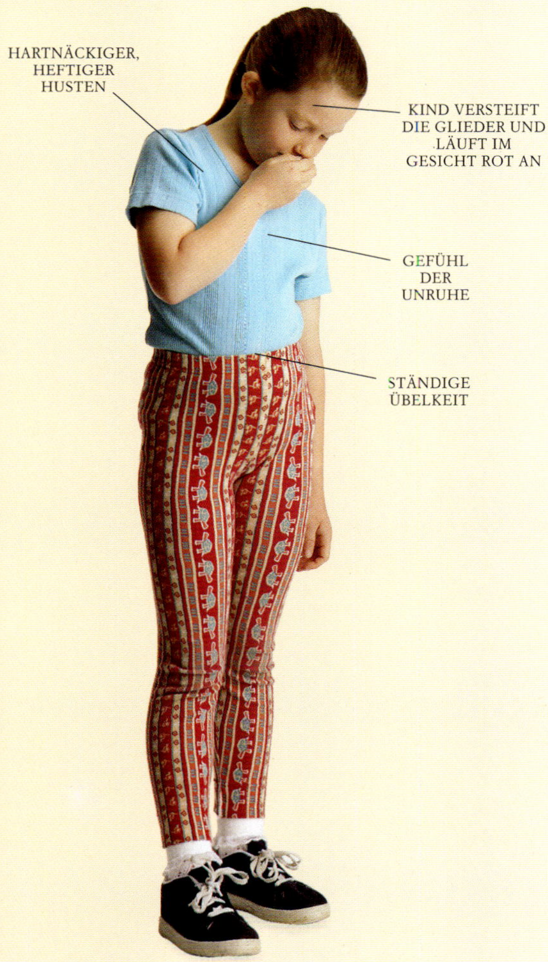
HARTNÄCKIGER, HEFTIGER HUSTEN
KIND VERSTEIFT DIE GLIEDER UND LÄUFT IM GESICHT ROT AN
GEFÜHL DER UNRUHE
STÄNDIGE ÜBELKEIT

ALTERNATIVE MITTEL

ÜBELKEIT IN DER SCHWANGERSCHAFT

CIMIC.
Übelkeit mit Depressionen, fühlt sich niedergeschlagen und pessimistisch; schlimmer bei feuchtkaltem Wetter, besser bei Wärme.

KALI BIC.
In der Schwangerschaft ist Erbrochenes hellgelb und wäßrig. Schleimhäute allgemein betroffen. Kühl im Umgang.

PULS.
Erbrechen von Schleim in der Schwangerschaft. Warmer Mensch, wünscht offene Fenster, Türen oder an die frische Luft zu gehen. Er ist gefühlsbetont, anhänglich, trostbedürftig.

SEP.
Übelkeit – Patientin wünscht, allein zu sein, Gefühl von geistiger Abwesenheit, mag keinen Trost. Frostig, verlangt nach Wärme.

Kali bichromicum

[KALI BIC.]

Doppelt-chromsaures Kali wird aus Chromerz gewonnen. Das Granulat wird zerstoßen oder in destilliertem Wasser gelöst. Das Präparat ist ein homöopathisches Mittel bei Schleimhautentzündungen in Nase, Rachen, Vagina, Harnröhre und Magen. Hilfreich auch bei Nasennebenhöhlenentzündung (Sinusitis).

KURZINFORMATIONEN

Mineral: Doppelt-chromsaures Kali

SCHLIMMER
kaltes Wetter

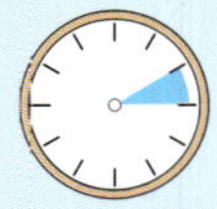

SCHLIMMER
frühmorgens

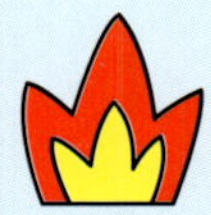

BESSER
Hitze

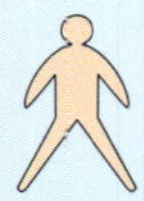

BESSER
Bewegung

- *Wirkt auf die Schleimhäute*
- *Symptome treten langsam auf.*
- *Sekrete dick, zäh, fadenziehend, gelb*
- *Frösteln*
- *Am schlimmsten 2–3 Uhr morgens*

Allgemeine Indikationen

Das Mittel wirkt hauptsächlich auf die Schleimhäute von Nase, Rachen, Lunge, Magen und der Eingeweide. Beschwerden setzen langsam ein, äußern sich aber heftig. Patient schwach und ermüdet. Sekrete dick, klebrig, fadenziehend oder klumpig, gelb. Zunge gelb belegt, Augäpfel gelblich verfärbt, Erbrochenes oder Schleim ebenfalls gelblich. Patient anfällig für katarrhalische Beschwerden, insbesondere in den Nasennebenhöhlen. Punktuell auftretende Schmerzen kommen oder gehen rasch oder ziehen von einer Stelle zur anderen. Rheumatische Gelenke schmerzen. Leicht frierende Menschen, die sich schnell erkälten.

Psychische Verfassung

Meidet geistige oder körperliche Anstrengung.

Modalitäten

Schlimmer: feuchtkaltes Wetter; im Frühling und Herbst; frühmorgens.
Besser: Hitze, Bewegung.

Essen/Trinken

Verlangen: Bier, saure Getränke.
Abneigung: Fleisch (unverdaulich).

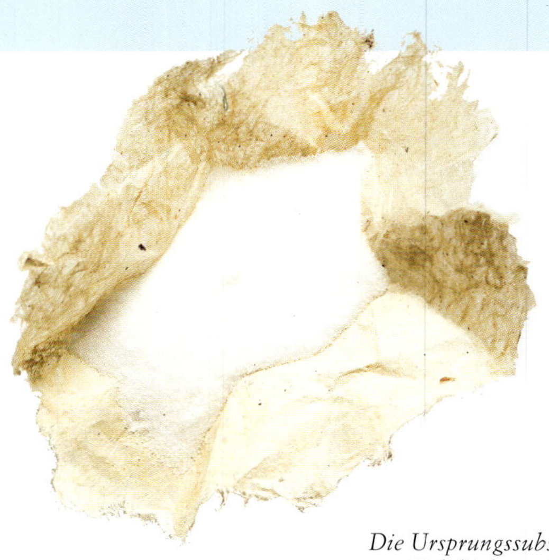

Die Ursprungssubstanz von Kali bichromicum *ist aus Chromerz hergestelltes doppelt-chromsaures Kali.*

Kali bic. *ist ein Mittel gegen Erkrankungen der Schleimhäute.*

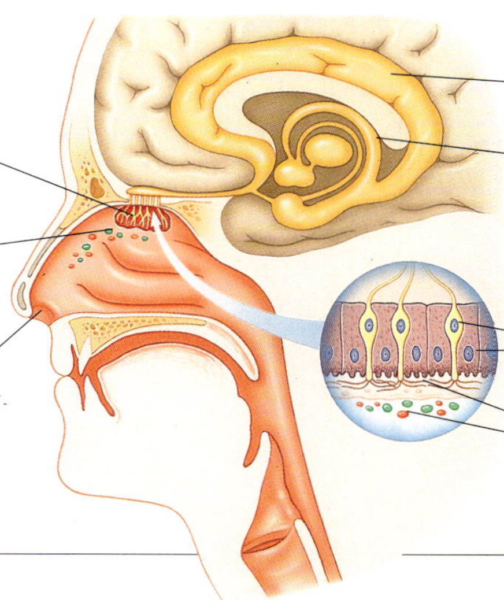

Kopfschmerzen
Migräne; örtlich konzentrierte Schmerzen mit getrübter Sicht. Tritt täglich zur gleichen Zeit auf.

Ohrenschmerzen
Mit dickem, gelbem, übel riechendem Ausfluß. Besonders linksseitig. Die Behandlung muß durch den Arzt erfolgen.

Leichte Erkältungen
Nasennebenhöhlenentzündung. Nase verstopft mit Druck im Nasenwurzelbereich; trocken. Sinusschmerzen oberhalb und entlang der Augenbrauen, besser nach Druck auf oberen Bereich des Nasenrückens. Nasensekret dick, grün oder gelb, übelriechend, verursacht Reizung der Nasenflügel und Oberlippe. Der Schleim verkrustet, läßt sich nur schwer entfernen und entzündet die Haut.

Halsschmerzen
Trocken und rauh; Rachen gerötet, geschwollen. Mandeln entzündet, mit tiefen Geschwüren. Schleim im Rachen zäh, dick, klebrig. Stimme rauh und heiser.

Husten
Kitzeln am Kehlkopf, nach dem Essen schlimmer. Hustet Schleim ab – dick, gelb, klebrig, fadenziehend, ergiebig. Blecherner abgehackter Husten bei Pseudokrupp. Eventuell Schmerzen in der Brust bis zum Rücken, zwischen den Schulterblättern.

BESCHWERDEN

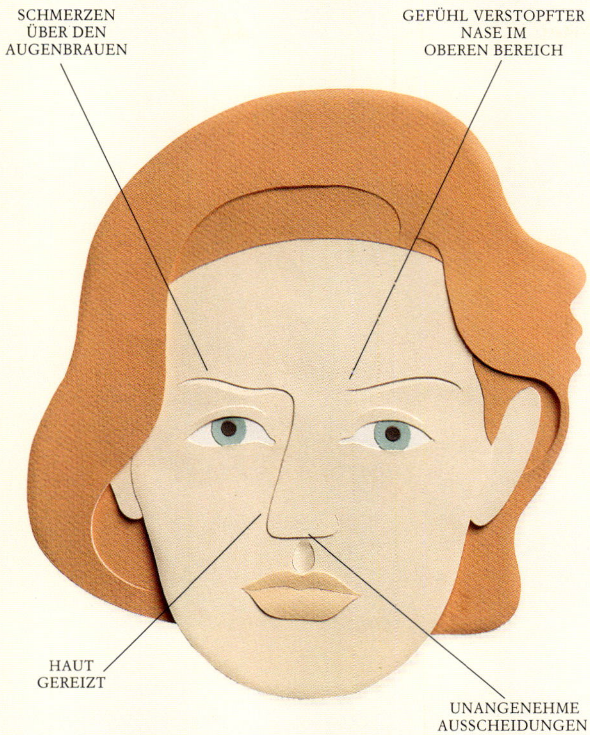

Kali bic. *ist hilfreich bei Schmerzen in den Nasennebenhöhlen und bei verstopfter Nase.*

Verdauungsstörungen
Trockener Mund. Erbrechen von hellgelbem Wasser/Schleim. Aufnahme von Nahrung lindert Beschwerden. Beschwerden nach zuviel Biergenuß mit anschließendem Erbrechen.

Durchfall
Braun, schaumig. Durchfall nach Biergenuß. Schmerzhafter Druck im Mastdarm.

Allgemeine Schmerzen
Schmerzen ziehen von einer Stelle zu anderen. Schlimmer bei Wetterumschwung oder durch kalte Luft. Rückenschmerzen im unteren Bereich.

FRAUEN

Erbrechen
In der Schwangerschaft.

Scheidenentzündung durch Pilze
Gelber klumpiger, klebriger Ausfluß aus der Vagina.

MÄNNER

Urologische Probleme
Krämpfe an Peniswurzel. Brennender, umfangreicher Harn; geleeartiger Harn blockiert Harnleiter. Prostataschmerzen zwingen zum Stehenbleiben, schlimmer beim Gehen. Prostatitis.

ALTERNATIVE MITTEL

SCHLEIMBILDUNG

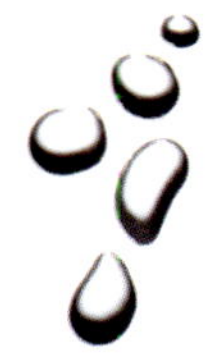

MERC.
Absonderungen von Schleimhäuten grün oder gelbgrün, verursachen Reizung und Wundsein auf der Haut; Geruch übler als bei *Kali bic.* Drüsen meist betroffen, geschwollen.
Bei vielen Beschwerden Schweißausbrüche. Empfindlichkeit gegen extreme Hitze und Kälte, besser nur bei gemäßigten Temperaturen.

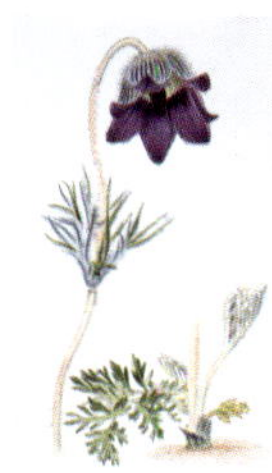

PULS.
Absonderungen der Schleimhäute dick und gelb; betroffen sind Augen, Nase, Ohren, Harnröhre usw. Warme Person, liebt es kühl mit frischer Luft. Symptome häufig wechselnd – von einer Körperseite zur anderen, von einer Stelle zu nächsten. Gefühlsbetont, braucht Mitgefühl, weint häufig, ist anhänglich. Nicht unbedingt durstig.

Lachesis

[LACH.]

Das Präparat Lachesis *wird aus dem frischen Gift der in Südamerika heimischen Buschmeisterschlange gewonnen. Es wird homöopathisch angewendet, um Störungen des Kreislaufs, Wechseljahrsbeschwerden sowie linksseitige Symptome zu behandeln.*

KURZINFORMATIONEN

Schlange: Crotalus mutus, *Buschmeisterschlange*

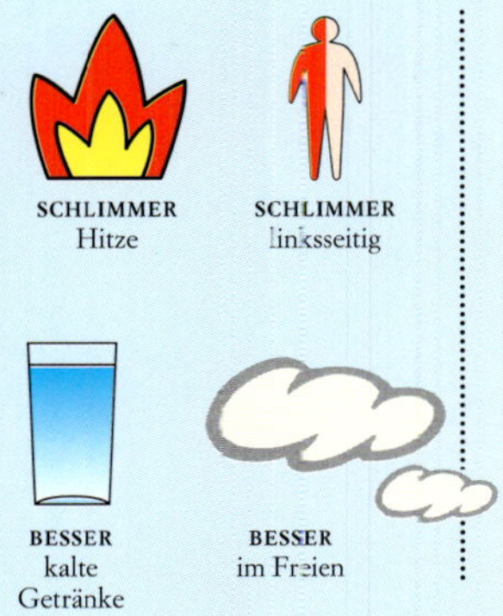

- *Redselig, leidenschaftlich, eindringlich, ausdrucksstark*
- *Symptome gewöhnlich linksseitig*
- *Wärme*
- *Dunkle Rötung*
- *Beschwerden während oder nach Schlaf*

Allgemeine Indikationen
Die Wirkung von *Lachesis* erstreckt sich primär auf Psyche, Blutkreislauf, Rachen und Eierstöcke. Die Symptome treten rasch und heftig auf. Blutungen; Hitzewallungen; tröpfelnder Durchfall. Beschwerden können während des Schlafs einsetzen oder gleich danach. Fremdkörpergefühl in verschiedenen Teilen des Körpers. Gefühl von Einschnürung. Intensive Gefühlsregungen. Auswirkungen von Verletzungen und Stichen. Blaue Haut oder entzündete Flecken um die Einstiche. Menopausale Symptome. Linksseitig.

Psychische Verfassung
Redselig und geschwätzig, wechselt ständig das Thema. Bissige Bemerkungen. Überaktiver Geist. Nimmt kein Blatt vor den Mund und setzt Worte als Waffen ein – ironisch, sarkastisch, taktlos. Intensive, extreme Emotionen. Reagiert eifersüchtig, mißtrauisch, paranoid; überschwenglich, leicht erregbar, überspannt. Beschwerden durch Trauer oder enttäuschte Liebe. Deprimiert und ängstlich morgens nach dem Aufstehen. Beschwerden treten im Schlaf oder gleich danach auf; deshalb möglicherweise Angst vor dem Zubettgehen.

Modalitäten
Schlimmer: Schlaf; Hitze, Sommer, Sonne; trockenes Schlucken; leichte Bewegung oder Druck; Alkohol.
Besser: frische Luft; ungehinderte Ausscheidungen; fester Druck; kalte Getränke.

Essen/Trinken
Verlangen: alkoholische Getränke, Austern, Kaffee.
Abneigung: warme Speisen, Brot, Tabak.

OBEN *Der* Lachesis-*Patient fühlt sich besser an der frischen Luft und im Freien.*

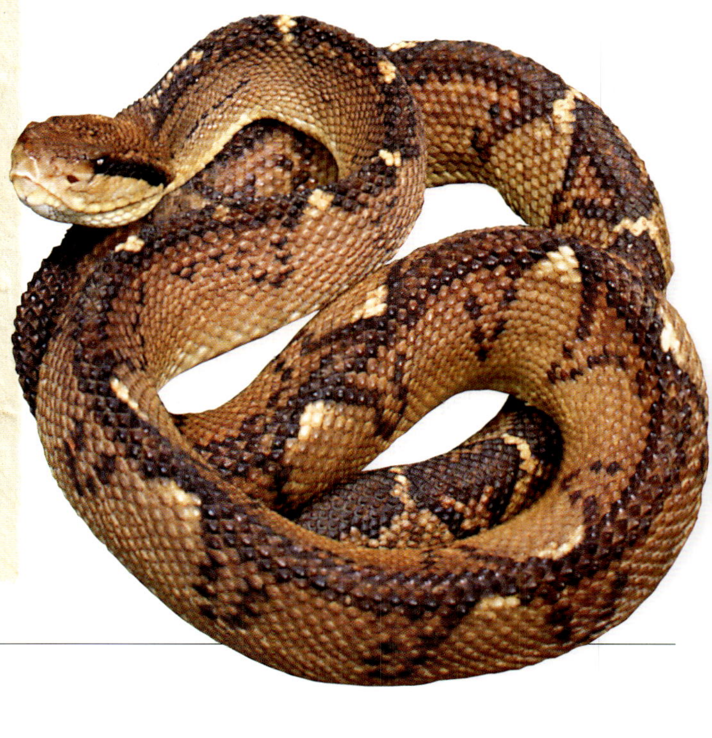

UNTEN *Das Gift der Buschmeisterschlange ist die Grundsubstanz von* Lachesis.

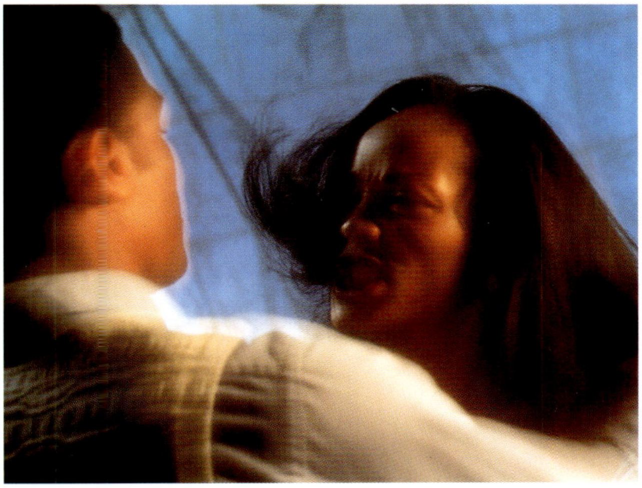

ALTERNATIVE MITTEL

ALLGEMEIN

BELL.
Ist erregt, leidet an Bewußtseinstrübung; Überempfindlichkeit; plötzliches Auftreten von Infektionen mit Trockenheit, Rötung und Hitze.

PULS.
Sanftmütige Veranlagung; Wunsch nach kühler Luft.

Aggressives Verhalten bei Eifersucht sowie Mißtrauen sind typisch für das Krankheitsbild des Lachesis-*Patienten.*

BESCHWERDEN

Kopfschmerzen
Kopf fühlt sich schwer an, als würde er explodieren als wäre das ganze Blut in den Kopf gestiegen. Hämmernde, pulsierende Schmerzen. Migräne mit Schmerzen, die in Nacken und Schultern ausstrahlen. Kopfschmerz durch Sonneneinwirkung oder nach zuviel Alkoholgenuß.

Nasenbluten
Bei Schneuzen tritt dunkles Blut aus.

Mundbeschwerden
Bläuliches Zahnfleisch, geschwollen, blutet leicht. Schlechter Atem. Dicker Speichel.

Halsschmerzen
Dunkel gerötet. Gefühl wie Kloß im Hals, der aufsteigt und wieder absinkt. Erstickungsgefühl wie durch Schwellung in der Kehle. Halsschmerzen ziehen zu den Ohren. Schlucken sehr schmerzhaft, aber Erleichterung durch Essen; schlimmer durch trockenes Schlucken oder Getränke. Verschlechterung auch nach heißen Getränken. Hals außen stark berührungsempfindlich; Patient verträgt nichts Einengendes um den Hals. Linke Seite am stärksten betroffen.

Husten
Tiefe Atemzüge. Berührung des Halses löst kitzelnden, erstickenden Husten aus. Husten im Schlaf ohne aufzuwachen; schlimmer beim Schlafen. Beim Hinlegen und Einschlafen Gefühl des Erstickens.

Fieber
Hitze oben im Kopf; heiße Wallungen beim Einschlafen. Frösteln schlimmer durch Getränke.

Hautverletzungen, Ausschlag
Wunden bluten stark, Blut dickflüssig und dunkelrot. Ausschläge rotviolett (bläulich an den Rändern), desgleichen Wundsein durch Liegen, Furunkel und entzündete Geschwüre.

Gelenkschmerzen
Rotviolette Verfärbung über den Gelenken, geschwollen und heiß.

FRAUEN

Wechseljahresbeschwerden
Herzklopfen und Hitzewallungen mit Kopfschmerz (*siehe dort*); Ohnmachtsanfälle. Nasenbluten in der Menopause.

Haarausfall
In der Schwangerschaft.

SPEZIELLE ANWENDUNGEN

Sonnenstich: Gesicht dunkelrot oder bläulich nach extremer Hitze; Blut steigt in Wellen in den Kopf; schlimmer nach Schlaf.

Ledum

[LED.]

Das Präparat wird aus Wildem Rosmarin gewonnen, der in Europa und Kanada verbreitet ist. Für die homöopathische Tinktur wird die frische Pflanze verrieben und in Alkohol gelöst. Arznei bei Erste-Hilfe-Maßnahmen, bei Stichverletzungen und Gelenkschmerzen.

KURZINFORMATIONEN

Pflanze: Ledum palustre, *Wilder Rosmarin, Sumpfporst*

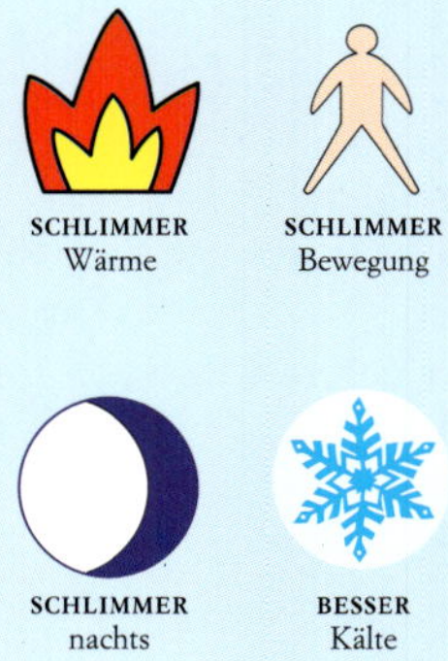

- *Hautverletzungen, geschwollene Gelenke*
- *Haut fühlt sich bei Berührung kalt an.*
- *Besser durch kalte Umschläge oder Kältebehandlungen*
- *Schlimmer durch Bettwärme, äußere Anwendung von Hitze*

Allgemeine Indikationen

Ledum **wirkt auf die Haut, kleine Gelenke wie Hand- und Fußknöchel sowie Sehnen. Schwellung, Taubheit, Schmerz und Kälte. Patient wird kalt und frostig, aber kalte Umschläge bringen den betroffenen Stellen Linderung. Besserung des Allgemeinbefindens in kühler Umgebung.**

Psychische Verfassung

Keine spezifischen Anzeichen.

Modalitäten

Schlimmer: Wärme, Bewegung der betroffenen Teile; nachts.
Besser: Kälte, Ruhe, betroffene Teile ruhigstellen.

Essen/Trinken

Verlangen: alkoholische Getränke; bringen aber Verschlimmerung der Symptome.

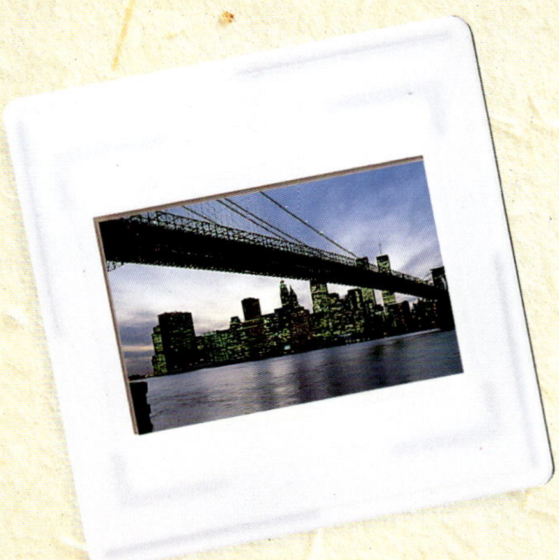

Bei Ledum-*Patienten verstärken sich die Beschwerden während der Nacht.*

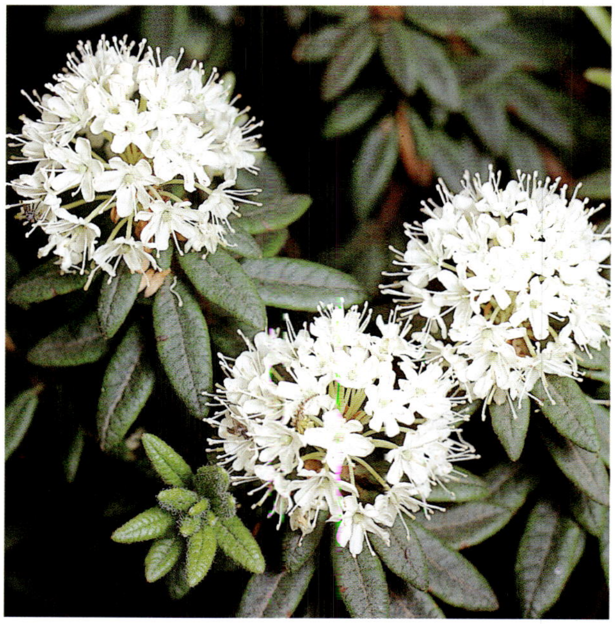

Die antiseptischen Eigenschaften des Wilden Rosmarins können Wundstarrkrampf vorbeugen.

BESCHWERDEN

Augenbeschwerden
Blutunterlaufen, geprellt »blaues Auge« nach Verletzung.

Gelenkschmerzen
Steifigkeit. Verstauchte Fußknöchel. Schmerzende Fußsohlen machen Gehen unmöglich. Patient kann Füße nicht anheben; möchte Füße in kaltes Wasser stellen. Rheumatische Gelenke: geschwollen, gerötet, kalt. Akute Rheumaschmerzen, wenn Gelenk geschwollen und heiß, aber nicht gerötet. Knie zittrig, weich, mit stechenden Schmerzen, die beim Gehen stärker werden. Gelenk des großen Zehs betroffen. Die Körperteile fühlen sich kalt an, Patient empfindet sie als heiß.

Wunden, Bisse
Stichverletzungen, die sich kalt anfühlen oder nur wenig bluten. Insektenstiche. Schwellung mit Bluterguß, rote Flecken, Ausschlag. Bisse von Tieren. Betroffene Körperteile stark berührungsempfindlich, entzünden sich. Linderung in allen Fällen durch kalte Behandlungen, aber Verschlimmerung durch Hitze.
Bei Tierbissen ist der Arzt aufzusuchen!

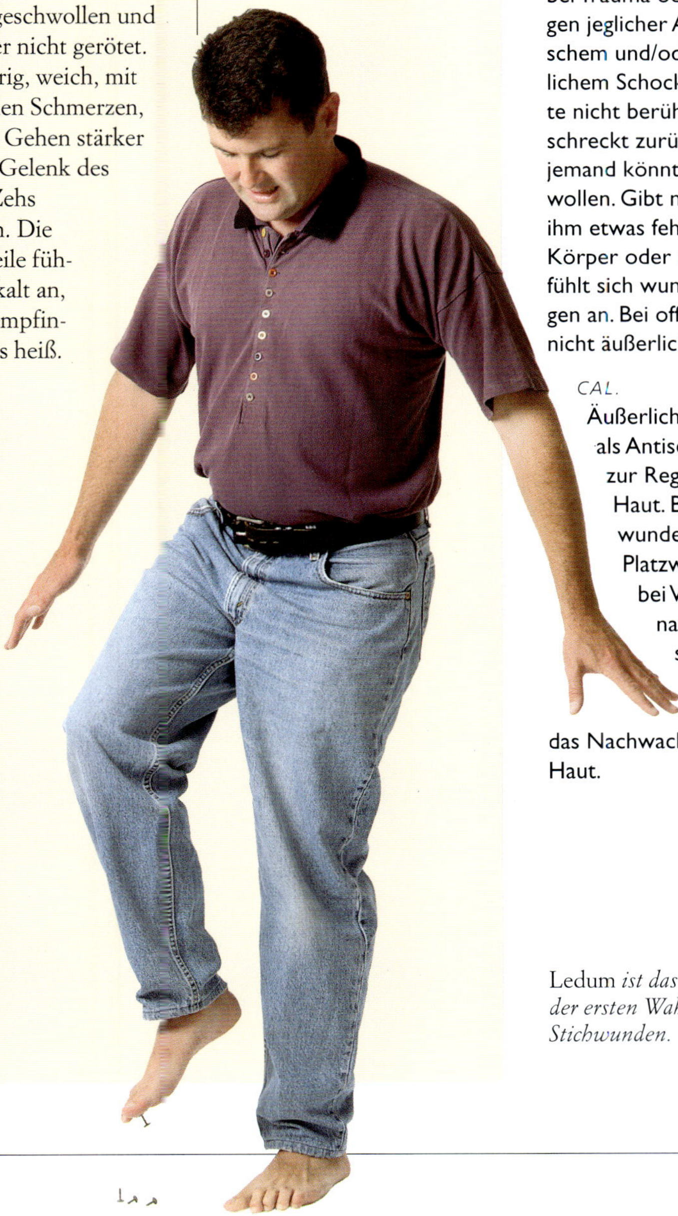

Ledum *ist das Mittel der ersten Wahl bei Stichwunden.*

ALTERNATIVE MITTEL

ALLGEMEIN

APIS
Wenn bei Insektenbissen und -stichen die Haut rot, heiß, glänzend wird und anschwillt. Auch bei geschwollenen, heißen, geröteten Gelenken. In beiden Fällen stechender, brennender Schmerz, schlimmer durch Wärme jeglicher Art, besser durch kalte Behandlung. Dasselbe Befinden bei Ausschlag mit geröteten, geschwollenen, stark juckenden Flecken.

ARN.
Das Mittel der ersten Wahl bei Trauma oder Verletzungen jeglicher Art mit seelischem und/oder körperlichem Schock. Patient möchte nicht berührt werden und schreckt zurück aus Angst, jemand könnte ihn berühren wollen. Gibt nicht zu, daß ihm etwas fehlt. Der ganze Körper oder nur ein Teil fühlt sich wund und zerschlagen an. Bei offenen Wunden nicht äußerlich anwenden.

CAL.
Äußerliche Anwendung als Antiseptikum und zur Regeneration der Haut. Bei Schnittwunden, Schrammen, Platzwunden sowie bei Verbrennungen, nachdem die Blasen aufgegangen sind. Beruhigt und fördert das Nachwachsen neuer Haut.

HYP.
Das Mittel der ersten Wahl bei Schädigung der Nerven und Nervenenden, bei tiefen Wunden wie Nadelstiche. Mit scharfen, stechenden Schmerzen, Kribbeln und/oder Taubheit.

LACH.
Gegen Tierbisse und andere Hautverletzungen mit bläulicher/rotvioletter Verfärbung der Haut oder Austritt von dunkelrotem Blut. Gelenkverletzungen mit Schwellung und blauen/rotvioletten Flecken. Die Haut fühlt sich warm an. Beschwerden schlimmer durch Hitze, Berührung und leichten Druck, besser durch Kälte und festen Druck.

RHUS T.
Verstauchungen und Verrenkungen von Gelenken, die sich bei Hitze bessern, bei Kälte und Feuchtigkeit verschlimmern. Betroffene Körperteile steif und schmerzhaft bei Beginn der Bewegung, aber besser bei fortgesetzter Bewegung. Besonders symptomatisch für *Rhus-t.*: Gefühl von Unruhe. Person kann keinen Moment still bleiben.

RUTA
Bei Schädigung von Knorpel, Bändern, Knochen, weniger bei Muskeln und Sehnen. Die Verletzung reicht tiefer ins Gelenk hinein. Schmerzen besser durch Wärme und Bewegung, schlimmer durch Kälte und Feuchtigkeit.

Lycopodium

[LYC.]

Der auf der gesamten nördlichen Halbkugel verbreitete Bärlapp liefert die Ausgangssubstanz des Präparats Lycopodium. *Für die Zubereitung der homöopathischen Tinktur werden die reifen Sporen der Pflanze verrieben und in Alkohol gelöst. Das Mittel hilft bei Verdauungsstörungen.*

KURZINFORMATIONEN

Pflanze: Lycopodium clavatum, *Bärlapp, Schlangenmoos*

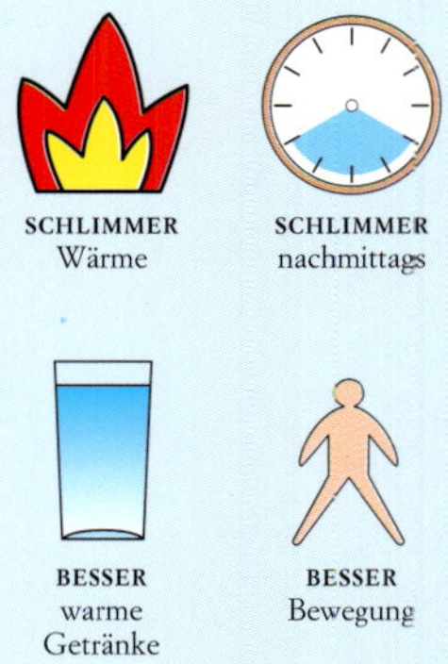

- *Verlangt Süßigkeiten, heiße Getränke.*
- *Schlimmer 4–8 Uhr nachmittags*
- *Symptome stärker mental als körperlich*
- *Flatulenz, Völlegefühl nach dem Essen*
- *Schmerzen vorwiegend rechtsseitig, können von rechts nach links wandern*

Allgemeine Indikationen

***Lycopodium* wirkt primär auf den Verdauungstrakt, die Leber und den Harnapparat. Patient hat Gefühl starker Gasbildung, ist aufgebläht. Die Beschwerden treten allmählich auf. Symptome hauptsächlich rechtsseitig, können aber zur linken Seite ziehen, besonders bei Halsbeschwerden. Neigung zu Kälte und Trockenheit. Verlangen nach Süßigkeiten.**

Psychische Verfassung

Empfindlich, furchtsam, Angst vor Alleinsein; es muß jemand in der Nähe sein. Äußerlich robust und dominierend oder ängstlich, ohne Selbstvertrauen. Furcht vor Belastungen, Nervosität vor Prüfungen und öffentlichen Auftritten. Unternimmt nicht gern etwas Neues.

Modalitäten

Schlimmer: Wärme, Druck durch Kleidung; Milch, Gemüse, Kohl, Bohnen, Brot, Backwaren, kalte Speisen; zwischen 16 bis 20 Uhr . Besser: warme Getränke; Bewegung; Aufstoßen.

Essen/Trinken

Verlangen: Süßigkeiten, heiße Speisen, Oliven, Alkohol. Abneigung: Bohnen, Erbsen, Kohl (verursachen Blähungen).

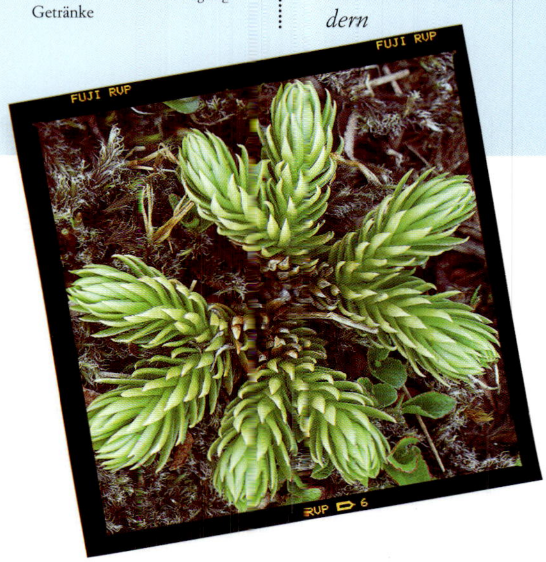

Das Präparat wird aus reifen Bärlappsporen gewonnen.

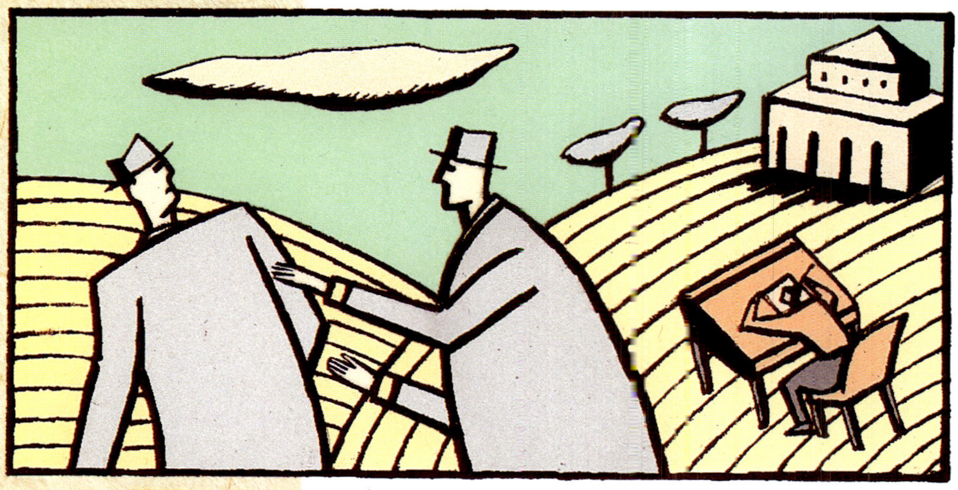

Der Lycopodium-*Patient ist nicht gern allein und hat Angst vor Prüfungen.*

BESCHWERDEN

Emotionale Probleme
Angst vor wichtigen Ereignissen wie Prüfungen, öffentlichen Auftritten, ausgelöst durch die Besorgnis, den Anforderungen nicht gewachsen zu sein (was sich meist als unbegründet erweist). Schlaflosigkeit aus Sorge um das Ergebnis, beispielsweise bei Prüfungen.

Kopfschmerzen
Hervorgerufen oder verschlimmert durch unregelmäßige Nahrungsaufnahme oder seelische Belastungen. Katarrhalische Schmerzen über den Augen bei starker Erkältung. Schmerz wandert von rechts nach links.

Leichte Erkältungen
Schmerzen hinter der Stirn; Nasenwege und Nebenhöhlen verlegt durch gelben Katarrh. Schnupfen erzwingt Atmen durch den Mund. Nase verstopft, aber trocken, schlimmer rechtsseitig. Geringe, brennende Sekretabsonderung bildet Krusten und Ohrenschmalzpfropfen.

Halsentzündung
Sehr schmerzhaft; besser durch warme Getränke und Schluckbewegung. Mandeln geschwollen, eitrig, mit Geschwüren. Rechtsseitiger Beginn mit Verlauf nach links.

Ohrenbeschwerden
Summen, Rauschen; Ansammlung von Ohrenschmalz führt zu Schwerhörigkeit. Ausscheidungen klebrig, dick, gelb, übelriechend.

Husten
Trockener Reizhusten. Rasselnder Atem, schlimmer in Rückenlage, beim Gähnen und tiefem Luftholen. Beim Husten Auswurf von salzigem, grünlichgelbem, klumpigem oder übelriechendem Schleim. Hecheln nach Luft.

Verdauungsstörungen
Schon nach einigen Bissen satt. Kleine Portionen genügen, um Völlegefühl hervorzurufen. Sodbrennen oder schlechte Verdauung mit bitterem Aufstoßen, Unverdautes steigt in der Speiseröhre empor. Angstgefühl im Magen. Geräuschvolle Winde. Völle, Hartleibigkeit, Aufblähung. Bauch empfindlich gegen geringste Berührung, Patient möchte Kleidung lockern.

Verstopfung
Stuhl sitzt fest; kein Drang, Stuhl auszuscheiden, obwohl reichlich vorhanden. Verstopfung tritt oft unterwegs auf, auf Reisen.

Blasenentzündung
Harnverhaltung; Harn kommt langsam, nach Pressen. Ergiebige Harnausscheidung nachts. Druck in Blase und Bauch. Anhaltendes Druckgefühl nach unten. Harn milchig, blutig oder mit rotem Grieß.

KINDER

Schnupfen
Babys atmen/saugen nur mit Mühe; müssen durch den Mund atmen.

Kolik
Schlimmer abends, mit Aufblähung; schlimmer durch Hitze, zu enge Windeln oder Kleidung.

Harnwegsinfektionen
Kind weint vor Harnlassen.

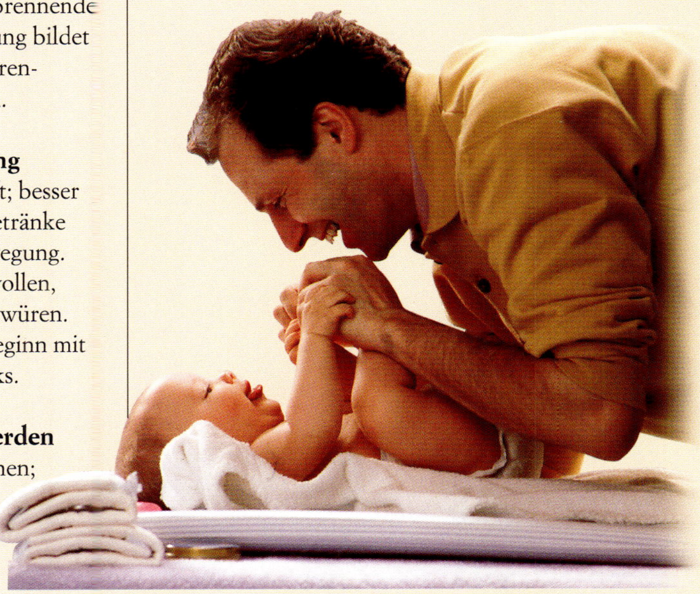

ALTERNATIVE MITTEL

ALLGEMEIN

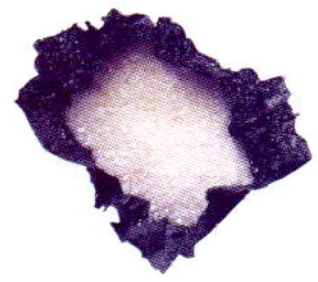

ARG-N.
Impulsiv und gehetzt. Nervöser Durchfall.

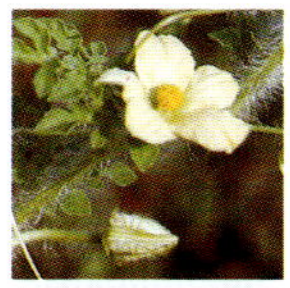

COLOC.
Besser durch Vornüberbeugen, Anziehen der Glieder, festen Druck auf Bauch.

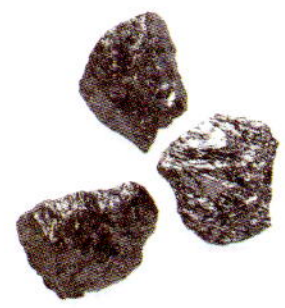

SIL.
Patient ist nachgiebig, aber sehr empfindsam. Schwitzt leicht, besonders an Kopf und Füßen. Fröstelnd und durstig.

Für Lycopodium *symptomatisch sind Koliken bei Babys mit Verschlimmerung durch stramm sitzende Windeln.*

Magnesium phosphoricum

[MAG-P.]

Das Präparat besteht aus einer Mischung von Magnesiumsulfat und phosphorsaurem Natron in wäßriger Lösung. Die Kristalle werden verrieben. Homöopathische Anwendung zur Linderung von Spasmen und Krämpfen auch bei Menstruationsbeschwerden.

KURZINFORMATIONEN

Mineral: Magnesiumphosphat

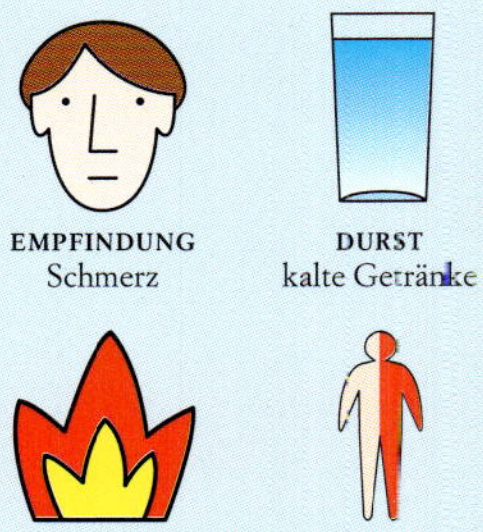

EMPFINDUNG
Schmerz

DURST
kalte Getränke

BESSER
Wärme

SCHLIMMER
rechtsseitig

- *Einziges Gesprächsthema: die Schmerzen*
- *Unerträgliche Neuralgie, krampfartige Schmerzen*
- *Schlimmer durch Kälte, besser durch Hitze und festen Druck.*

Allgemeine Indikationen
Neuralgische Schmerzen und Spasmen. Schmerzen sind heftig, marternd, verrückt machend, schneidend, stechend, krampfartig, beißend; besser durch festen Druck und Hitze. Frostig; schlimmer durch Kälte, besser durch Hitze. Krämpfe nach Überanstrengung.

Psychische Verfassung
Ständiges Reden und Jammern über Schmerzen.

Modalitäten
Schlimmer: rechtsseitig; Berührung; jegliche Art von Kälte wie Wind und Badewasser. Bei Nacht; Milch.
Besser: Wärme, heiße Bäder; Druck.

Essen/Trinken
Verlangen: sehr kalte Getränke.
Keine bestimmten Abneigungen.

Das Homöopathikum Mag-p. *besteht aus* Magnesiumphosphat, *das auch in Teilen des menschlichen Körpers enthalten ist.*

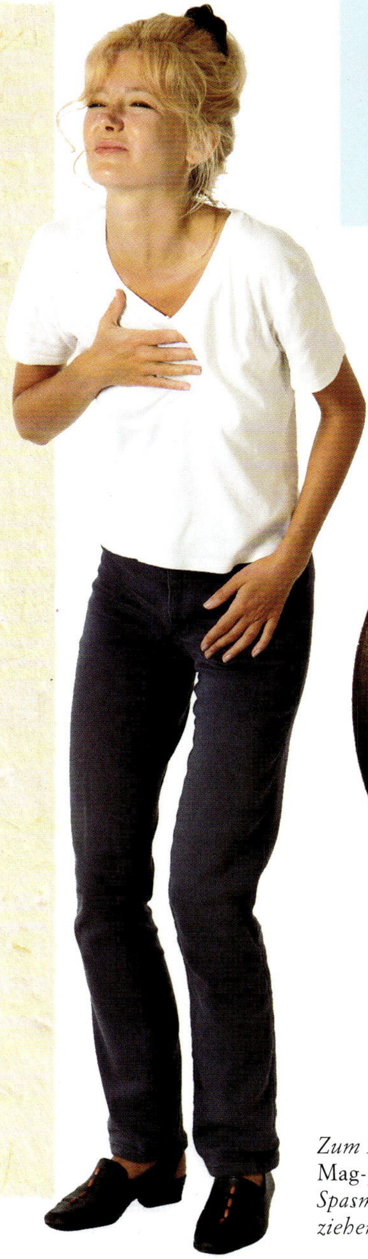

Zum Krankheitsbild von Mag-p. *gehören heftige Spasmen und Krämpfe mit ziehenden Schmerzen.*

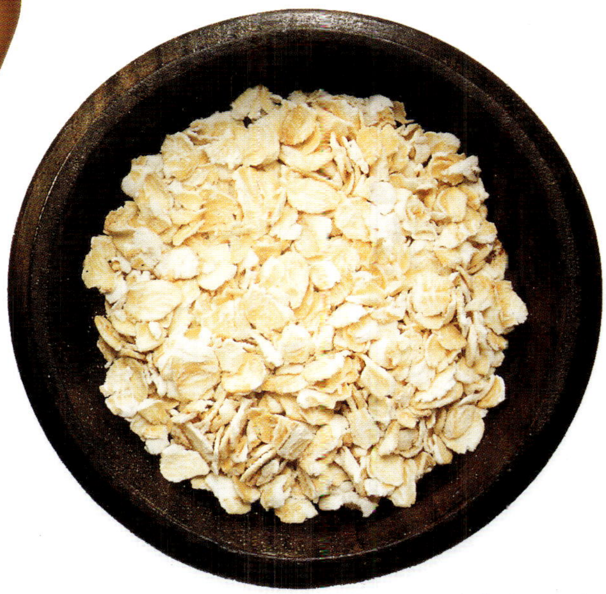

Getreideflocken sind eine ergiebige Quelle für Magnesiumphosphat.

BESCHWERDEN

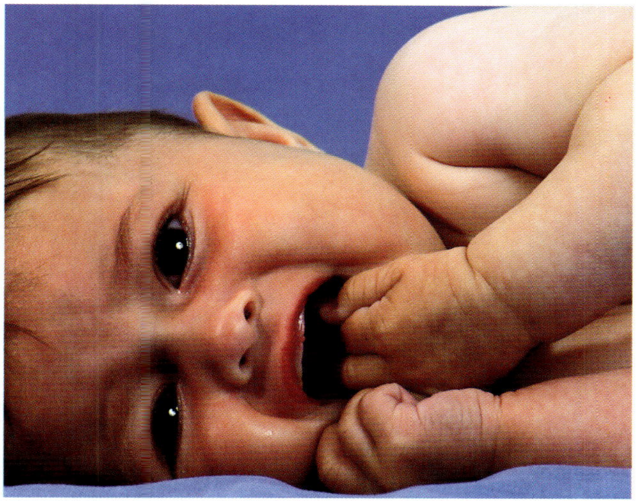

Kopfschmerzen
Neuralgischer Kopfschmerz, pochend; besser durch festes Einwickeln (Druck), warme Umschläge, warme Räume.

Gesichtsschmerzen
Rechtsseitige Neuralgie, schlimmer durch Kälteeinwirkung jeglicher Art.

Augenbeschwerden
Brennende, stechende, wandernde, krampfartige Schmerzen; Flimmern vor den Augen.

Zahnschmerzen
Besser durch Hitze, heiße Flüssigkeit im Mund. Zahnen bei Kindern.

Verdauungsstörungen
Spasmen, Krämpfe im Magen. Schmerz heftig zwickend, geht durch Aufstoßen nicht weg. Krämpfe wie enger Reif um den Körper. Kolik durch Gasbildung veranlaßt zum Vornüberbeugen, um Schmerzen zu lindern. Besser durch Wärme, Einreiben, Druck. Aufgeblähte Hartleibigkeit im Unterbauch. Patient muß Kleider lockern und sich bewegen.

Wenn Kinder beim Zahnen Schmerzen haben und weinen und wimmern, bringt Mag-p. *Linderung.*

Muskelkrämpfe
Krämpfe durch übermäßigen Gebrauch der Hände, Finger usw. mit den oben genannten charakteristischen Modalitäten.

KINDER

Kolik
Kind zieht Knie an Brust.

Zahnen
Schmerzhaft, besser durch äußerliche Wärme.

FRAUEN

Menstruationsbeschwerden
Erleichterung durch äußere Wärmeeinwirkung und Druck auf Unterleib.

VORSICHT

Bei chronischen Menstruationsbeschwerden ist ein Homöopath zu Rate zu ziehen.

ALTERNATIVE MITTEL

BAUCHSCHMERZEN

CHAM.
Patient hat unerträgliche Schmerzen durch körperliche Beschwerden, mit Verärgerung und Übellaunigkeit bei temperamentvollen und übersensiblen Menschen. Kinder wollen auf dem Arm getragen werden und verlangen nach allem möglichen, weisen es aber zurück, wenn sie es bekommen. Erwachsene in diesem Zustand werden streitsüchtig, bissig und beschimpfen jeden in ihrer Nähe. Sie schreien und kreischen vor Schmerz.

COLOC.
Bauchkrämpfe mit plötzlichen, heftigen, schneidenden oder nagenden Schmerzen. Kolik, schlechte Verdauung durch starke Erregung oder Wut oder durch Genuß unreifen Obstes oder verunreinigten Wassers. Linderung durch Vornüberbeugen oder festen Druck auf den Unterleib. Abgehende Winde bringen vorübergehende Erleichterung.

NUX V.
Beschwerden nach übermäßiger Nahrungsaufnahme und/oder Alkoholkonsum. Völlegefühl mit Übelkeit; dumpfer Kopfschmerz mit Schwindel. Unterleib aufgebläht und schlimmer nach jeglichem Druck, Kleidung um Hüfte muß gelockert werden: Patient möchte sich übergeben, was Erleichterung brächte, kann aber nicht. Er ist gereizt, übersensibel und übererregt wie bei *Cham.*, aber frostiger und weniger durstig. Krankheitsbild wie bei Kater.

Mercurius

[MERC.]

Zur Herstellung des Präparats wird Quecksilberoxid in Salpetersäure aufgelöst. Es dient zur Behandlung von Symptomen, die sowohl auf Hitze als auch Kälte ansprechen, und wenn das Krankheitsbild Ähnlichkeit mit Vergiftungserscheinungen aufweist.

Allgemeine Indikationen

Mercurius **wirkt hauptsächlich auf Lymph- und Speicheldrüsen, Mandeln und Schleimhäute. Eiterbildung und/oder Geschwüre, Schwellung, verstärkte Sekretabsonderung. Ergiebige Ausscheidungen: Schweißausbrüche bei vielen Beschwerden; starker Speichelfluß. Schlechter Mundgeruch. Sekrete dünn, scharf, brennend und übelriechend oder dick, grüngelb, verursachen Wundsein und Entzündung der Haut. Schnell unterkühlt oder überhitzt; sehr empfindlich gegen Temperaturschwankungen.**

Psychische Verfassung

Verschlossen, unzugänglich. Unzufrieden. Wechselnde Stimmungen, aber schlimmer durch Umstellungen.

Modalitäten

Schlimmer: nachts, Nachtwind; feucht, kalt oder heiß (warmes Bett, Heizung, Zimmer); Schweißabsonderungen (bringen keine Erleichterung); schlimmer durch Liegen auf rechter Seite.
Besser: gemäßigte Temperaturen; Bauchlage; Ruhe; morgens.

Essen/Trinken

Verlangen: Brot und Butter, kalte Getränke.
Abneigung: salzige, üppige Speisen, Süßigkeiten.
Durst: quälend, nach großen Mengen Wasser trotz reichlichem Speichelfluß.

KURZINFORMATIONEN

Element: Hydrargyrum oxydum *(Quecksilberamidonitrat und Quecksilber)*

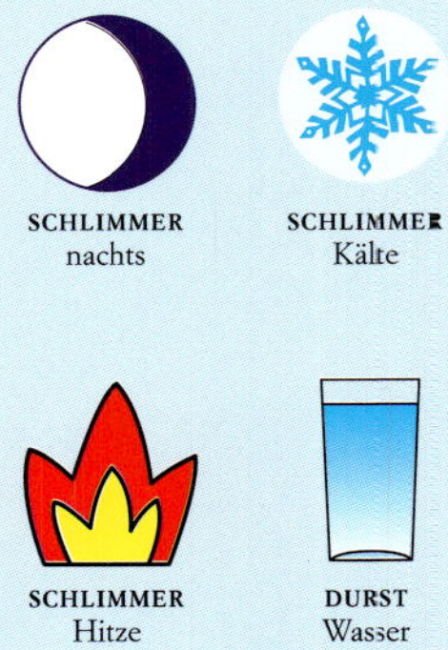

- *Entzündete Drüsen mit reichlichen übelriechenden, gelben oder grünen Ausscheidungen*
- *Schlimmer bei Nacht*
- *Empfindlich gegen Hitze und Kälte – schnell unterkühlt oder überhitzt*
- *Instabilität auf allen Ebenen; wechselnde Stimmungen mit Zustandsverschlechterung*

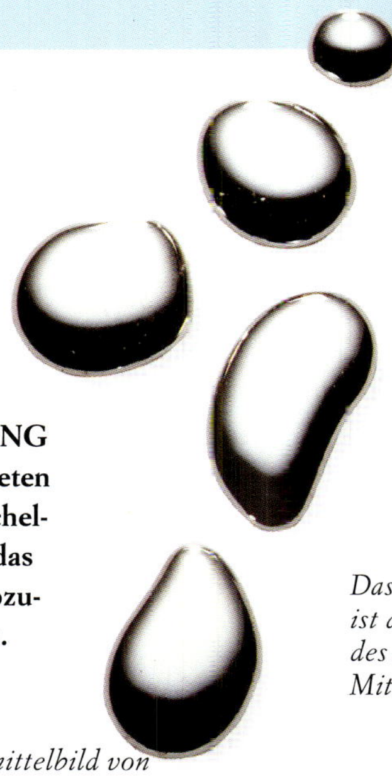

Das Metall Quecksilber ist die Ursprungssubstanz des homöopathischen Mittels Mercurius.

WARNUNG
Bei Auftreten von Speichelfluß ist das Mittel abzusetzen.

Zum Arzneimittelbild von Mercurius *gehört eine Aversion gegen salzige Nahrungsmittel.*

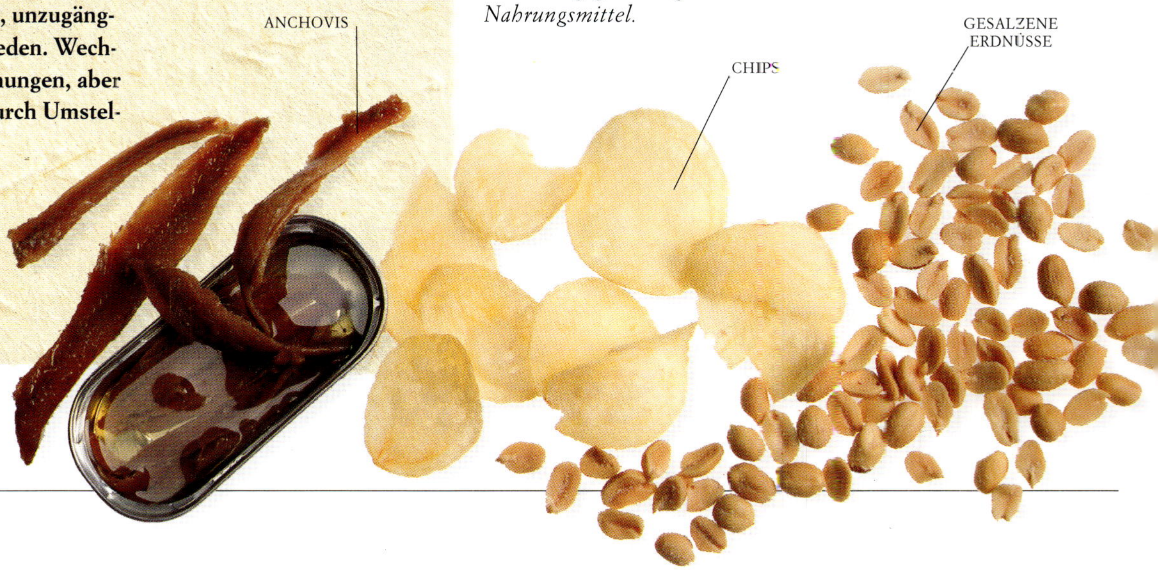

BESCHWERDEN

Kopfschmerzen
Spannungen in der Kopfhaut wie eine Bandage; Kopf wie im Schraubstock eingespannt.

Augenbeschwerden
Verträgt kein Licht. Augen wäßrig mit brennenden Ausscheidungen; Entzündung mit Schleim oder Eiter. Schlimmer durch Kälte, Bettwärme.

Ohrenschmerzen
Entzündung außen und innen (Mittelohrentzündung). Starke Schmerzen, krampfartig, stechend, ziehen vom Ohr zu Zähnen und Kehle.

WARNUNG
Bei blutigen, übelriechenden Ausscheidungen aus dem Gehörgang ist der Arzt aufzusuchen.

Leichte Erkältungen
Heftiges Niesen mit grünem, ätzendem Schleim.

Mundbeschwerden, Zahnschmerzen
Speicheldrüsen schmerzen, geschwollen; reichlicher Speichelfluß. Ungewöhnlicher Geschmack im Mund: salzig, süß, metallisch, schleimig. Geschwollene Zunge; Zahnfleischbluten; schlechter Atem. Zähne fühlen sich lose an und schmerzen.

Halsschmerzen
Trocken; Mandeln entzündet und vereitert. Schluckbeschwerden; Mandeln stark gerötet, geschwollen, schlimmer bei Hitze und durch kalte Getränke.

Durchfall
Mit grünem Schleim; Gefühl unvollständiger Entleerung. Wechselhafter Stuhlgang. Durchfall aufgrund von Temperaturschwankungen. Reisedurchfall. Schmerzhafte Anstrengungen beim Stuhlgang.

Fieber
Bei verdorbenem Magen; beim Schlafen stark verschwitzt. Starker Schweißgeruch. Abwechselnd Frösteln und Hitze. Nach Schwitzen keine Besserung.

KINDER

Windpocken
Eitriger Ausschlag.

Mumps
Schlimmer rechtsseitig. Übelriechender Speichel, Zunge belegt, Schweißabsonderung.

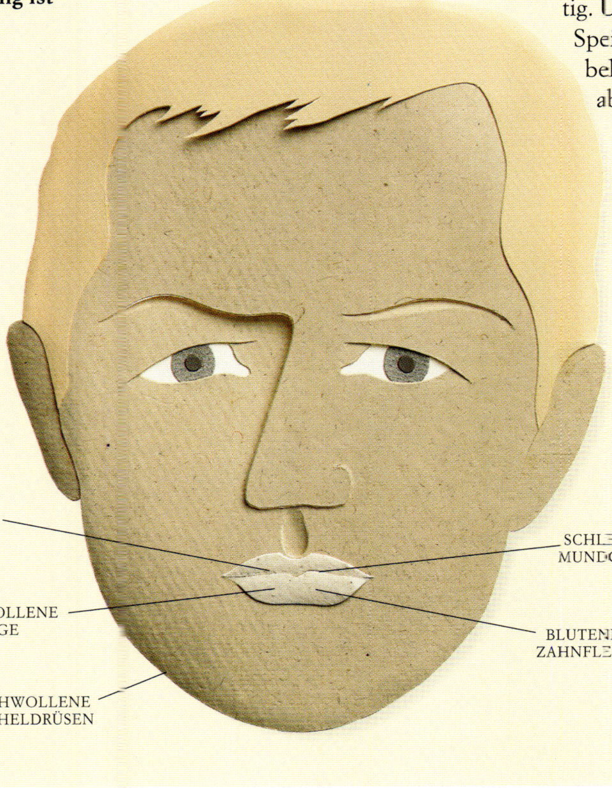

ALTERNATIVE MITTEL

ALLGEMEIN

ARS.
Erkältungen mit dünnem, wäßrigem, flüssigem, brennendem Nasensekret. Allgemein starkes Frösteln und Durst. Brennende Schmerzen besser durch Hitze. Unruhig, wechselt häufig die Lage. Übergenau, penibel, hat an allem etwas auszusetzen. Auch bei Verdauungsstörungen wie einer Lebensmittelvergiftung.

HEP.
Mandeln und Lymphknoten geschwollen, Schmerzen wie von einem Holzsplitter im Hals. Extreme Empfindlichkeit sowohl bei Schmerzen als auch bei geringsten äußeren Einwirkungen wie Berührung, Geräusche, Luftbewegungen. Besser durch Warmhalten, feuchte Wärme, Zudecken. Ausscheidungen reizauslösend wie bei *Merc.*, aber bei *Hep.* stärkere Schmerzempfindlichkeit.

PHYT.
Entzündete Drüsen. Scharfe Schmerzen kommen und gehen spontan. Vereiterte Mandeln; Linderung durch kalte Getränke. Gefühl, als hätte man einen Kloß im Hals. Ein nützliches Mittel für die Behandlung von Drüsen – Brust, Mandeln usw. – mit Schmerzen, Verhärtung und Schwellung, ohne deutlich erkennbare psychische Symptome.

Mercurius *ist ein hilfreiches Mittel gegen Beschwerden in Mund und Rachen.*

Natrium muriaticum

[NAT-M.]

Die Ursprungssubstanz dieses Präparats ist Natriumchlorid, *gewöhnliches Kochsalz. Die Salzkristalle werden zusammen mit Milchzucker verrieben. Die homöopathische Anwendung empfiehlt sich bei seelischen Störungen, besonders bei Trauer nach Verlust.*

KURZINFORMATIONEN

Mineral: Natriumchlorid, *gewöhnliches Kochsalz*

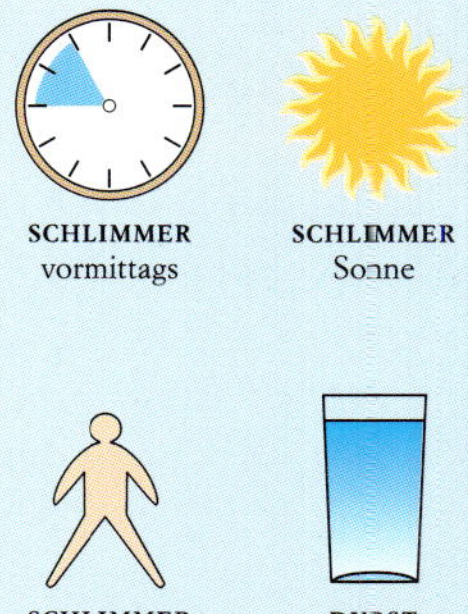

- *Trockenheit; wäßrige Ausscheidungen; Durst*
- *Schlimmer bei Sonnenaufgang und nach Aufenthalt in der Sonne*
- *Beschwerden nach Trauer*
- *Verlangen nach Salz oder salziger Kost*

Allgemeine Indikationen

Viele der körperlichen Symptome ähneln denen, die bei gesunden Menschen bei übermäßiger Salzaufnahme durch Lebensmittel auftreten. Schnell erschöpft, körperlich und psychisch. Weil der Wasserhaushalt des Körpers nicht im Gleichgewicht ist, wechseln die Symptome. Beschwerden durch trockene Lippen, Haut, Schleimhäute und Stühle gehen einher mit großem Durst oder ergiebigen, wäßrigen Ausscheidungen. Wichtige Arznei bei Symptomen seelischer Belastung wie Trauer nach Verlust.

Psychische Verfassung

Traurig, niedergeschlagen, weinerlich; Mitleid – sofern nicht von der »richtigen« Seite – macht Zustand nur schlimmer, weckt Zorn und Wut. Betroffene geben sich äußerlich gelassen, aber trauern und leiden in der Abgeschiedenheit. Bedrückung durch schmerzvolle Erfahrungen. Reagiert heftig auf Unwichtiges.

Modalitäten

Schlimmer: frühmorgens, 9 bis 12 vormittags; starke Sonneneinstrahlung; vor Regelblutung; nach dem Essen; Anstrengung.
Besser: nach Schwitzen; durch Ruhe.

Essen/Trinken

Verlangen: bittere oder salzige Speisen.
Abneigung: Brot, alles was schleimig aussieht.
Durst: unstillbar.

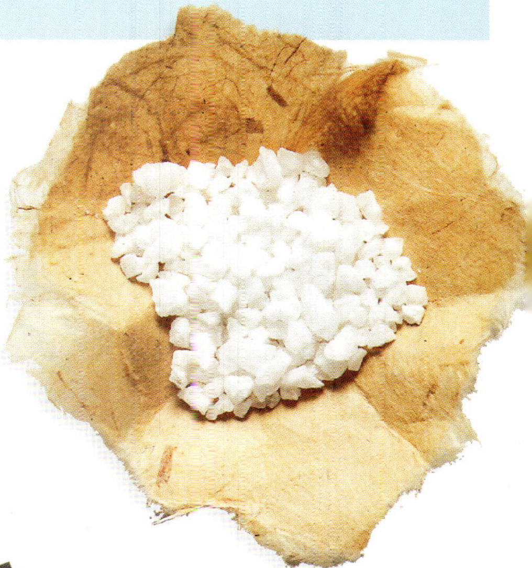

Steinsalz, das bei der Zubereitung von Speisen verwendet wird, ist die Ursprungssubstanz von Natrium muriaticum.

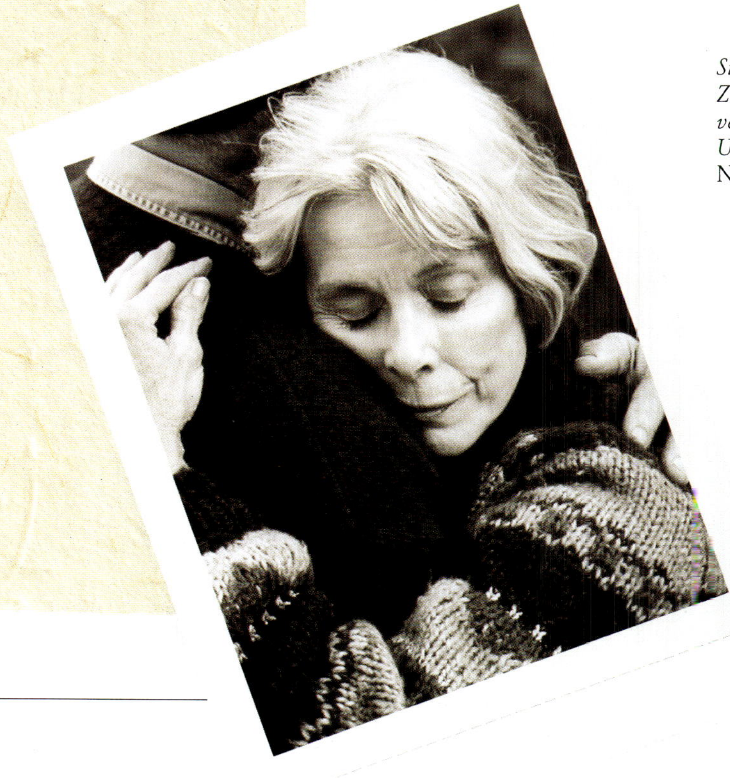

Natrium muriaticum-*Personen finden nur Trost bei bestimmten Menschen.*

BESCHWERDEN

Seelische Störungen
Traurigkeit und Trauer, kann aber nicht weinen. Nur bei akuten Ereignissen.

Kopfschmerzen
Wie Hammerschläge aufs Gehirn. Setzen morgens, nach dem Aufwachen ein. Augen wund und wäßrig. Schlimmer durch Sonneneinwirkung, Husten und jegliche Art geistiger Betätigung wie Lesen oder Nachdenken. Treten auf nach schmerzvollen Ereignissen, während oder nach der Periode, bei Übelkeit und Erbrechen. Besser durch festen Druck auf Kopf und durch Schlaf.

Herpesbläschen
Um den Mund, auf der Unterlippe, in den Mundwinkeln; Auftreten nach Aufenthalt in der Sonne oder bei unterdrückter Trauer. Ausgetrocknete Lippen, Unterlippe in der Mitte aufgesprungen.

Leichte Erkältungen
Erkältung setzt mit heftigem Niesen ein. Nasensekret dünn, wäßrig, wie Eiweiß; dann trocknen die Nasenhöhlen aus und verstopfen. Trockenheit wechselt ab mit fließendem Schnupfen. Geschmacks- und Geruchssinn beeinträchtigt. Gleichzeitig mit Herpesbläschen und/oder Fieber (*siehe oben*). Zustandsverschlechterung an frischer Luft. Gemeinsam mit allgemeinen und psychischen Symptomen.

Verdauungsstörungen, Sodbrennen
Seelische Belastungen schlagen auf den Magen. Sodbrennen mit saurem Aufstoßen, das erzwungen werden muß, nicht vollständig ist und keine Erleichterung bringt. Bitterer, salziger Geschmack im Mund. Hunger, aber Essen schmeckt nicht. Oder gar keine Nahrungsaufnahme, weil Zustand besser mit leerem Magen. Bauch aufgebläht, mit stechenden Schmerzen (Winde).

Verstopfung
Harter, trockener, krümeliger Stuhl, Entleerung schwierig. Darm fühlt sich voll an.

Harnverhaltung
Blasenfunktion beeinträchtigt. Warten auf Harnfluß. Bemerkenswertes Symptom ist die Unfähigkeit, auf öffentlichen Toiletten Harn zu lassen.

Fieber
Wechselfieber. Kopfschmerz mit heißem Gesicht und Durst. Trinkt häufig und große Mengen. Übelkeit und Erbrechen; Sehstörungen; Schwächegefühle. Fieber ohne Frösteln. Schlimmer vormittags. Oder: Frösteln mit Durst, heftigen Kopfschmerzen, Übelkeit und Erbrechen, extremer innerer Kälte. Symptome treten zur selben Tageszeit auf.

SPEZIELLE ANWENDUNGEN

Sonnenstich: heißer Kopf, gerötetes Gesicht, Übelkeit und Erbrechen; Kopf fühlt sich an, als wollte er zerspringen; Sehstörungen, Blitze vor den Augen. Nach Malaria oder Chininmißbrauch, wenn die Symptome stimmen.

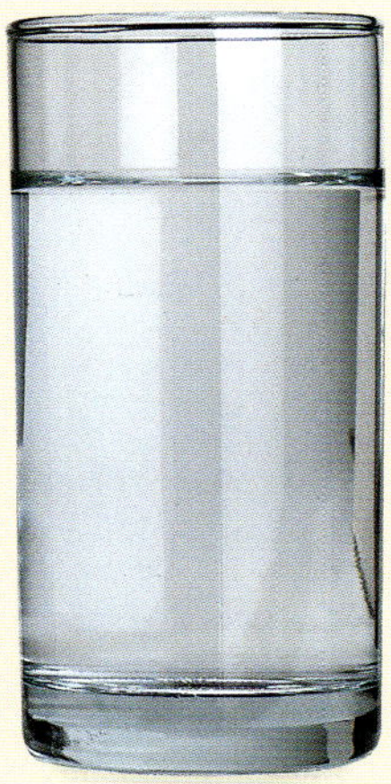

Unstillbarer Durst ist ein typisches Merkmal des Arzneimittelbildes von Natrium muriaticum.

ALTERNATIVE MITTEL

ALLGEMEIN

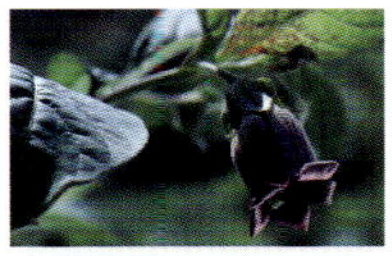

BELL.
Spontaner Beginn, erhöhte Temperatur, Entzündungen, wenn auch Gehirn betroffen.

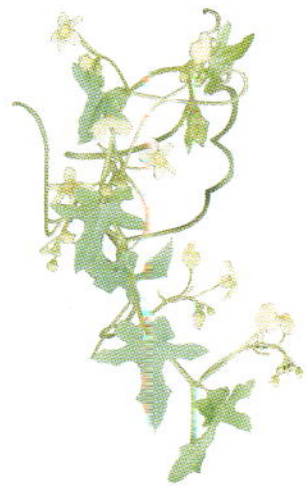

BRY.
Allmähliches Auftreten der Entzündung. Schlimmer durch Bewegung.

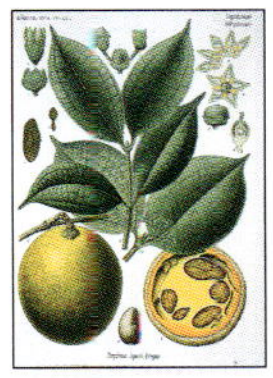

IGN.
Gefühlsausbrüche. Seufzen; schlimmer im Freien. Widersprüchliche oder schnell umschlagende Stimmungslagen; Aversion gegen Obst und Tabakrauch.

Nux vomica

[NUX V.]

Nux vomica *wird aus den Samen der Brechnuß gewonnen, die in Australien und Südostasien heimisch ist. Die reifen, getrockneten Samen werden in Alkohol gelöst und zur homöopathischen Tinktur verarbeitet. Das Mittel dient zur Behandlung von Verdauungsstörungen, Erkältungen und Fieber.*

KURZINFORMATIONEN

Pflanze: Strychnos nux vomica, *Brechnuß*

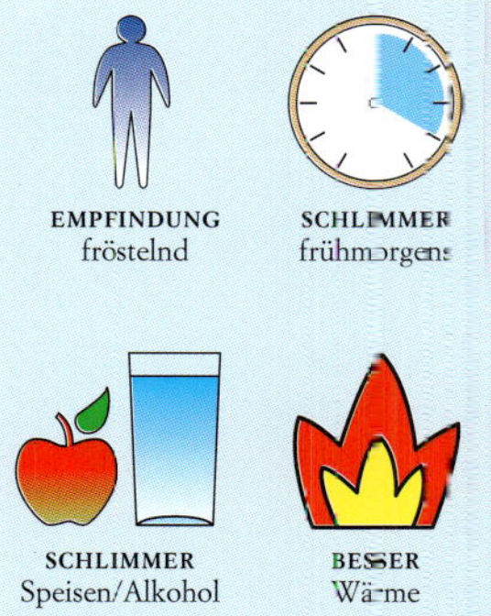

- *Verlangen nach Anregungsmitteln, die aber nicht bekömmlich*
- *Magenbeschwerden durch übermäßigen Genuß, Übererregung und Überarbeitung*
- *Möchte sich übergeben, kann aber nicht.*
- *Reizbarkeit besser durch Ruhe*
- *Schmerzen besser durch Hitze*

Allgemeine Indikationen

Beschwerden im Verdauungstrakt. Übersteigerte Empfindlichkeit oder Reizbarkeit; extreme Empfindlichkeit gegen Schmerzen. Übererregbarkeit. Hitziges Temperament, schnell beleidigt, streitsüchtig, wird aggressiv, unbeherrschte Wut. Verlangen nach anregenden Mitteln, die jedoch das Befinden eher verschlimmern.

Psychische Verfassung

Sehr gereizt, verärgert, ungeduldig. Hypochondrisch; redet nur über die eigenen Krankheiten. Aversion gegen Geräusche, Gerüche, Licht. Kann Schmerzen nicht ertragen.

Modalitäten

Schlimmer: frühmorgens (4 Uhr); Kälte; Maßlosigkeit, Überernährung, ißt zuviel und zu üppig, trinkt zuviel Alkohol; Gewöhnung an Beruhigungsmittel; geistige Überanstrengung. Schon geringe Anlässe lösen Symptome aus: Berührung, Gewicht der Kleidung.

Besser: unbehinderte Ausscheidungen; Schlafpausen; heiße Getränke; Milch; feuchte Luft; warme Räume, Zudecken.

Essen/Trinken

Verlangen: anregende Mittel – Alkohol, Kaffee, Tabak; Speisen; Fette.

Abneigung: Bier, Kaffee, Essen, Fleisch, Tabak (im Wechsel mit Verlangen), Wasser.

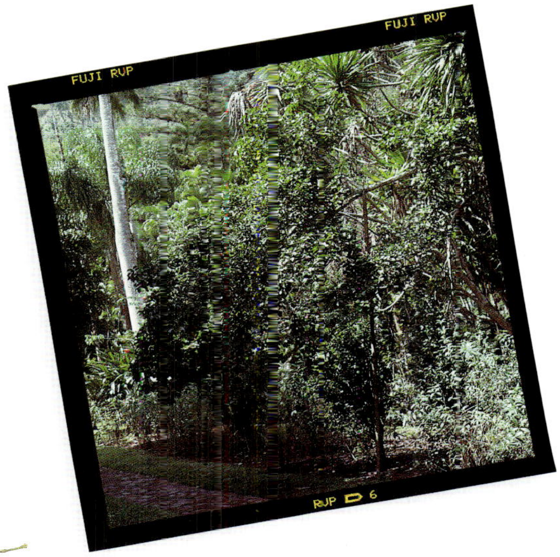

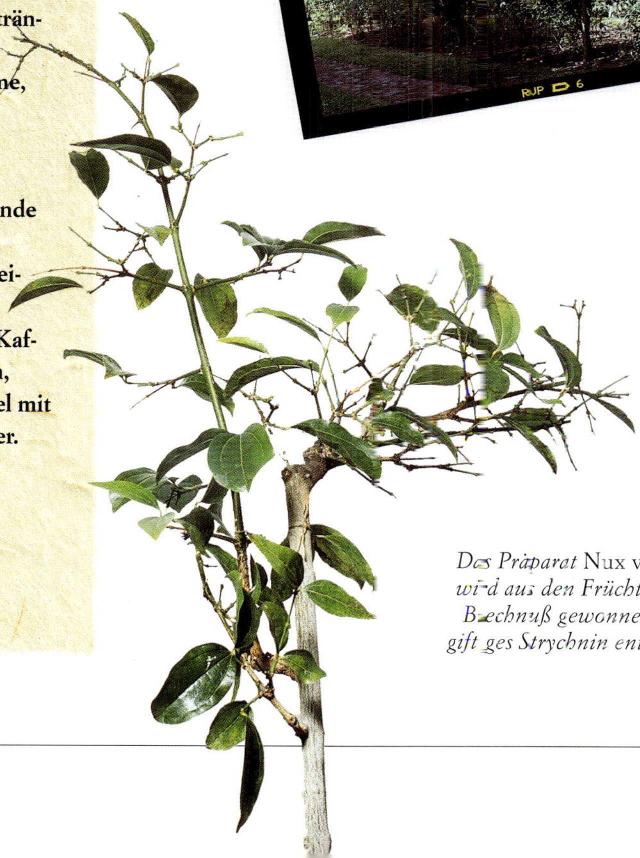

Das Präparat Nux vomica *wird aus den Früchten der Brechnuß gewonnen, die giftiges Strychnin enthalten.*

BESCHWERDEN

Kopfschmerzen
Benommenheit wie nach Alkoholgenuß; drückende, dumpfe Schmerzen unter der Schädeldecke oder über den Augen. Schwindelanfälle; Gehirn fühlt sich an, als drehe es sich im Kreis. Besser in warmen Räumen, durch Stillsitzen Hinlegen. Sonnenschein löst Kopfschmerz aus.

Leichte Erkältungen
Ergiebige Ausscheidungen tagsüber; verlegte Atemwege nachts oder im Freien. Verstopfte Nase, heftiges Niesen.

Halsbeschwerden
Rauhes, kratzendes Gefühl. Kitzeln nach dem Aufwachen. Kehle fühlt sich rauh, verengt und gespannt an. Rachen eingeschnürt, Zäpfchen geschwollen, Stiche im Ohr. Schmerzen verschlimmert durch trockenes Schlucken.

Husten
Mit explosionsartigen Kopfschmerzen. Flacher Atem. Husten nach geistigen Anstrengungen; besser durch warme Getränke, schlimmer durch körperliche Betätigung.

Fieber
Extremer Schüttelfrost; schlimmer durch geringste Bewegung. Frösteln nach Aufdecken, will sich aber nicht zudecken lassen. Frösteln mit Durst; Kopfschmerzen ohne Durst.

Verdauungsstörungen
Übelkeit; saures Erbrechen, Beschwerden durch übermäßiges Essen und Trinken. Schwerer Magen unmittelbar nach dem Essen. Übelkeit durch Koliken oder schlechte Verdauung. Möchte sich übergeben, kann aber nicht. Blähungen nach dem Essen durch Gasbildung. Hungrig, aber kein Appetit auf Speisen. Druck und Schmerzen im Magen, sehr empfindlich gegen Druck. Rasche Besserung durch Ruhe, Sitzen oder Liegen. Schmerzen besser durch Hitze. Symptome wie bei Kater.

Verstopfung/Durchfall
Schmerzen im Mastdarm nach dem Essen. Häufiger, aber ergebnisloser Stuhldrang. Keine vollständige Entleerung; Gefühl, daß immer etwas zurückbleibt. Durchfall dunkel; morgens oder unmittelbar nach dem Essen.

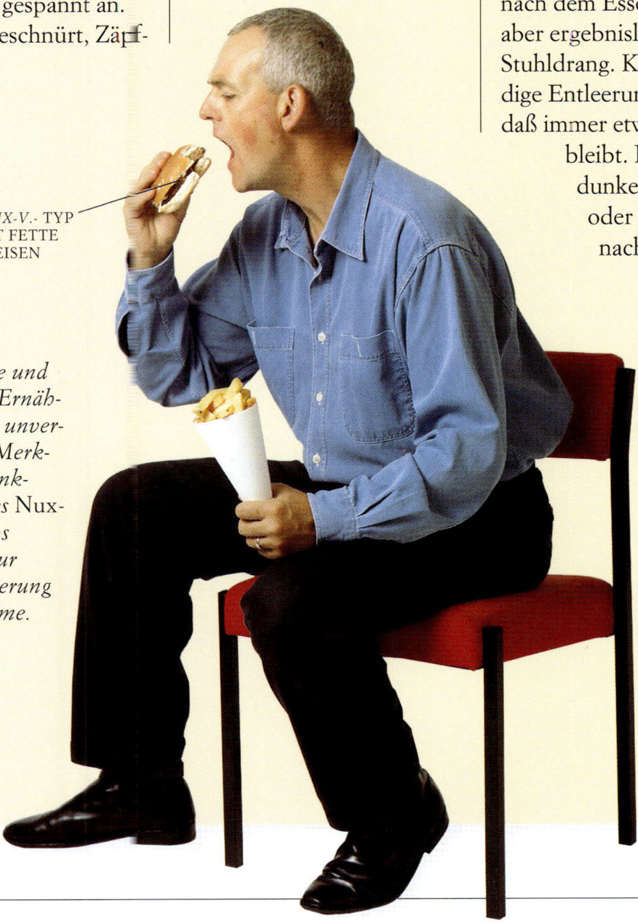

DER *NUX-V.*- TYP LIEBT FETTE SPEISEN

Übermäßige und ungesunde Ernährung ist ein unverkennbares Merkmal im Krankheitsbild des Nux-vomica-*Typs und führt zur Verschlechterung der Symptome.*

ALTERNATIVE MITTEL

ALLGEMEIN

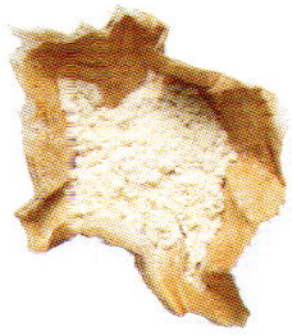

ARS.
Brennende Schmerzen besser durch Wärme. Unstillbarer Durst. Hat Angst und sucht Gesellschaft.

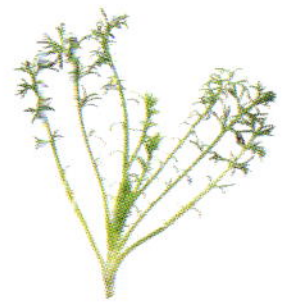

CHAM.
Patient ist gereizt, überempfindlich, ähnlich wie *Nux v.* Mittel ist stärker beeinflußt von den Schmerzen bei Beschwerden wie Zahnen, Kolik, Ohrenschmerzen.

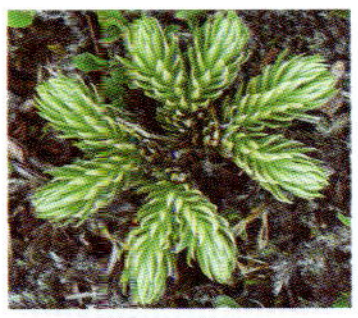

LYC.
Schlimmer nachmittags. Blähungen besser durch abgehende Winde.

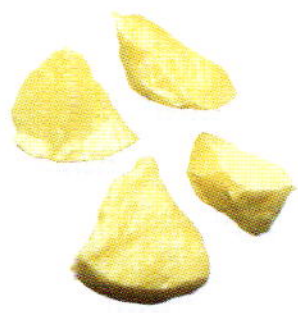

SUL.
Schlechte Verdauung, Kolik, aufgeblähter Bauch, Knurren in unteren Eingeweiden. Allgemein warm, schlimmer durch Hitze. Besser an der frischen Luft, durch Bewegung. Augenlider, Lippen, After gerötet. Beim Zahnen Durchfall.

Phosphorus

[PHOS.]

Das lebenswichtige Mineral Phosphor ist in allen Lebewesen der Welt vorhanden. Die heute vorwiegend homöopathisch genutzte Substanz wurde früher zur Behandlung von Malaria und Epilepsie eingesetzt. Das Präparat wird aus verriebenem Phosphor zubereitet.

KURZINFORMATIONEN

Mineral: Phosphor

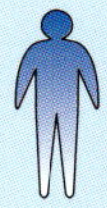

EMPFINDUNG
fröstelnd

SCHLIMMER
Geruch, Licht, Berührung

SCHLIMMER
kaltes Wetter

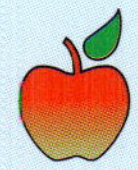

BESSER
essen

- *schnell fröstelnd*
- *Durstig auf kalte Getränke, die Schmerzen lindern*
- *Offenherzig, empfindsam, aufnahmefähig oder gleichgültig*
- *Nervös. Angst vor Einsamkeit, Dunkelheit, Gewitter*

Allgemeine Indikationen

Die Wirkung von *Phosphorus* erstreckt sich besonders auf die Verdauung, das Blut sowie die Schleimhäute der Atmungsorgane und des Verdauungstrakts. Das Arzneimittelbild beinhaltet Indikationen wie Reizungen und Entzündungen. Brennende Schmerzen. Beschwerden durch Hunger: Patient muß Nahrung zu sich nehmen, um nicht ohnmächtig zu werden. Kleine Wunden bluten stark, Blut ergiebig und leuchtendrot; Blut gerinnt nicht. Gewöhnlich frostig, aber Verlangen nach Kühlung und kalten Getränken.

Psychische Verfassung

Liebevoll, mitfühlend, Rücksichtnahme auf Umgebung. Wünscht Mitgefühl, Gesellschaft, Berührung, Körperkontakt. Auch Gegenteil: unbeteiligt, gleichgültig. Schreckhaft und ängstlich. Leicht beeinflußbar, rege Phantasie. Angst vor dem Alleinsein, besonders bei Gewitter.

Modalitäten

Schlimmer: Gefühle, Unterhaltung, Berührung; Gerüche; Licht. Warme Speisen; geistige Erschöpfung; Kälte, Gewitter; Liegen auf linker Seite.
Besser: Nahrungsaufnahme; Schlaf; kalte Speisen und Wasser; kaltes Wasser auf dem Gesicht.

Essen/Trinken

Verlangen: kalte Getränke, kalte Speisen, Eiscreme, würzige/salzige Gerichte.
Abneigung: Obst, warme Speisen und Getränke, Knoblauch, Zwiebeln, Kaffee.
Durst: durstig auf Eiswasser.

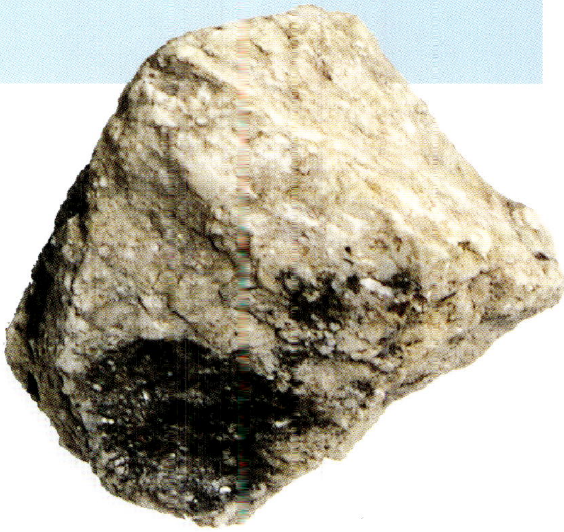

Das Knochengerüst eines erwachsenen Menschen enthält etwa 1,5 kg des lebenswichtigen Minerals Phosphor.

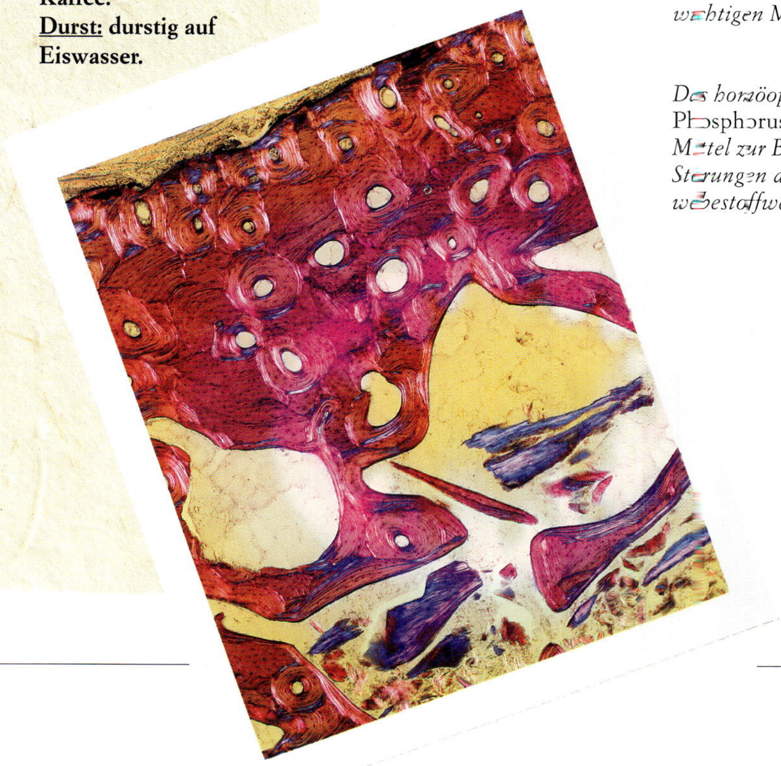

Das homöopathische Präparat Phosphorus *ist ein nützliches Mittel zur Behandlung von Störungen des Zell- und Gewebestoffwechsels.*

BESCHWERDEN

Kopfschmerzen
Durch Fasten. Schmerz dumpf, mit Hitzegefühl pochend. Besser durch kalte Luft, Gesichtsbäder, kalte Umschläge auf Stirn

Leichte Erkältungen
Dumpfer Kopfschmerz über einem Auge. Kehlkopfentzündung mit starkem Kitzeln der Stimmbänder; Heiserkeit, verengte Brust, Bronchitis. Reichliches, dünnflüssiges Nasensekret verkrustet an den Nasenflügeln. Eine Nasenöffnung offen, die andere verlegt; oder Trockenheit abwechselnd mit flüssigem, blutigem Nasensekret. Nasenschleimhäute schwellen an und behindern Atmung. Verstopfte Nase besser an frischer Luft. Reichlicher gelbgrüner Ausfluß, beim Schneuzen blutig.

Halsentzündung
Geschwollene Mandeln trocken und brennend; schlimmer beim Wechsel von warm zu kalt. Niesen verursacht Schmerzen in Kehle. Stimmversagen durch Nervosität oder seelische Belastungen. Akute Kehlkopfentzündung mit trockenem Reizhusten.

Husten
Trockenes Kitzeln im Kehlkopf oder Brustkorb. Harter, trockener Husten, der Schwäche und Zittern hervorruft. Gefühl wie Gewicht auf der Brust. Abgehusteter Schleim salzig, gelb und/oder leuchtend rot oder dunkelrot, sauer oder süßlich. Sprechen oder Lachen verschlimmert Husten. Beim Husten Brennen in der Luftröhre.

Fieber
Gerötete Wangen, besonders linksseitig. Nachts heiß und verschwitzt; sehr hungrig. Starke Schweißabsonderung am ganzen Körper. Kein Durst.

Verdauungsstörungen
Magenschleimhautentzündung (Gastritis); brennende Schmerzen wandern in Rachen und Eingeweide. Übelkeit durch warme Getränke. Linderung der Schmerzen durch kalte Speisen und Getränke. Kaltes Wasser wird erbrochen, nachdem es sich im Magen erwärmt hat. Erbrechen nach chirurgischen Eingriffen (Nachwirkung der Narkose).

WARNUNG
Mit Blut durchsetzte Ausscheidungen müssen ärztlich abgeklärt werden.

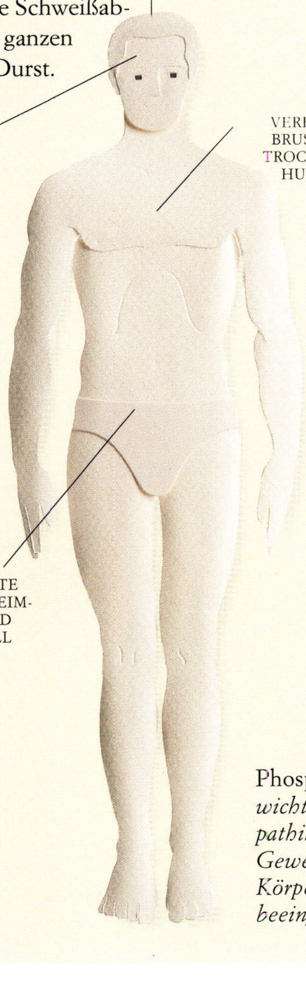

Phosphorus *ist ein wichtiges Homöopathikum, das alle Gewebe- und Körperfunktionen beeinflußt.*

SPEZIELLE ANWENDUNG
Bei starker Blutung nach Zahnextraktion.

ALTERNATIVE MITTEL
ALLGEMEIN

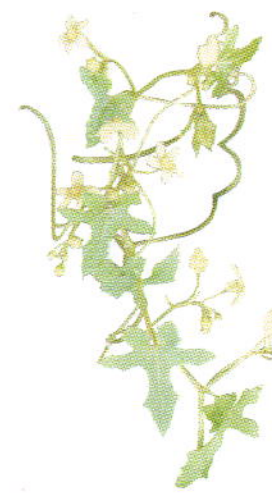

BRY.
Trockener Husten, schlimmer bei geringster Bewegung. Durst auf Wasser.

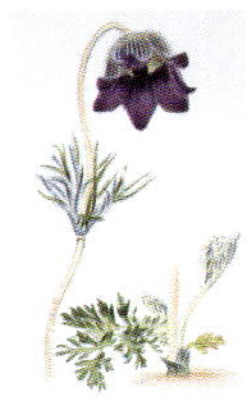

PULS.
Weinerlich, will bemuttert werden. Kein Durst.

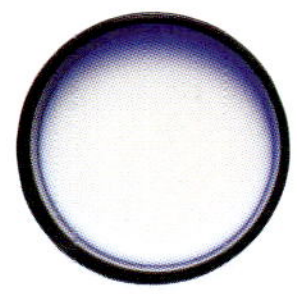

CAUST.
Hohler, trockener Husten; Schleimauswurf nicht möglich. Zuneigungsgefühle mit starker Empfindlichkeit gegen Ungerechtigkeit. Linderung der Beschwerden bei feuchtem Wetter.

Phytolacca

[PHYT.]

Der Amerikanische Nachtschatten wurde von den Indianern als Heilkraut bei Hautbeschwerden und als Abführmittel angewendet. Die homöopathische Tinktur wird aus den getrockneten, pulverisierten und in Alkohol aufgelösten Wurzeln gewonnen.

KURZINFORMATIONEN

Pflanze: Phytolacca americana, *Kermesbeere*

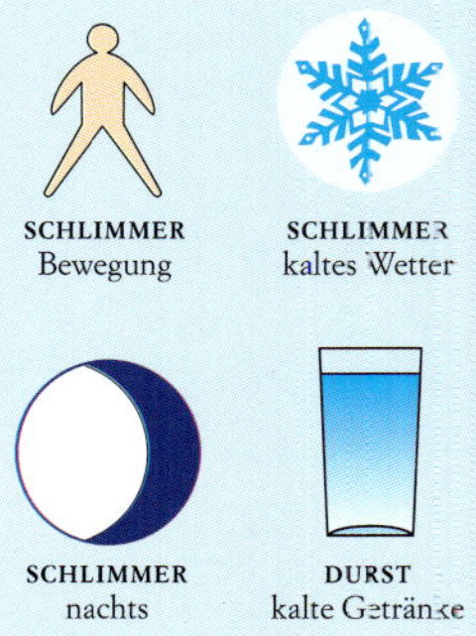

SCHLIMMER
Bewegung
SCHLIMMER
kaltes Wetter
SCHLIMMER
nachts
DURST
kalte Getränke

- *Entzündung und Schwellung der Drüsen, verhärtet und schmerzhaft*
- *Rheumatische Beschwerden*
- *Schneidender Schmerz, der spontan kommt und vergeht*

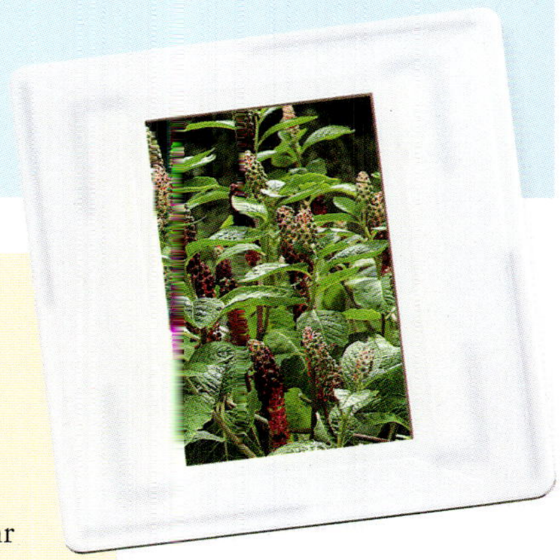

Die medizinische Verwendung der Kermesbeere erstreckt sich auf die Behandlung von Störungen der Drüsen, insbesondere der Brustdrüsen.

Allgemeine Indikationen
Nützliches Mittel bei entzündeten Drüsen, insbesondere Brustdrüsen und Mandeln. Drüsen geschwollen, hart, schmerzhaft. Schneidende Schmerzen kommen und gehen plötzlich. Sehnen und Gelenke wund, schmerzhaft, wie zerschlagen. Auch bei Muskel- und Gelenkschmerzen (z. B. Rheumatismus), besonders im Nacken und Rücken. Allgemeine Unruhe mit Wunsch nach Bewegung, die jedoch die Symptome verschlimmert.

Psychische Verfassung
Keine spezifischen Symptome.

Modalitäten
Schlimmer: feuchtkaltes Wetter; Bewegung, nachts.
Besser: kalte Getränke; trockenes Wetter.

Essen/Trinken
Keine besonderen Vorlieben oder Aversionen.

BESCHWERDEN

Halsentzündung
Geschwollene Mandeln, besonders rechtsseitig. Rachen dunkelrot, heiß, rauh und eingeschnürt. Beim Schlucken zieht Schmerz zu den Ohren. Gefühl von Kloß im Hals. Kann heiße Getränke nicht schlucken, aber besser durch kalte. Eitrige Mandelentzündung.

Allgemeine Schmerzen
Schmerz wie Elektroschock. Ganzer Körper fühlt sich wund und zerschlagen an.

KINDER

Zahnen
Schwierig, schmerzhaft; möchte auf Hartes beißen oder Zahnfleisch oder Zähne zusammenbeißen.

Mumps
Schwellung der Ohrspeicheldrüse.

FRAUEN

Brustdrüsenentzündung
Brüste hart und sehr empfindlich. Harte Knötchen. Vergrößerte Drüsen unter den Armen. Schmerzen beim Stillen.

Wunde Brustwarzen
Beim Stillen. Schmerz in den Brustwarzen strahlt auf gesamten Körper aus.

ALTERNATIVE MITTEL

MASTITIS

BELL.
Ähnliche Symptome von Mastitis wie bei *Phyt.* Gerötete Haut, von Brustwarzen gehen rote Streifen aus. Bei *Bell.* Rötung intensiver, möglicherweise mit Fieber; akutes Einsetzen der Symptome. Im *Bell.*-Arzneimittelbild sind die Schmerzen pochend.

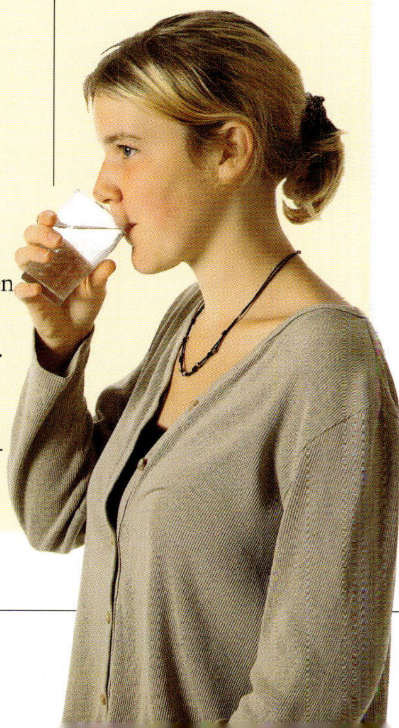

Kalte Getränke können sich zur Linderung von Phytolacca-*Symptomen als hilfreich erweisen.*

Podophyllum

[PODO.]

Die erste Prüfung des Homöopathikums Podophyllum *erfolgte im 19. Jahrhundert. Zur Zubereitung der Tinktur werden die Wurzeln der Pflanze verrieben und in Alkohol gelöst. Ein nützliches Heilmittel bei Verdauungsstörungen.*

KURZINFORMATIONEN

Pflanze: Podophyllum peltatuma, *Maiapfel*

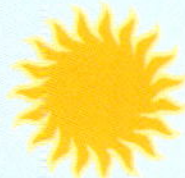

SCHLIMMER
heißes Wetter

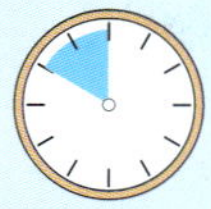

SCHLIMMER
vormittags

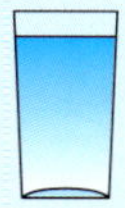

VERLANGEN
kalte Getränke

ABNEIGUNG
Essensgeruch

- *Akuter, umfangreicher, heftiger, wäßriger Durchfall*
- *Knurren in den Eingeweiden*

Allgemeine Indikationen
Podophyllum **ist angezeigt bei akutem Durchfall mit umfangreichem, wäßrigem, heftigem und übelriechendem Stuhlgang. Nach Entleerung Schwäche und Mattigkeit. Häufig flüssiger oder unwillkürlicher Stuhlgang. Krampfartiger Schmerz mit Knurren in den Eingeweiden, vor der Entleerung. Entleerung von lauten Winden begleitet. Durchfall nach Genuß von Wasser.**

WARNUNG
Babys mit starkem Durchfall kommen schnell in lebensbedrohlichen Zustand. Unbedingt zum Arzt gehen!

Modalitäten
Schlimmer: nach Genuß von Wasser, Speisen, bei heißem Wetter, vormittags.

Essen/Trinken
Verlangen:
kalte Getränke.
Abneigung:
Essensgerüche.

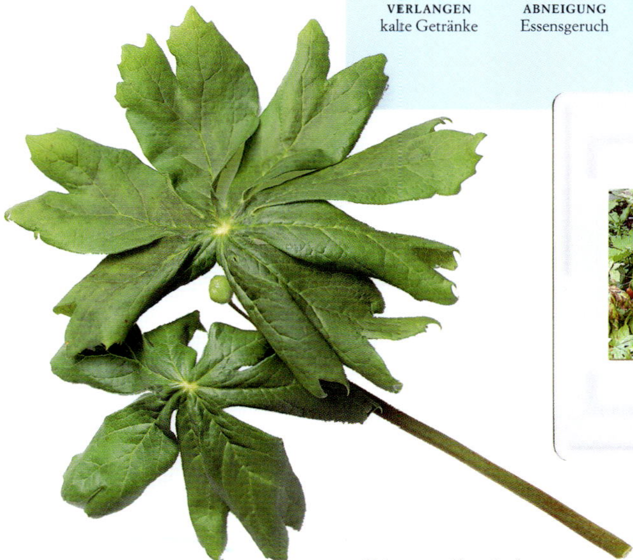

BESCHWERDEN
Siehe **Allgemeine Indikationen (links).**

Die amerikanische Urbevölkerung benutzte den Maiapfel als Wurmmittel.

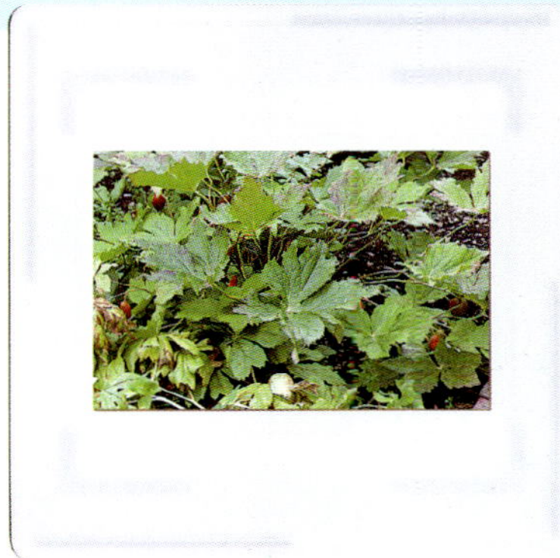

Der Maiapfel Podophyllum peltatuma *ist eine in Nordamerika heimische Pflanze.*

ALTERNATIVE MITTEL

DURCHFALL

ALOE
Reisedurchfall mit starker Gasbildung und brennenden Schmerzen. Häufig Stuhlgang gleichzeitig mit Harnlassen. Spontaner Drang zur Entleerung, Stuhl sprudelnd und wäßrig. Der Patient verspürt ein starkes Gefühl der Ungewißheit, ist nicht sicher, ob Winde oder Stuhl abgehen, hastiges Aufsuchen der Toilette nach Essen und Trinken. Schwäche und Verlust der Kontrolle über Schließmuskel – »Malheur« im Bett, ohne daß es bemerkt wird. Anwendung auch bei Ruhr mit brennendem Schmerz.

CHINA
Durchfall nach Genuß von Obst, Milch oder Bier. Stuhl braun, gelb, wäßrig, kann Unverdautes enthalten. Extreme Mattigkeit nach heftiger Entleerung.

SIL.
Anhaltender, aber ergebnisloser Stuhldrang. Durchfall durch falsche Eßgewohnheiten, Zahnen, heißes Wetter oder weil harter Stuhl zu lange zurückgehalten wurde. Durchfall schmerzlos, aber übelriechend, kann unverdaute Nahrungsbestandteile enthalten.

Pulsatilla

[PULS.]

Die Küchenschelle ist eine in Europa verbreitete Blütenpflanze und wird von alters her in der Kräuterheilkunde verwendet, insbesondere zur Behandlung von Verdauungsstörungen und Kopfschmerzen. Die Tinktur aus der gesamten frischen Pflanze wird zur Linderung von Frauenbeschwerden angewendet.

Allgemeine Indikationen

Pulsatilla **wirkt auf viele Bereiche des Organismus, insbesondere auf Psyche, Schleimhäute und Geschlechtsorgane. Ausscheidungen dick, reizlos, gelb. Typisch ist schnell wechselnde körperliche und seelische Verfassung. Entzündungen nicht ernster Natur, entwickeln sich nicht zu tiefen Hautdefekten. Schwangerschaftsprobleme. Rechtsseitig. Der warme Konstitutionstyp fühlt sich besser in frischer Luft.**

Psychische Verfassung

Voll Zuneigung, sanftmütig, gefühlsbetont; heischt nach Aufmerksamkeit, Mitgefühl und Tröstung. Kinder möchten in den Arm genommen werden. Tränen fließen schnell. Gefühl, nicht geliebt zu werden, ausgeschlossen zu bleiben. Stimmung kann zwischen Sanftmut und Gereiztheit wechseln, aber niemals Aggressivität. Oft schlimmer am Abend.

Modalitäten

<u>Schlimmer:</u> jegliche Art von Wärme – Luft, Zimmer, Bett, Nahrung; fette und üppige Speisen.
<u>Besser:</u> kalte Speisen und Getränke, kühle Luft; offene Fenster, kühle Bäder; Kühlung auch bei Frösteln; sanfte Bewegungen.

Essen/Trinken

<u>Verlangen:</u> kalte Speisen, alkoholische Getränke, Eier, Eiscreme, Erdnußbutter und vieles mehr.
<u>Abneigung:</u> Butter, Eier, Obst, Fleisch, warme Speisen und Getränke.
Durst: keiner.

KURZINFORMATIONEN

Pflanze: Pulsatilla nigricans, *Küchenschelle, Kuhschelle, Feldanemone*

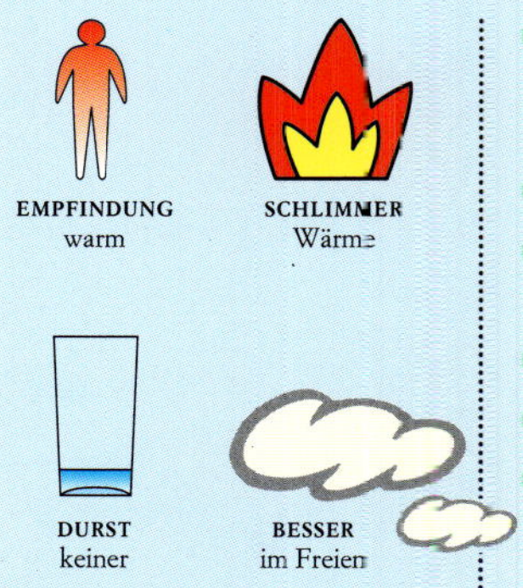

- *Zuneigung, sucht Trost, Aufmerksamkeit, möchte anderen gefällig sein.*
- *Wechselnde Symptome*
- *Reichliche milde, gelbe/grüne Ausscheidungen*
- *Kein Durst*
- *Besser an frischer Luft*
- *Abneigung gegen fette, üppige Speisen*

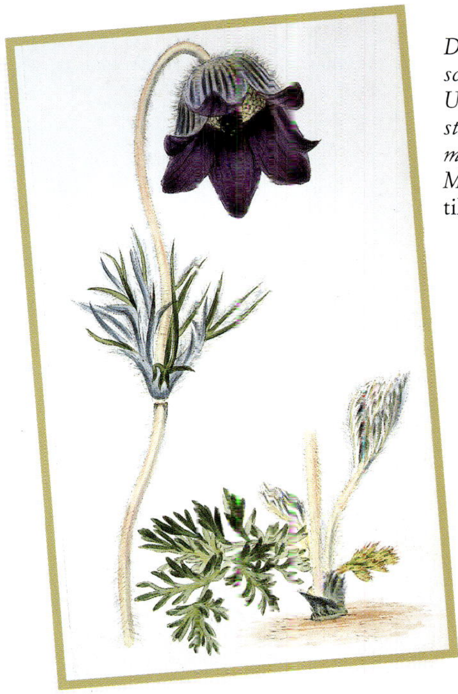

Die Küchenschelle ist die Ursprungssubstanz des homöopathischen Mittels Pulsatilla.

ALTERNATIVE MITTEL

ALLGEMEIN

ARS.
Patient ist unruhig, verängstigt, fröstelnd; brennende Schmerzen, besser durch warme Anwendungen.

IGN.
Beschwerden durch seelische Belastungen; Seufzen; widersprüchl. Symptome.

KALI BIC.
Dicke, klebrige, klumpige Ausscheidungen, betroffene Haut gereizt und wund.

PHOS.
Frostig; schlimmer durch Kälte. Durst auf kalte Getränke.

BESCHWERDEN

Kopfschmerzen
Schmerzen hinter der Stirn, an Schläfen oder nur einseitig. Einschnürendes oder zerreißendes Gefühl. Hitze macht schwindlig. Zustandsverbesserung durch kalte Umschläge, Druck und sanfte Bewegungen an der frischen Luft. Kopfschmerz bei Verdauungsstörungen durch fette, üppige Speisen. Generell besser durch Vornüberbeugen, Stilliegen oder Hinsetzen und Bewegung der Augen.

Augenentzündung
Bindehautentzündung mit dickem, gelbem, reizlosem Sekret. Geeignet für Kinder mit charakteristischen Ausscheidungen. Gerstenkorn am Oberlid, besser durch Wärme oder kaltes Baden und an der frischen Luft.

Leichte Erkältungen
Häufiges Niesen, gelbgrünes Nasensekret, das übelriechend werden kann, die Nasenwege reizt und Wundsein hervorruft. Verlegte Atemwege schlimmer in warmen Räumen, besser an der kühlen Luft.

Husten
Abends und nachts trocken, produktiv am Morgen. Irritierendes Kitzeln im Hals löst Hustenanfälle aus. Schlimmer im Liegen, muß sich im Bett aufsetzen. Schleim schwierig abzuhusten, gelb und klebrig, mit bitterem oder salzigem Geschmack.

Ohrenschmerzen
Infektionen, Mittelohrentzündung, mit Gefühl von Verstopfung oder schneidendem Schmerz. Ansammlung von Ohrenschmalz verursacht Rauschen, Pfeifen und Dröhnen. Ausscheidungen juckend, eitrig und reichlich.

Verdauungsstörungen
Magenschmerzen durch fette, üppige Speisen oder Obst. Dicker, weißer Belag im Mund; übler Mundgeruch. Übelkeit mit bitterem, schleimigem oder saurem Geschmack im Mund. Im Unterleib wandernde Schmerzen mit Knurren und Gurgeln. Starke Aversion gegen fette Speisen wie Schweinefleisch und Milch. Übelkeit durch Rauchgeruch.

Durchfall
Weicher Stuhl mit grünem Schleim. Gutes Heilmittel für schleimigen Durchfall bei Kinderkrankheiten wie Masern und Windpocken.

Blasenentzündung
Spärlicher Urin, riecht stark nach Ammoniak. Brennende Schmerzen an der Harnröhrenöffnung während oder nach Harnlassen. Reizlose, gelbgrüne Ausscheidungen.

Fieber
Frösteln ohne Durstgefühl. Trotz Frösteln Aufenthalt im Freien an frischer Luft. Unerträgliche Hitze, deckt sich auf.

Gliederschmerzen
Wandern schnell; schlimmer durch Wärme. Schwellungen ziehen von einem Gelenk zum anderen.

KINDER

Masern
Mit den charakteristischen Symptomen.

Mumps
Ausbreitung auf Brust und Hoden.

FRAUEN

Stillen
Fördert den Milchfluß, falls zu spärlich.

Übelkeit in der Schwangerschaft
Aversion gegen jegliche Nahrung (*siehe links*, Verdauungsstörungen); Erbrechen von Schleim morgens.

Entbindung
Erstickungs- und Ohnmachtsanfälle; während der Wehen müssen Türen oder Fenster offen sein. Wehen nicht stark genug, unregelmäßig, wechselnd. Ungünstige Kindslage (*Pulsatilla* kann eventuell das Baby aus der Steißlage drehen).

MÄNNER

Nichtspezifische Urethritis
NSU oder Prostataentzündung mit Beschwerden wie bei Blasenentzündung (*siehe dort*) und dicken, gelben Ausscheidungen aus Harnröhre.

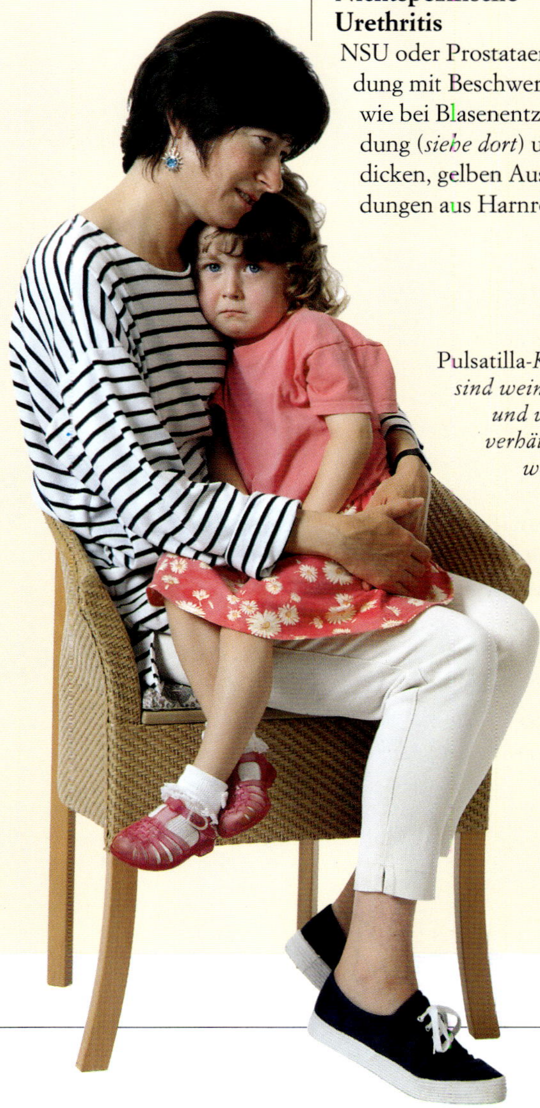

Pulsatilla-*Kinder sind weinerlich und wollen verhätschelt werden.*

Rhus toxicodendron

[RHUS T.]

Der in Nordamerika heimische Giftsumach kann bei manchen Personen heftige Hautreizungen auslösen. Zur Zubereitung der homöopathischen Tinktur werden die Blätter bei Nacht gesammelt, wenn sie das meiste Gift enthalten. Das Mittel wird bei Hautbeschwerden und Gelenkschmerzen angewendet.

KURZINFORMATIONEN

Pflanze: Rhus toxicodendron, Toxicodendron radicans, *Giftsumach*

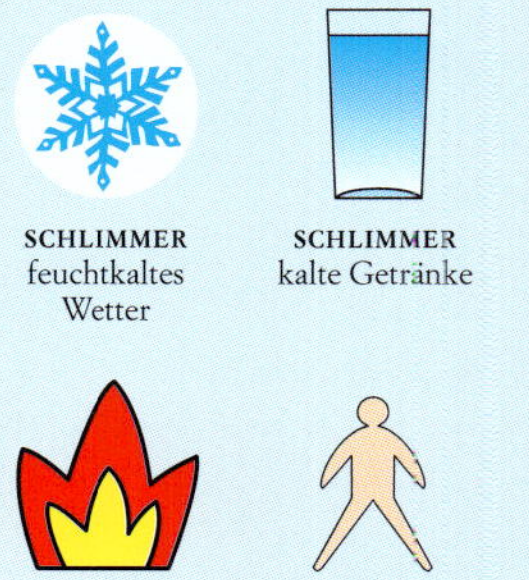

SCHLIMMER feuchtkaltes Wetter

SCHLIMMER kalte Getränke

BESSER Hitze

BESSER anhaltende Bewegung

- *Extreme seelische und körperliche Unruhe*
- *Schlimmer bei Nacht*
- *Zerrungen und Verstauchungen von Gelenken durch Überbeanspruchung, schlimmer im Ruhezustand, bei erster Bewegung, besser durch fortgesetzte Bewegung*
- *Schlimmer durch feuchte Kälte, besser durch Wärme*

Allgemeine Indikationen

Beschwerden der Haut: roter Ausschlag, Schwellungen unmittelbar unter der Hautoberfläche, stark juckende Bläschenbildung. Gelenkschmerzen durch Verletzungen oder Überbeanspruchung. Extreme Unruhe; findet keine bequeme Lage, dreht und wirft sich hin und her. Symptome schlimmer bei Nacht oder ausgelöst durch Kälte und Feuchtigkeit. Großer Durst.

Psychische Verfassung

Traurig, möchte allein sein. Unruhe auch im seelischen Bereich, deshalb ungeduldig und verdrießlich, ängstlich, Gefühl von »nichts wie weg«.

Modalitäten

Schlimmer: feuchtkalte Luft, Zugluft, wenn erhitzt und verschwitzt; bei erster Bewegung; Verstauchungen; Ruhe; nach Mitternacht; kalte Getränke und Speisen.

Besser: fortgesetzte Bewegung, Bewegung der betroffenen Gelenke; Lage wechseln; Hitze (warme Bäder, Getränke, warmes Wetter).

Essen/Trinken

Vorliebe: Milch, kalte Getränke, Süßigkeiten.
Abneigung: alkoholische Getränke; Nahrung (schon geringe Mengen).
Durst: sehr stark.

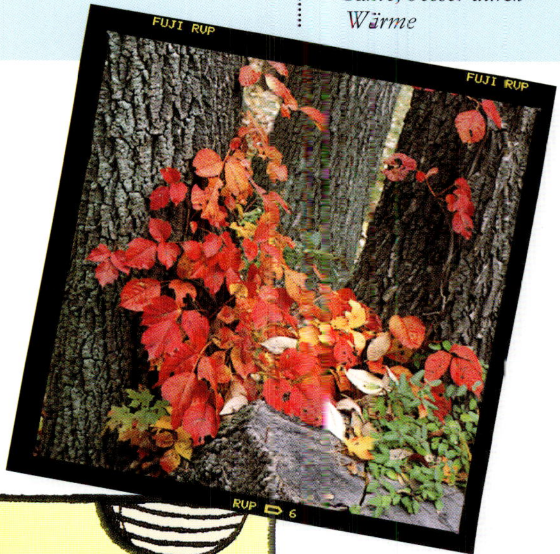

Rhus-toxicodendron-*Tinktur wird aus den frischen Blättern des Giftsumachs gewonnen.*

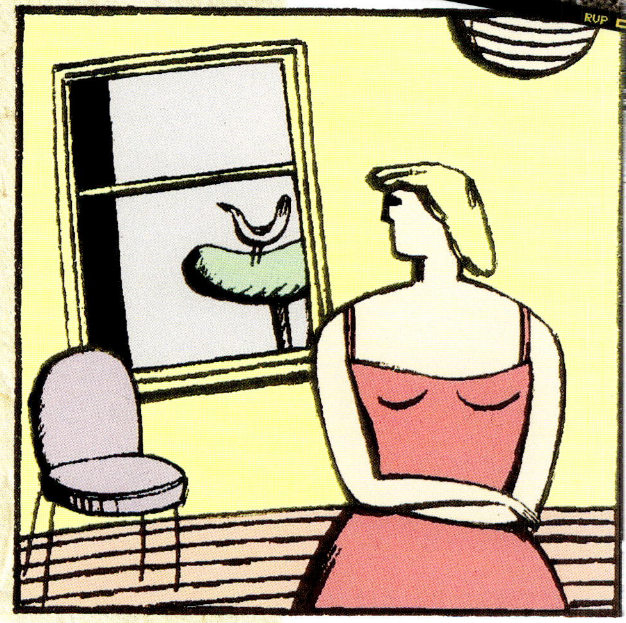

Der Rhus-t.-*Patient ist außerordentlich unruhig und fühlt sich nirgends wohl. Bei kontinuierlicher Bewegung und Änderung der Lage lassen die Beschwerden deutlich nach.*

BESCHWERDEN

Seelische Belastungen
Sehr unruhig, gereizt. Furchtsam in geschlossenen Räumen, im Bett. Dreht sich hin und her. Verläßt Bett aus Nervosität und Rastlosigkeit.

Kopfschmerzen
Kopf heiß und schwer, Hirn fühlt sich locker an. Schmerzen bei Berührung. Betäubender Kopfschmerz; muß sich hinlegen. Kopfschmerz durch kaltes Baden, nasses Haar, Regen.

Augenbeschwerden
Schmerz hinter den Augäpfeln, schlimmer durch Bewegung. Entzündung und Schwellung der Augen. Gerstenkörner. Bei Neugeborenen geschwollene Lider durch Einwirkung von Kälte/Feuchtigkeit.

Ohrenschmerzen
Mittelohrentzündung, innen und außen entzündet, Rachen wund und geschwollen. Blutige, eitrige Ausscheidungen. Schwellung der Ohrspeicheldrüsen.

Leichte Erkältungen
Heftiges Niesen und starkes Nasensekret am Morgen. Kehle geschwollen mit Schluckbeschwerden. Drüsen geschwollen und hart mit trockenem Mund und unstillbarem Durst, aber schlimmer nach kalten Getränken und nach Schlucken. Stimme heiser durch Überanstrengung, aber besser nach längerem Sprechen. Zunge bis auf rote Zungenspitze belegt.

Grippe
Stechende Schmerzen in Gelenken und Knochen mit Schwere und Steifheit. Patient fühlt sich am ganzen Körper wund, zerschlagen, erschöpft. Erste Bewegung schmerzhaft, aber Besserung durch fortgesetzte Bewegung.

Hautausschlag
Nesselsucht, Nesselausschlag mit Brennen und Jucken, schlimmer durch Kratzen. Jucken macht unruhig; Schlafstörungen durch Beschwerden.

Gelenkschmerzen, Verletzungen
Heiße, schmerzhafte Schwellung der Gelenke. Ziehende Schmerzen in den Bändern, Sehnen und Muskeln. Gliedmaßen steif und gelähmt. Ischiassyndrom. Beschwerden durch Verletzungen beim Sport, Training. Zerrungen, Überheben. Rheumatismus, Gelenkschmerzen durch Verstauchungen und Verrenkungen, schlimmer bei erster Bewegung, besser bei fortgesetzter Bewegung.

KINDER

Windpocken, Masern
Bei stark brennendem und juckendem Ausschlag, besser durch heißes Wasser (*siehe oben*, Augenbeschwerden).

MÄNNER

Hoden
Übergreifen von Mumps auf die Hoden. Hodensack dunkelrot, geschwollen, stark juckend.

Prostata
Prostataschmerzen bei Stuhlgang.

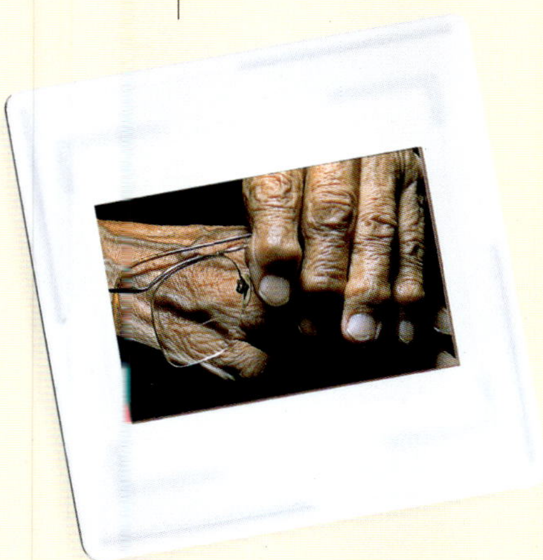

Rhus toxicodendron *dient vor allem zur Behandlung von Gelenkschmerzen einschließlich Rheumatismus.*

ALTERNATIVE MITTEL

GELENK-VERLETZUNGEN

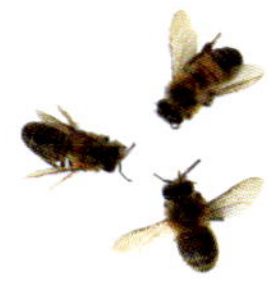

APIS
Haut geschwollen, leuchtend rot, glänzend; schlimmer durch Wärme.

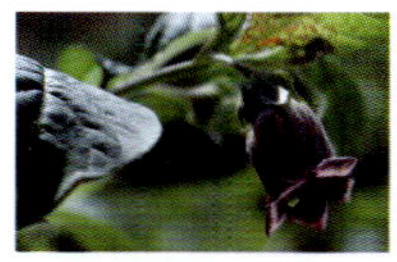

BELL.
Gerötete, entzündete Haut; wirkt auf Blutgefäße.

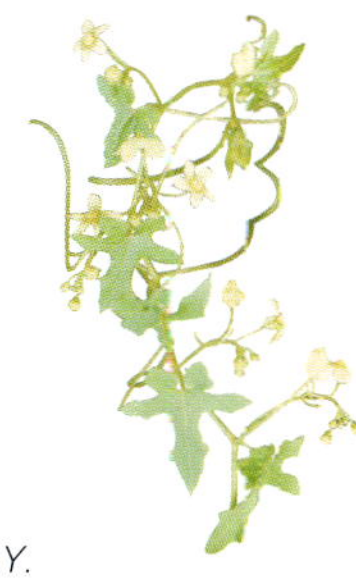

BRY.
Schlimmer durch Bewegung. Reizbar, verdrießlich, empfindlich.

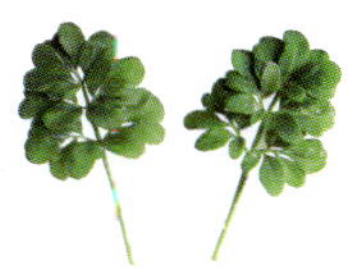

RUTA
Wirkt auf Knochenhaut, Bänder, Bindegewebe; schlimmer durch Bewegung der betroffenen Teile.

WARNUNG
Nicht anwenden bei Überempfindlichkeit gegen Giftsumachgewächse.

Ruta graveolens

[RUTA]

Die Garten- oder Weinraute hat eine lange Geschichte als heilkräftiges Kraut. Im Mittelalter hat man sie zur Bekämpfung der Pest und als Gegengift genutzt. Zur Zubereitung der homöopathischen Tinktur wird die vor der Blüte gesammelte Pflanze in Alkohol gelöst. Sie wird vor allem gegen Muskel- und Knochenbeschwerden eingesetzt.

KURZINFORMATIONEN

Pflanze: Ruta graveolens, *Weinraute, Gartenraute*

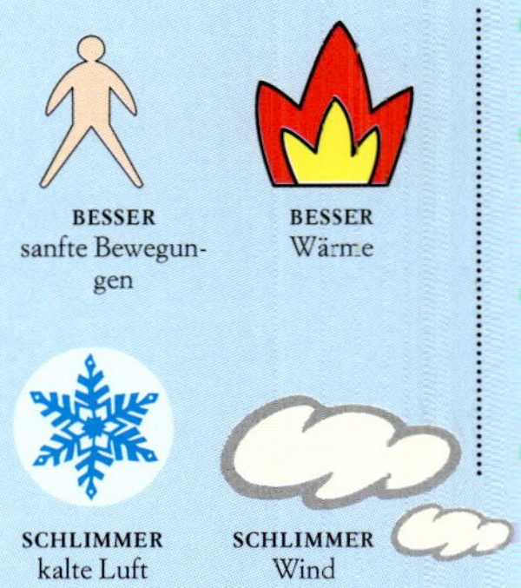

- *Wund, zerschlagen, schmerzhaft*
- *Verletzungen von Sehnen, Bändern, Knochenhaut*
- *Betroffene Körperteile empfindlich gegen Bewegung*
- *Schlimmer durch Kälte, besser durch Wärme*

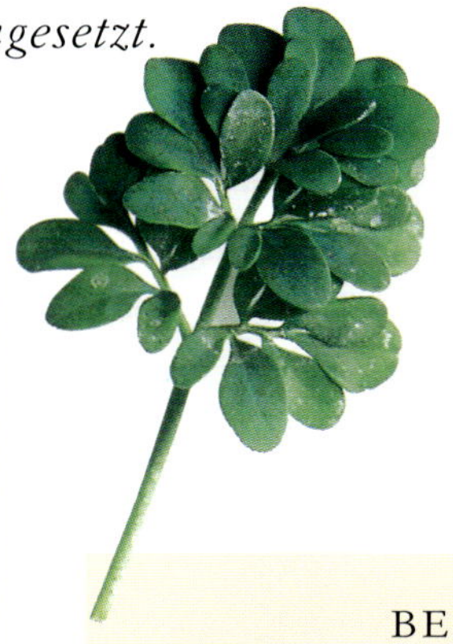

Allgemeine Indikationen

Ruta graveolens **wirkt auf Bindegewebsfasern, Bänder, Knorpel und Knochen, insbesondere Gelenke, sowie bei Trauma und Überanstrengung. Körperteile schmerzhaft, wie zerschlagen, wund, empfindlich.**

Psychische Verfassung

Unzufrieden mit sich selbst, weinerlich, glaubt hintergangen zu werden.

Modalitäten

Schlimmer: Überanstrengung; kalte Luft, Wind, Feuchtigkeit, Nässe; Liegen, Sitzen, Bücken; ungekochte Speisen.
Besser: fortgesetzte sanfte Bewegung; Wärme; tagsüber.

Essen/Trinken

Keine bestimmten Vorlieben oder Aversionen.

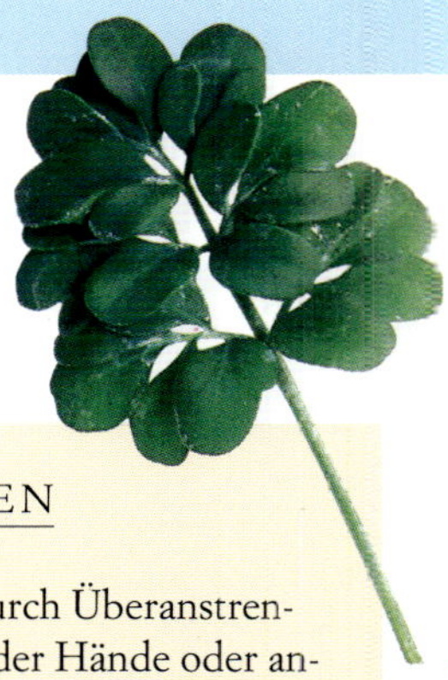

Die Weinraute wird als Heilkraut genutzt und ist die Quelle des Präparats Ruta graveolens.

BESCHWERDEN

Augenbeschwerden

Augen durch Überanstrengung heiß, brennend, gerötet; Sehstörungen. Besser an frischer Luft, schlimmer durch Wärme.

Verletzungen, Schmerzen

Wie zerschlagen, ziehend, Lähmungsgefühl in der Muskulatur. Knochenhaut wie wundgescheuert. Rückenschmerzen, besser in Rückenlage. Periostale Auftreibungen nach Verletzung. Quetschungen verheilen nur langsam und bleiben hart, Knochen verdickt. Lahmes Gefühl nach Verstauchungen von Fuß- und Handknöcheln. Verdickte Bänder durch Überanstrengung der Hände oder anderer Teile (Dehnungen und Zerrungen), Schmerzen heftiger, wenn Gelenk in Bewegung. Erste Bewegung nach Ruhe schmerzhaft, dann Nachlassen der Schmerzen bei langsamer Bewegung. *Ruta* im Anschluß an *Arnica* und *Rhus t.*, wenn Verletzung schwer heilt. Entzündungen um kleinere Gelenke wie Hand-, Knie-, Fußgelenk.

FRAUEN

Analprolaps

Nach Entbindung durch Überbeanspruchung der Beckenbodenmuskulatur.

ALTERNATIVE MITTEL

GELENKVERLETZUNGEN

ARN.
Prellungen schlimmer durch Berührung. Am ganzen Körper wund und wie zerschlagen.

BRY.
Verrenkungen, Verstauchungen schlimmer bei jeder Bewegung.

RHUS T.
Gelenkschmerzen schlimmer bei erster Bewegung, aber besser bei fortgesetzter Bewegung. Muskeln und Sehnen sind betroffen.

Sepia

[SEP.]

Hahnemann entdeckte die Wirkung von Sepia, *als er einen Kunstmaler behandelte, dessen Symptome durch Lutschen an Pinseln mit Sepiafarbe vergingen. Sepiafarbe wird aus der Tinte von Tintenfischen gewonnen, wie das homöopathische Präparat. Gut gegen Frauenbeschwerden.*

KURZINFORMATIONEN

Tier: Sepia officinalis, *Tintenfisch*

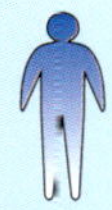

EMPFINDEN
fröstelnd

SCHLIMMER
Kälte

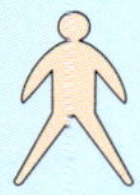

BESSER
sanfte Bewegungen

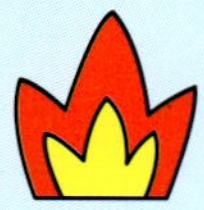

BESSER
Wärme

- *Beschwerden durch Hormonstörungen*
- *Frösteln*
- *Verschlossen*
- *Schlimmer durch Trost*
- *Besser durch Körpertraining, Tanzen*
- *Ziehende Schmerzen*

Allgemeine Indikationen
Das Mittel wirkt auf die Venen und Organe des weiblichen Beckens. Symptome treten vorwiegend linksseitig auf. Empfindlichkeit gegen extreme Hitze und Kälte. *Sepia* beeinflußt die Verdauung. Beschwerden aufgrund von Hormonstörungen.

Psychische Verfassung
Sorgt sich um andere bis zur Erschöpfung, schwindendes Mitgefühl, kümmert sich um nichts mehr. Möchte in Ruhe gelassen werden; haßt Aufregung; leicht zu verärgern.

Modalitäten
Schlimmer: Kälte, Schwangerschaft, Wechseljahre, sexuelle Ausschweifung, Fehlgeburt. Besser: Körpertraining, Wärme; Beschäftigung.

Essen/Trinken
Verlangen: alkoholische und kalte Getränke, Schokolade, saure Gurken, Süßigkeiten, Saures.

BESCHWERDEN

Kopfschmerzen
Zerreißend, stechend, drückend, pochend.

Husten
Abgehackter, lockerer Reizhusten, verursacht Schlafstörungen. Schleim reichlich, gelblich-weiß, salzig schmeckend.

Verdauungsstörungen
Morgenübelkeit; Übelkeit bei Geruch, Anblick und Gedanke an Speisen. Übelkeit nach dem Essen, kann auch beim Essen vergehen; morgendliches Erbrechen von Nahrung und Galle. Leeregefühl im Magen klingt durch Essen nur vorübergehend ab.

Verstopfung
Anstrengende Entleerung bei hartem Stuhl. Schmerzen vor dem Stuhlgang.

FRAUEN

Hämorrhoiden
In der Schwangerschaft

Übelkeit, Erbrechen
In der Schwangerschaft (*siehe links*, Verdauung)

Wehen
Ziehen im unteren Teil der Gebärmutter, als wolle alles herausfallen. Plazenta löst sich nicht.

Nach Geburt
Beckenbodenschwäche, Gebärmuttersenkung.

Harnorgane
Harnabgang beim Husten oder Lachen, verursacht durch Beckenbodenschwäche. Anhaltender Harndrang; Harn brennend, milchig, blutig.

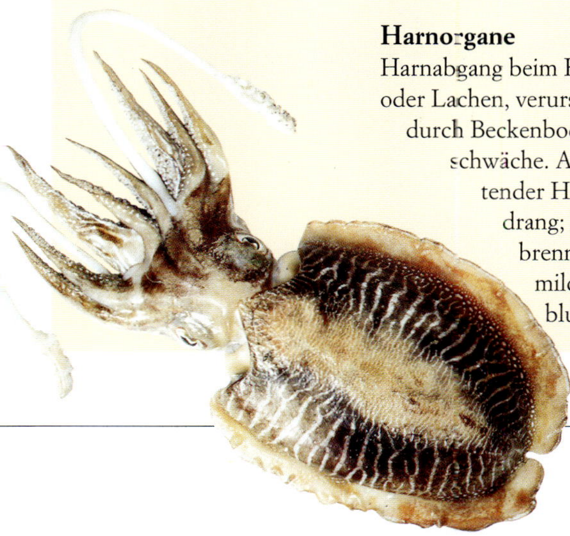

ALTERNATIVE MITTEL

ALLGEMEIN

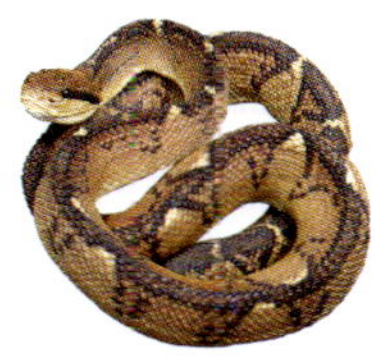

LACH.
Heißer Typ, schlimmer durch Hitze; äußert sich lebhaft; Wunden bluten stark.

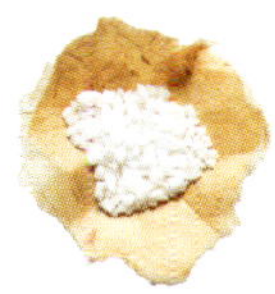

NAT-M.
Durstiger Typ, schlimmer durch Hitze und Anstrengung; Verlangen nach Salz.

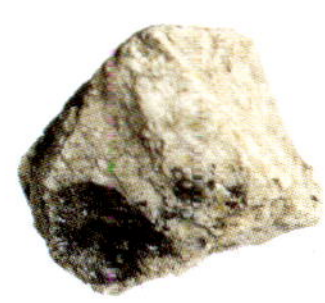

PHOS.
Braucht Gesellschaft, furchtsam, mag kalte Getränke; Erschöpfung schon immer durch Überanstrengung.

Der Tintenfisch liefert die Ursprungssubstanz des Präparats Sepia.

Silicea

[SIL.]

Die Ursprungssubstanz des Homöopathikums Silicea *ist Siliziumdioxid, das beispielsweise in Quarz vorkommt. Für die Tinktur wird das Mineral mit Milchzucker verrieben. Hilft beim Austreiben von Fremdkörpern wie Holzsplittern und Dornen aus dem Körper.*

KURZINFORMATIONEN

Mineral: Siliziumdioxid, *Quarz, Kieselsäure*

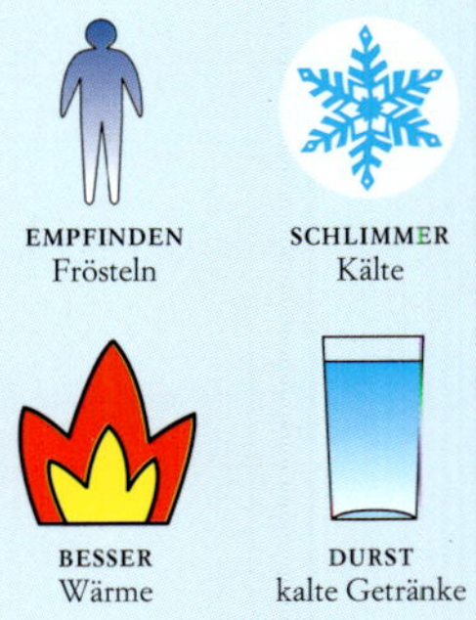

- *Frösteln, Unterkühlung*
- *Empfindsam, nachgiebig, sanftmütig, aber mit innerer Widerstandskraft*
- *Schweiß- und Eiterabsonderungen*
- *Entfernung von Fremdkörpern aus dem Körper*
- *Nebenwirkungen von Impfungen*

Allgemeine Indikationen

Drüsenbeschwerden, Abszesse. Fördert die Entfernung von Splittern, Dornen und anderer Fremdkörper aus dem Körper. Furunkel entwickeln sich langsam. Beschwerden nach Impfung. Der *Silicea*-Typ ist schwächlich, nachgiebig, furchtsam, besitzt aber innere Widerstandskraft. Er fröstelt leicht und wird nicht warm, auch nicht bei körperlicher Betätigung. Gerät leicht ins Schwitzen, besonders an Kopf und Füßen (oft mit unangenehmem Schweißgeruch). Antriebsschwach.

Psychische Verfassung

Empfindlich, erschrickt leicht, besorgt, ängstlich, zweifelt an sich selbst. Nachgiebiges Wesen mit hartem Kern (kann ziemlich stur und beharrlich sein). Legt großen Wert auf Äußerlichkeiten. Geistige Verfassung ständig angespannt.

Modalitäten

Schlimmer: Kälte (Luft, Zugluft, Feuchtigkeit, nicht zugedeckt, Bäder); nach Impfungen; Milch.
Besser: Wärme (insbesondere warme Wickel um den Kopf), warme Räume; ergiebige Harnausscheidung.

Essen/Trinken

Verlangen: kalte Speisen, Milch. Durstig.
Abneigung: Fleisch, Muttermilch.

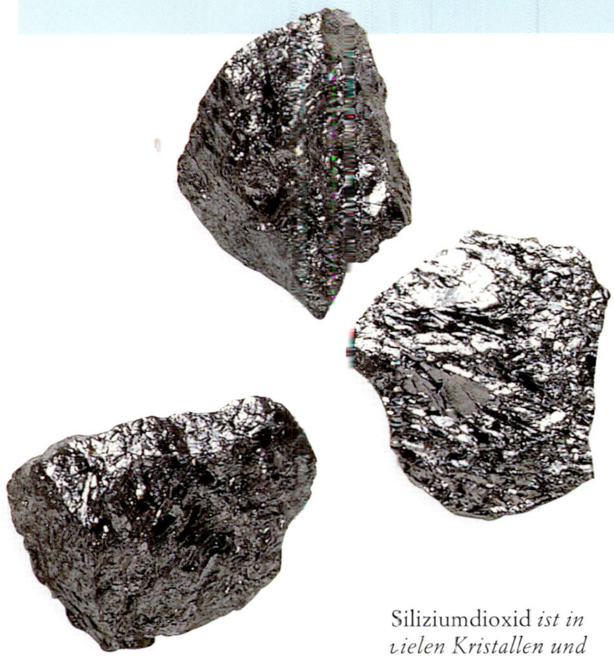

Siliziumdioxid *ist in vielen Kristallen und Gesteinen der Erdkruste enthalten*

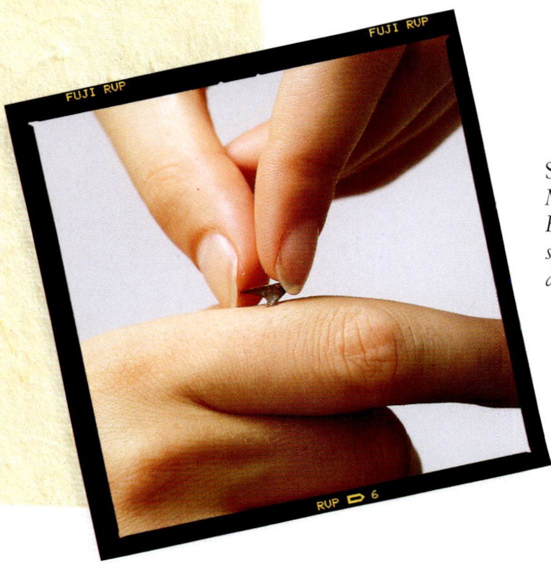

Silicea *ist ein nützliches Mittel, um schmerzhafte Fremdkörper wie Holzsplitter und Dornen aus der Haut zu entfernen.*

BESCHWERDEN

Kopfschmerzen
Nach Fasten, unregelmäßiger Ernährung. Kopfschmerz schlimmer durch geistige Anstrengung, Geräusche, Erschütterungen, Bewegung, Licht, Bücken, Kälte, kühlen Luftzug. Besser durch Wärmeanwendungen wie warme Wickel um den Kopf, Wärme generell. Starke Schweißausbrüche am Kopf. Bei Kopfschmerzen kann es zu Sehstörungen kommen.

Zahnabszeß
Abszesse an der Zahnwurzel, eitrige Absonderungen, schlimmer durch kaltes Wasser. Übler Geruch.

WARNUNG
Zahnabszesse gehören in ärztliche Behandlung.

Ohrenschmerzen
Dröhnen im Ohr. Gehörgang verlegt, Jucken im Innenohr, besser durch Gähnen oder Schlucken.

WARNUNG
Eitrige oder immer wiederkehrende Ohrenentzündungen, vor allem bei kleineren Kindern, gehören in ärztliche Behandlung.

Verstopfung
Anhaltender Stuhldrang, aber mit unbefriedigendem Ergebnis. Stuhl hart, trocken, gelb oder hellbraun, Entleerung schwierig. Stuhl tritt teilweise aus, rutscht aber wieder in den Mastdarm zurück; Patient ermüdet, gibt auf.

Durchfall
Ausgelöst durch mangelhafte Eßgewohnheiten, Zahnen, heißes Wetter oder bei lang anhaltender Verstopfung. Durchfall übelriechend, schmerzfrei, mit unverdauten Nahrungsbestandteilen.

Hautverletzungen
Jede noch so kleine Verletzung entzündet sich, beginnt zu eitern. Langsam abheilende, eiternde Wunden: Abszesse, Furunkel, Geschwüre, Pusteln. Juckreiz schlimmer bei Nacht, besser durch warme Anwendungen. *Silicea* fördert das Austreiben von Fremdkörpern wie Holzsplitter und Dornen aus dem Gewebe.

FRAUEN

Brustdrüsenentzündung
Harte Knötchen in den Brüsten; plötzliche, stechende Schmerzen beim Stillen.

Brustwarzen
Wunde Warzen, die leicht eitern. Stechende, brennende Schmerzen in der linken Brustwarze.

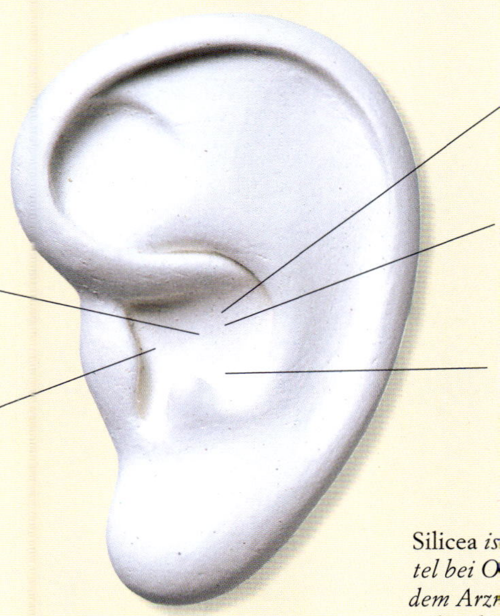

Silicea *ist ein hilfreiches Mittel bei Ohrentzündungen mit dem Arzneimittelbild entsprechenden charakteristischen Symptomen.*

ALTERNATIVE MITTEL

ALLGEMEIN

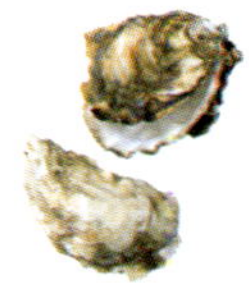

CALC.
Frösteln, Kopfschweiß bei Nacht. Sauer riechender Durchfall beim Zahnen bei Babys und Kindern.

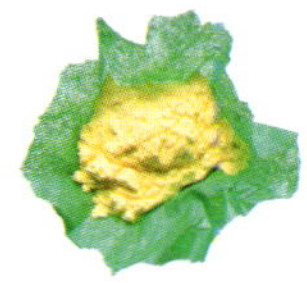

HEP.
Überempfindlich gegen Schmerzen, Kälte, Luftzug. Tiefe Abszesse an Zähnen, Haut und Drüsen. Schwellungen mit Schmerzen. Bildung von Eitertaschen, die nicht aufgehen. Leiseste Berührung unerträglich.

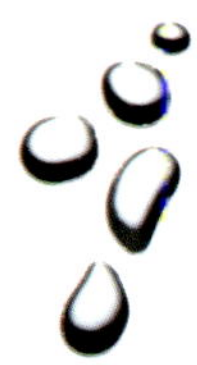

MERC.
Vermehrte Ausscheidungen: Speichel, Schweiß usw. Ergiebige grüne, brennende Ausscheidungen. Unangenehme Gerüche, stärker als bei *Hep.* oder *Sil.* Empfindlich gegen Temperaturschwankungen – schlimmer durch Kälte oder Wärme.

PULS.
Reizlose, gelbe/grüne Ausscheidungen bei vielen Beschwerden. Warmer Typ, braucht frische Luft, meist nicht durstig. Sanftmütiges Wesen, weinerlich, braucht Aufmerksamkeit und viel Mitgefühl.

Spongia tosta

[SPONG.]

Hahnemann hat dieses aus dem Meerschwamm gewonnene Homöopathikum selbst geprüft. Der Schwamm wird braun geröstet und in Alkohol gelöst. Für die Tinktur wird die Lösung abgeseiht und gefiltert. Ein ausgezeichnetes Mittel gegen heiseren Reizhusten.

KURZINFORMATIONEN

Tier: Ceratospongia, *Meerschwamm*

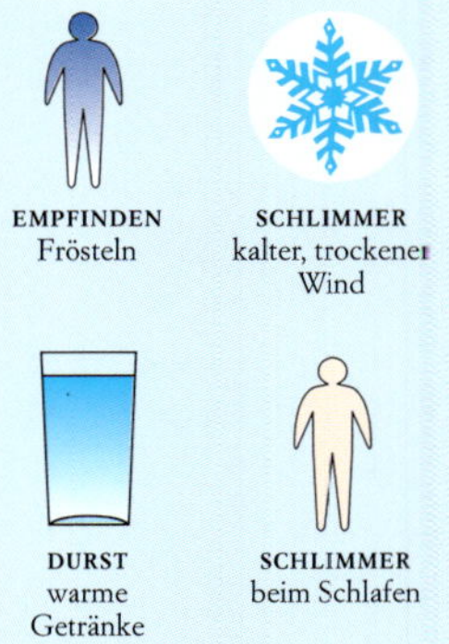

- *Husten: trocken, heiser, bellend, keuchend, pfeifend*
- *Besser durch warme Speisen und Getränke*
- *Kein Rasseln bei Schleimabsonderung*
- *Schlimmer beim Schlafen, Angstgefühle beim Aufwachen*

Allgemeine Indikationen

Betroffen sind vorwiegend Kehlkopf und Luftröhre. Extrem trockene Schleimhäute. Nützliches Heilmittel bei Husten, zum Beispiel bei Pseudokrupp, und Halsschmerzen. Erstickungsgefühle und Angstzustände reißen den Patienten aus dem Schlaf. Starke Trockenheit in allen Luftwegen – Gefühl wie Atmen durch trockenen Schwamm. Symptome schlimmer im Schlaf.

Psychische Verfassung

Wacht nachts vor Angst und Schrecken auf.

Modalitäten

Schlimmer: Tabak, Fett; kalter, trockener Wind; Liegen mit flach gebettetem Kopf.
Besser: Schluckbewegungen, warme Getränke.

Essen/Trinken

Keine bestimmten Vorlieben/Aversionen. Starker Durst und Hunger.

Rauchen verschlimmert den Zustand von Spongia*-Patienten.*

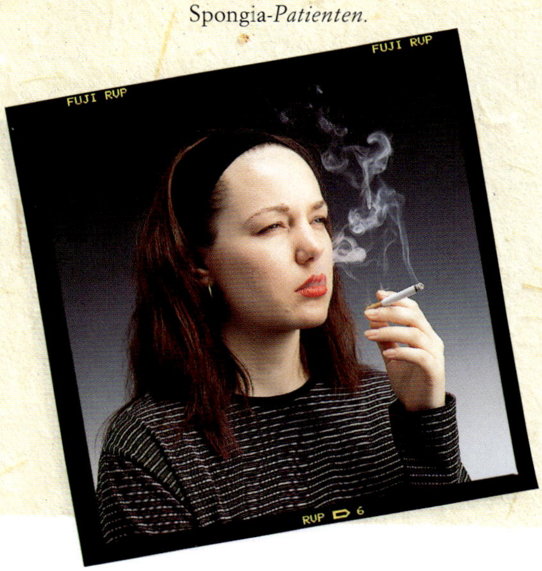

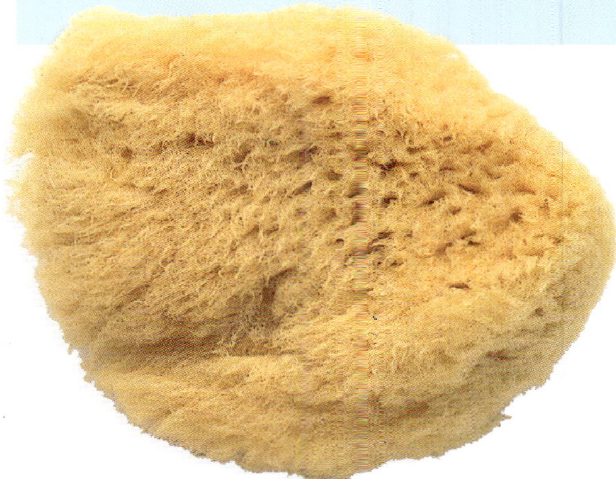

Der Meerschwamm ist die Ursprungssubstanz des homöopathischen Präparats Spongia tosta.

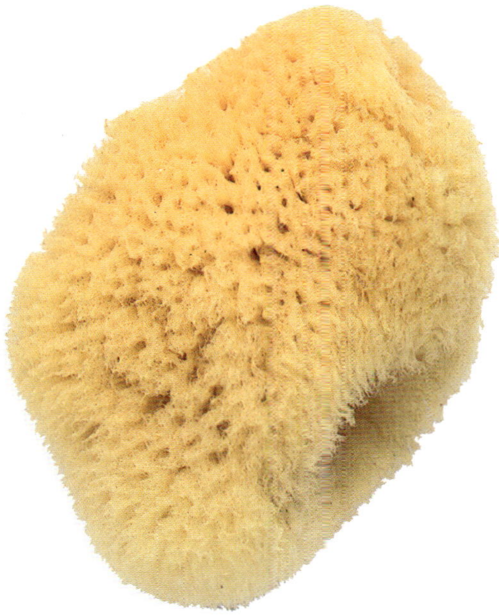

BESCHWERDEN

Husten
Trocken, anhaltend, bellend, heiser, keuchend, krächzend. Führt zu Schlafstörungen; beim Gehen Schmerzen in Brust und Kehle. Brennende, zerreißende Schmerzen in der Brust. Besser durch warme Getränke. Husten schlimmer in warmen Räumen und beim Sprechen.

Pseudokrupp
Husten trocken, schmerzhaft, rasselnd; das Geräusch beginnt mit Kitzeln tief unten in der Brust oder mit dem Gefühl, der Kehlkopf sei blockiert. Kein Schleim, kein Rasseln, kein Auswurf. Nach mühsamem Atmen kommt etwas Speichel herauf, gelangt aber nur bis in die Kehle. Akute Angst beim Husten; beim Aufwachen nachts Erstickungsgefühl. Schlimmer beim Einatmen und vor Mitternacht. *Spongia* wird verabreicht, wenn *Aconitum* nichts bewirkt.

WARNUNG
Pseudokrupp muß vom Arzt behandelt werden.

Kehlkopfentzündung
Kehlkopf entzündet, trokken, brennend, schmerzhaft, eingeschnürt; schlimmer durch Berührung, Sprechen, Schlucken. Heiserkeit. Schlimmer beim Drehen des Kopfes oder durch süße Speisen und Getränke, Kitzeln in der Kehle.

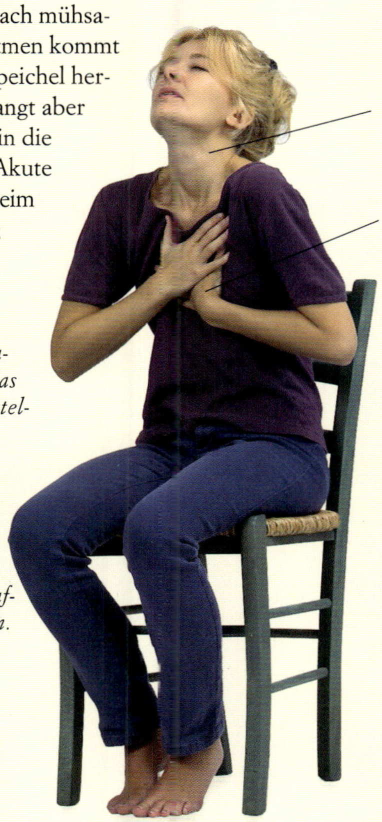

Symptomatisch für das Arzneimittelbild von Spongia tosta *sind Atembeschwerden und schmerzhafter Husten.*

ALTERNATIVE MITTEL

HUSTEN

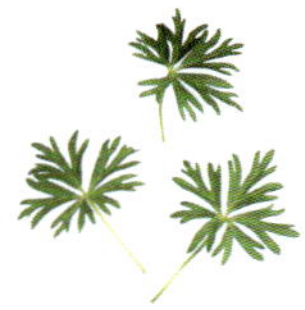

ACON.
Wenn Symptome nach kaltem, trockenem Wind plötzlich auftreten. Durst auf kalte Getränke. (*Spong.* unterstützt *Acon.* oder ist angezeigt, wenn *Aconitum* Symptome nicht lindert).

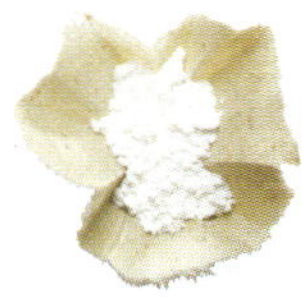

ANT-T.
Starkes Rasseln von Schleim in der Brust, aber keine Kraft zum Abhusten.

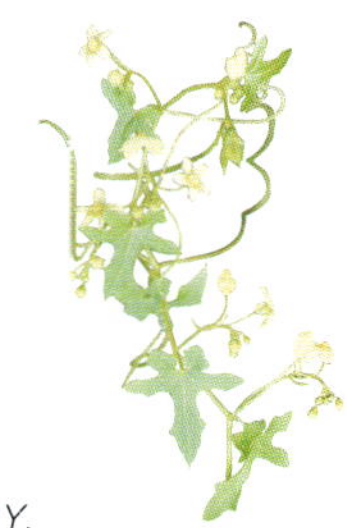

BRY.
Schmerzhafter, trockener Husten durch Reizung des Rachens. Muß sich beim Husten aufsetzen. Schlimmer nach Essen und Trinken oder Bewegung.

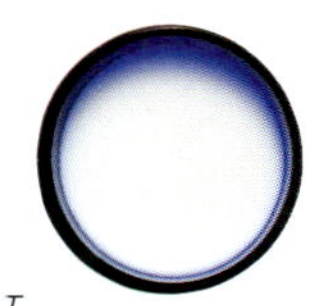

CAUST.
Harter, trockener, unproduktiver Husten, Schmerzen in der Brust. Bringt nichts herauf, muß Auswurf hinunterschlucken. Besser nach Genuß kalten Wassers. Oft mit Hüftschmerzen.

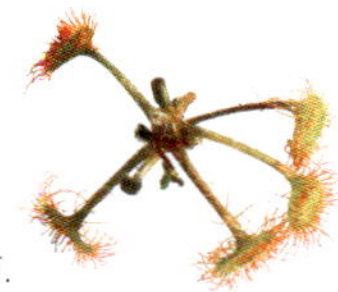

DROS.
Trockener Reizhusten mit Bellen oder Würgen, lang anhaltend und ununterbrochen. Kann kaum atmen. Schlimmer bei Nacht. Heftiges Kitzeln in der Kehle, heisere Stimme.

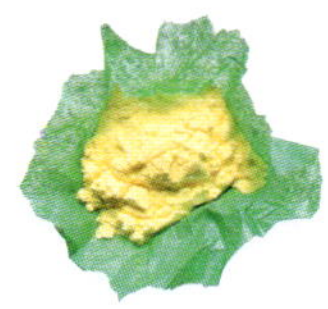

HEP.
Bei Pseudokrupp in späterem Stadium, wenn Patient fröstelt und auf äußere Einwirkungen übermäßig heftig reagiert.

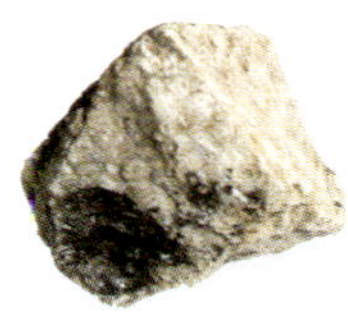

PHOS.
Harter, trockener, einschnürender Husten, der heftig und kräftezehrend sein oder Zittern auslösen kann. Gefühl wie Gewicht auf der Brust. Hustet große Mengen salzigen, gelben oder blutigen Schleims ab. Verlangen nach eisgekühlten Getränken.

Staphysagria

[STAPH.]

Schon die alten Griechen und Römer nutzten Samenkörner des Rittersporns als Brechmittel und Abführmittel. Zur Zubereitung der homöopathischen Tinktur werden die trockenen Samen verrieben und in Alkohol gelöst.

KURZINFORMATIONEN

Pflanze: Delphinium staphysagria, *Rittersporn*

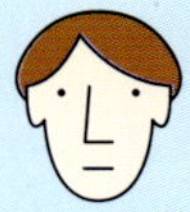

SCHLIMMER
schlechte Laune

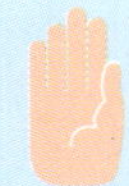

SCHLIMMER
Berührung

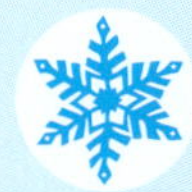

SCHLIMMER
Kälte

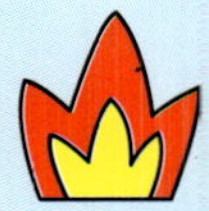

BESSER
Wärme

- *Beschwerden durch unterdrückte Gefühle: Ärger, Empörung, Beleidigung*
- *Stark berührungsempfindlich*
- *Blasenentzündung nach Geschlechtsverkehr und Katheterisierung*
- *Nach Operationen, glatten Schnittwunden, Stichwunden, Kaiserschnitt*

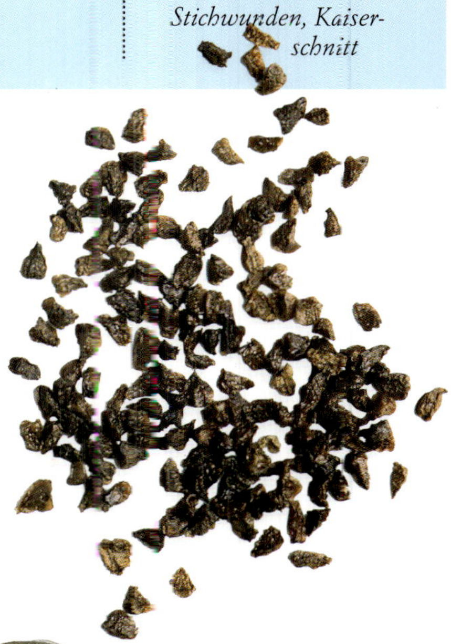

Die Samen des Rittersporns, auch Stephanskörner genannt, sind die Ursprungssubstanz des Homöopathikums Staphysagria.

Allgemeine Indikationen
Aufgewühlte Gefühle durch Verärgerung und Entrüstung. Gesteigerte Empfindlichkeit gegen unangenehme Erfahrungen, und seien sie noch so unbedeutend; verträgt vor allem keine Kritik und fühlt sich gekränkt, auch wenn keine Kränkung beabsichtigt war; reagiert beleidigt auf Vorhaltungen und Schroffheit und regt sich auf, wenn man widerspricht. Diese Gemütsverfassung kann von körperlichen Beschwerden wie Kopfschmerzen, unspezifischen Schmerzen in bestimmten Körperteilen und Koliken begleitet sein. Ein wichtiges Heilmittel für bestimmte Arten seelischer und körperlicher Beeinträchtigung. Wirkt auf die Organe des Harnapparats und Beckens, bei Wundschmerzen, auch durch Überdehnung von Ringmuskeln, z. B. bei Entbindung.

Psychische Verfassung
Symptome beruhen auf oder werden hervorgerufen durch Entrüstung: »Warum gerade ich?«, »Was habe ich denn getan?«. Fühlt sich angegriffen, aber unterdrückt Ärger und Schmerz. Nach enttäuschter Liebe oder Erniedrigungen und Beleidigungen, seien sie eingebildet oder beabsichtigt. Setzt sich scheinbar darüber hinweg, leidet aber innerlich darunter. *Staphysagria* **kann auch angezeigt sein bei Menschen, die sich zu Unrecht gemaßregelt fühlen und sich nicht wehren können. Das Gefühl, ungerecht behandelt zu werden, steht immer im Vordergrund.**

Modalitäten
Schlimmer: Gefühlsreaktionen wie Kränkung, Verdruß, Empörung sowie nach Streit. Berührung. Kälte, kalte Getränke.
Besser: Wärme; Ruhe; Frühstück.

Essen/Trinken
Verlangen: Suppen, Süßigkeiten, Alkoholika, Fleisch.
Abneigung: Milch, Käse, feste Speisen.

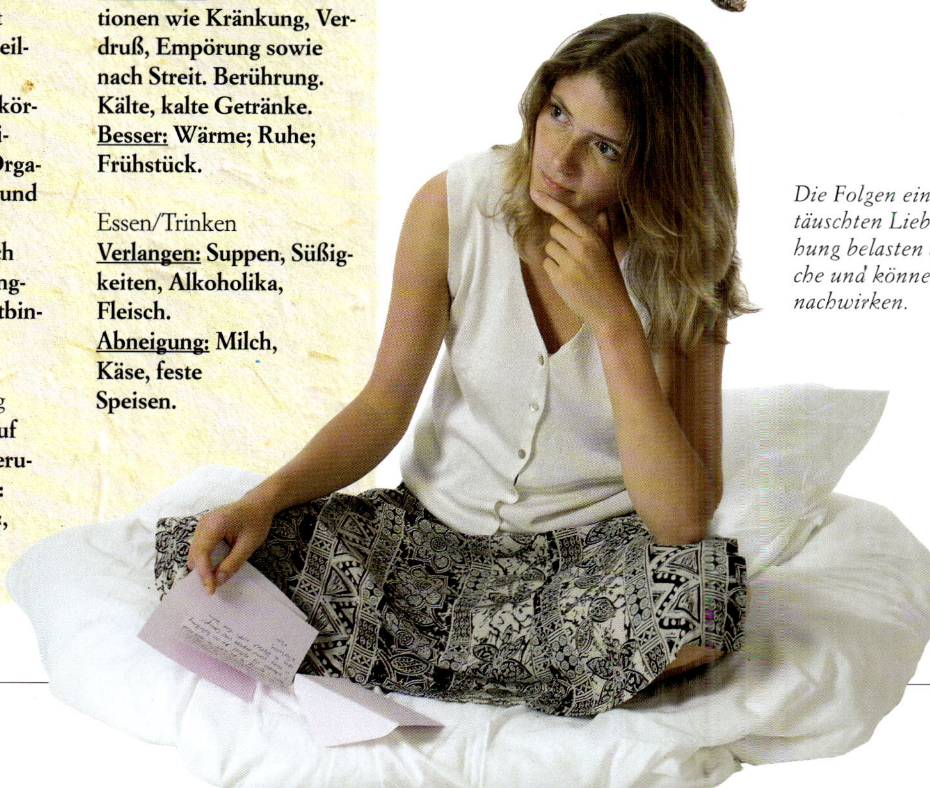

Die Folgen einer enttäuschten Liebesbeziehung belasten die Psyche und können lange nachwirken.

BESCHWERDEN

Verdauungsstörungen
Kolik und Durchfall oder Magenbeschwerden aller Art im Zusammenhang mit Gemütsstörungen wie oben beschrieben. Seekrankheit mit Schwindelanfällen. Man nehme *Staphysagria* gegen Übelkeit oder Reisekrankheit, wenn dadurch Ungerechtigkeitsgefühle ausgelöst werden (*siehe oben*).

Blasenentzündung
Das Mittel unterscheidet sich von anderen Homöopathika gegen Zystitis, da es angezeigt ist, wenn die Schmerzen auch ohne Harnlassen auftreten. Anhaltender Druck auf Blase nach Harnlassen. Brennen beim Harnlassen. Ergiebiger und unwillkürlicher Harnfluß, besonders beim Husten.

FRAUEN

Blasenentzündung
Auftreten nach dem Geschlechtsverkehr wegen Überempfindlichkeit der Blase.

Entbindung
Schwierigkeiten beim Harnlassen, Beckenschmerzen, Wundschmerz und/oder Infektionen nach Eingriffen im Genitalbereich wie Dammschnitt, Kaiserschnitt, Abort bei psychischer Verfassung wie *Staph.* Die Gefühle von Verärgerung und Erniedrigung können auftreten, wenn der Eingriff ausgedehnter war als erwartet. Selbst wenn es scheint, als habe sich die Patientin mit den Umständen abgefunden, weil sie ihre Empfindungen nicht äußert, kann es doch sein, daß sie das Gefühl hat, schlecht behandelt worden zu sein.

Staph. *hilft bei Störungen des Harnapparats.*

MÄNNER

Prostatitis
Häufiger Harndrang; Brennen in der Harnröhre auch ohne Harnlassen. Schmerzen ziehen vom After zur Harnröhre.

Hodenentzündung
Durch Mumps.

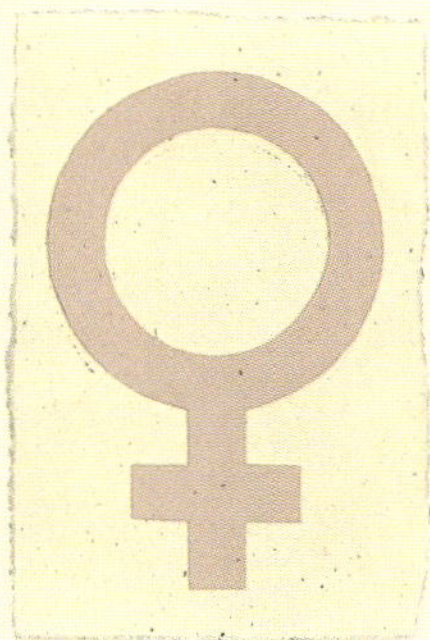

SPEZIELLE ANWENDUNGEN

Schmerzen nach chirurgischen Eingriffen, glatten Schnittwunden, Stichwunden; Dammschnitt, Kaiserschnitt, Laparoskopie.

SPEZIELLE ANWENDUNGEN

Rittersporn ist wirksam gegen Läuse. Mit *Staphysagria*-Tinktur können Läuse und Nissen bekämpft werden, die sich im Kopfhaar und in den Schamhaaren eingenistet haben. Man wäscht das Haar mit 15 ml Tinktur. Danach nicht Spülen, sondern wenigstens zwei Stunden einwirken lassen, vorzugsweise während der Nacht. Den Vorgang nach zwei Wochen wiederholen.

ALTERNATIVE MITTEL

ALLGEMEIN

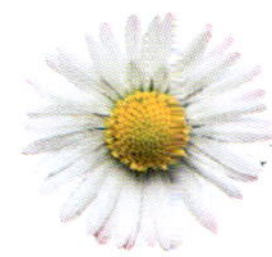

BELL-P.
Trauma der Bauch- oder Beckenorgane durch Verletzung oder Eingriff. Wunden außergewöhnlich empfindlich gegen Berührung. Schlimmer durch Kälte.

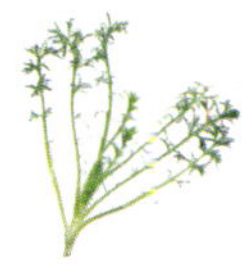

CHAM.
Patient äußerst ungehalten. Will alles haben, weist es aber zurück, wenn man es ihm gibt. Schreit wegen unerträglicher Schmerzen.

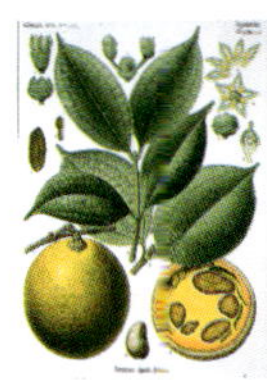

IGN.
Schlimmer durch Trauer, mit viel Seufzen; Trost verärgert. Wechselnde Gemütslagen.

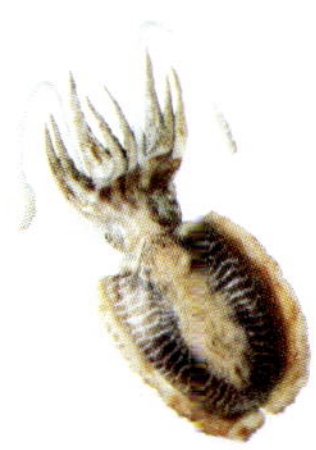

SEP.
Emotionale Gleichgültigkeit. Durch Hormonstörungen ausgelöste Beschwerden.

Sulfur

[SUL.]

Die medizinische Anwendung von Schwefel hat eine lange Geschichte. Kein anderes Homöopathikum ist so häufig geprüft worden. Deshalb entspricht es mehr Symptomen als jedes andere Heilmittel. Zur Zubereitung der Tinktur wird Schwefelblüte mit Milchzucker verrieben und mit Alkohol vermischt.

KURZINFORMATIONEN

Mineral: Schwefel *Schwefelblüte*

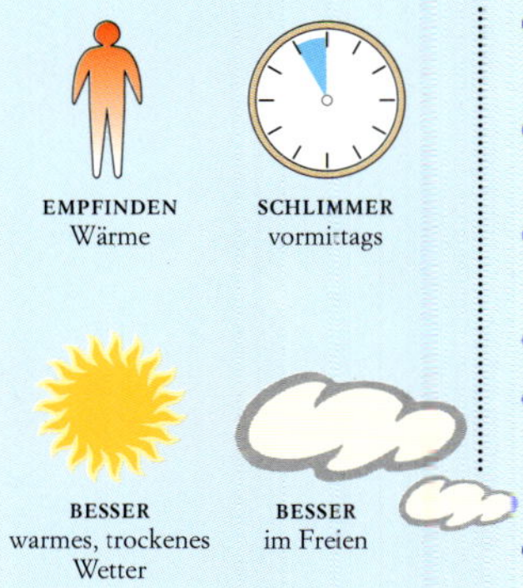

- *Beschwerden vergehen langsam*
- *Wärme, braucht frische Luft, reißt Fenster auf.*
- *Brennende Schmerzen und Empfindungen*
- *Rötung von Körperstellen*
- *Verlangen nach Süßigkeiten und pikanten Speisen*
- *Unangenehme Ausscheidungen*

Allgemeine Indikationen

Brennen und/oder Jucken in allen Bereichen des Organismus, schlimmer durch Bettwärme. Lippen, Gesicht, Augenlider, Körperöffnungen, Haut stark gerötet. Warmer Typ, verlangt nach frischer Luft, verträgt keine warmen oder geschlossenen Räume, wird im Bett sehr heiß. Bei verweigerter Nahrungsaufnahme starke Schwächung. Starkes Verlangen nach Süßigkeiten und würzigen Speisen. Übelriechende Ausscheidungen: Schweiß, Stuhl, Harn, Fußschweiß. Wirkt unsauber oder unordentlich, badet nicht gern, was die Beschwerden häufig verschlimmert. Verschlechterung oder Beginn von Beschwerden nachts und vormittags gegen 11 Uhr.

Psychische Verfassung

Das Arzneimittelbild ist so vielfältig, daß es auf jedermann zutreffen könnte. Das Besondere an *Sulfur* ist jedoch die ausgeprägte Vorstellungskraft des Konstitutionstyps, der sich beispielsweise mit religiösen oder philosophischen Überlegungen beschäftigt. Auch der eher praktisch denkende *Sulfur*-Patient verfügt über Kreativität und Ideale. Daher rührt die Neigung, die äußere Erscheinung zu vernachlässigen und sich um die physischen Bedürfnisse des Körpers nicht zu kümmern. Abneigung gegen Waschen und Baden ist nicht ungewöhnlich, Patient wirkt nachlässig und achtet nicht auf sein Aussehen. Macht viele Pläne, führt sie aber nicht aus.

Modalitäten

Schlimmer: Baden; Erhitzung, warme oder geschlossene Räume, vormittags, nachts.
Besser: frische Luft; Bewegung; trockenes, warmes Wetter.

Essen/Trinken

Verlangen: fette, reich gewürzte Speisen, Süßigkeiten, Alkoholika, Fleisch.

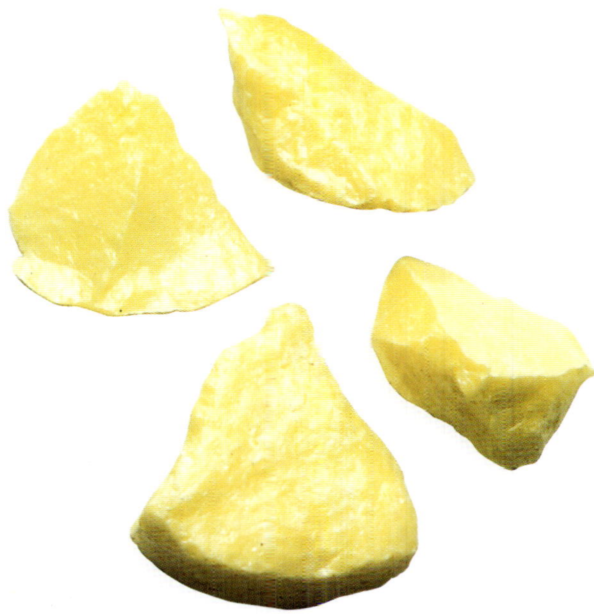

Die Ursprungssubstanz des Homöopathikums Sulfur *ist mineralischer Schwefel.*

VORSICHT

Fast alle anderen Homöopathika haben ähnliche Eigenschaften wie *Sulfur*. Deshalb muß das Krankheitsbild besonders gründlich und genau erforscht werden.

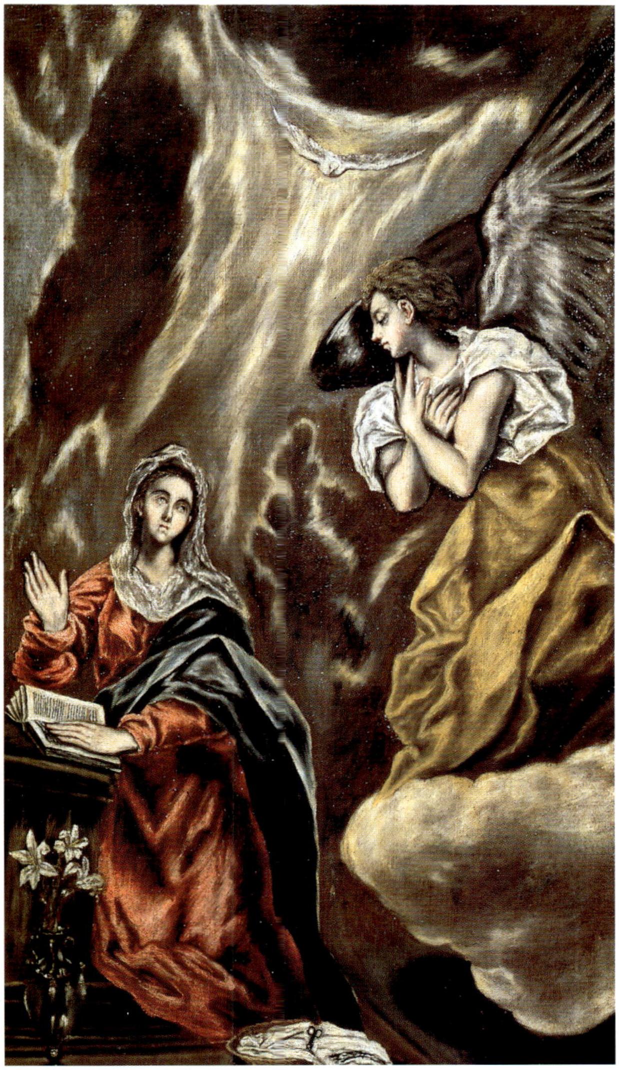

Charakteristisch am Arzneimittelbild von Sulfur *ist die Beschäftigung mit Geistes- und Glaubensfragen.*

BESCHWERDEN

Kopfschmerzen
Gefühl wie unter einem beengenden Helm. Brennen unter der Schädeldecke, an den Fußsohlen, überall. Begleitet von Übelkeit. Schlimmer nach Nahrungsaufnahme, Bücken, frühmorgens; besser durch kalte Luft oder kalte Umschläge. Kopfschmerz durch schlechte Verdauung und Überlastung des Magens.

Augenbeschwerden
Entzündungen mit Brennen, Hitze, Rötung. Wie Sand in den Augen. Lider tagsüber gerötet, juckend; morgens verklebt. Beim Waschen darf kein Wasser in die Augen kommen.

Leichte Erkältungen
Ausgelöst durch Baden, Überanstrengung, Unterkühlung. Häufiges Niesen. Nasensekret wäßrig, scharf, brennend. Anwendung von *Sulfur* im Anschluß an *Aconitum*.

Grippe
Sehr empfindlich gegen frische Luft, Zugluft. Brennende Schmerzen oder Empfindungen: oben im Kopf, in der Brust, an den Füßen. Im Anschluß an *Aconitum*.

Husten
Stört den Schlaf. Nachts trocken, unproduktiv, tagsüber produktiv. Brust eingeschnürt. Braucht frische Luft.

Verdauungsstörungen, Koliken
Aufgeblähter Unterleib mit Gasbildung, Knurren in den Därmen. Extrem drängender Durchfall frühmorgens. Brennende Magenschmerzen. Starke Hungergefühle gegen 11 Uhr vormittags.

KINDER

Durchfall
Zahnen mit Durchfall. Rötung an After, Lippen, Augenlidern. Stuhl scharf, führt zu Reizungen wie Windelausschlag. Rauhe Haut, trockenes Haar. Nachts Hitzegefühle; wirft Bettdecke ab.

Kinderkrankheiten
Juckreiz bei Windpocken, Masern, Mumps im letzten Stadium; andere Symptome schlimmer durch Wärme und/oder Baden.

AKUTE BESCHWERDEN
Im Spätstadium kann *Sulfur* verabreicht werden, wenn andere Mittel in den Anfangsstadien Wirkung gezeigt haben. Im Einzelfall beachte man die allgemeinen Charakteristika des Krankheitsbildes.

ALTERNATIVE MITTEL

ALLGEMEIN

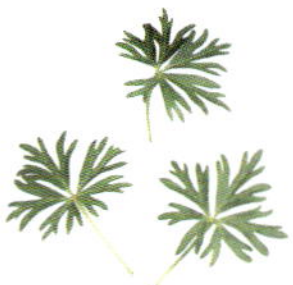

ACON.
Entzündungen in den Anfangsstadien der Erkrankung.

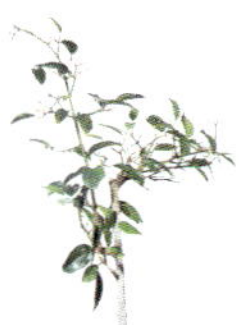

NUX V.
Ähnliche Symptome bei Magen/Verdauung, aber gewöhnlich viel frostiger.

Symphytum

[SYMPH.]

Der Echte oder Arzneibeinwell dient in der Pflanzenmedizin traditionell als Mittel zum Heilen von Wunden und Knochenbrüchen. Zur Zubereitung des homöopathischen Präparats werden die Wurzeln der Pflanze gehackt und in Alkohol gelöst. Die abgeseihte und gefilterte Lösung wird als Tinktur verwendet.

KURZINFORMATIONEN

Pflanze: Symphytum officinale, *Echter Beinwell, Beinheil, Arzneibeinwell*

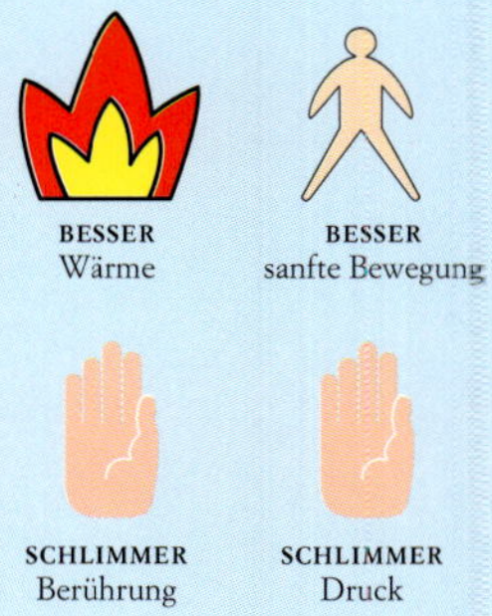

- *Verletzungen an Knochen, Knorpel, Knochenhaut*
- *Verletzungen durch stumpfe Gewalteinwirkung*
- *Besser durch sanfte Bewegung und Wärme*
- *Schlimmer durch Berührung, Bewegung, Druck*

Allgemeine Indikationen
Beinwell ist eine nützliche Kräuterarznei zum Abheilen von offenen Wunden, insbesondere von Knochenbrüchen, sowie von Schädigungen des Knorpels und der Knochenhaut. Wirksam außerdem gegen Schmerzen am Augapfel durch Trauma oder Verletzung.

Psychische Verfassung
Keine spezifischen Symptome.

Modalitäten
Schlimmer: Berührung, Bewegung, Druck. Besser: Wärme, sanfte Bewegung.

Essen/Trinken
Keine bestimmten Vorlieben oder Aversionen.

BESCHWERDEN

Augenverletzungen

Das Mittel ist vor allem angezeigt bei traumatischen Verletzungen des Augapfels oder der Knochen der Augenhöhle. Abklingen der Schwellungen mit Hilfe von *Arnica.*

Frakturen

Knochenbrüche; Schäden an Knorpel und Knochenhaut, besonders wenn die Knochen dicht unter der Haut liegen (z. B. Schienbein). Frakturen und Brüche, die langsam verheilen.

Symphytum *wird aus den Beinwellwurzeln gewonnen.*

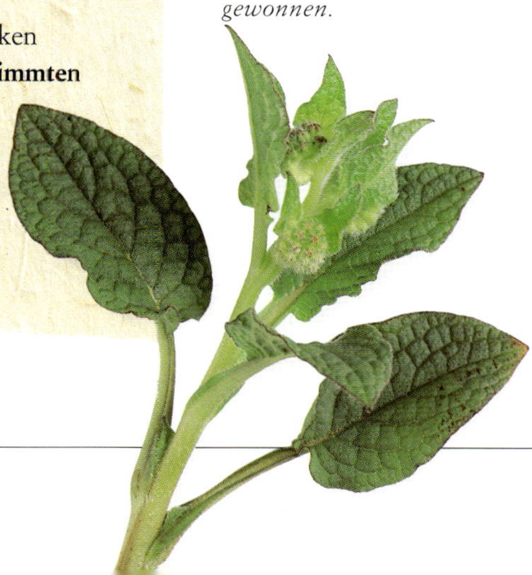

ALTERNATIVE MITTEL

ALLGEMEIN

ARN.
Prellungen, Schwellungen, Quetschungen. Frühstadium von Verstauchungen und Verrenkungen. Andere Mittel können angezeigt sein, wenn Trauma abgeklungen ist. *Arn.* beschleunigt die Wundheilung und Gewebebildung, lindert Entzündungen.

RHUS T.
Verstauchungen, Verrenkungen, Muskelschmerzen; erste Bewegung schmerzhaft, aber danach besser.

RUTA
Verletzungen an Knorpeln, Bändern, Gelenken, besonders der Knochenhaut. Schläge auf den Augapfel.

HYP.
Verletzungen der Nerven, von nervenreichem Gewebe: Sturz, Schläge auf Wirbelsäule, eingeklemmte Finger oder Zehen. Verletzungen durch Stiche mit stechenden Schmerzen.

LED
Stichverletzungen, beispielsweise durch Nägel. Wunde schwillt an, wird fleckig, fühlt sich kalt an, besser durch Kälte.

VORSICHT

Stellen Sie zunächst bei jeder Verletzung Art und Schwere fest und setzen Sie homöopathische Mittel unterstützend neben anderen, den Umständen entsprechenden Maßnahmen ein, wie Ruhigstellen, Kopf hochlagern, Eisbeutel. Suchen Sie bei ernsteren Fällen den Arzt auf.

VORSICHT

Wenn das Mittel bei Knochenbrüchen angewendet werden soll, müssen diese erst durch einen Arzt fachkundig behandelt werden, denn die Heilung erfolgt rasch und nachhaltig.

Urtica urens

[URT-U.]

Die Brennessel hat sich schon in der Pflanzenmedizin bewährt, beispielsweise als Tee. Zur Zubereitung der homöopathischen Tinktur wird die gesamte frische Pflanze während der Blüte gesammelt, gehackt und in Alkohol gelöst. Dient zur Behandlung von Brandwunden, Insektenstichen und Nesselausschlag.

KURZINFORMATIONEN

Pflanze: Urtica urens, *Brennessel*

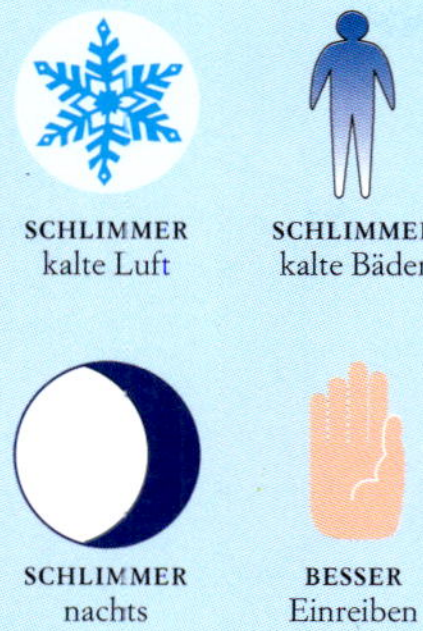

- *Brennen und Jucken*
- *Hautreizungen, Ausschlag durch allergische Reaktionen*
- *Schlimmer durch Baden, körperliche Betätigung, Wärme*
- *Regt die Milchproduktion an*

Allgemeine Indikationen
Allergische Reaktionen der Haut mit Brennen, Jucken und Schwellungen. Stark juckende Verbrennungen ersten Grades. Eingeschränkte Produktion von Muttermilch, Scheidenjucken.

Psychische Verfassung
Keine spezifischen Symptome.

Modalitäten
Schlimmer: kühle Luft, kühle Bäder; Insektenstiche; Genuß von Schalentieren.
Besser: Reiben.

Essen/Trinken
Keine bestimmten Vorlieben oder Aversionen. Nach Genuß von Schalentieren kann es zu allergischem Ausschlag kommen.

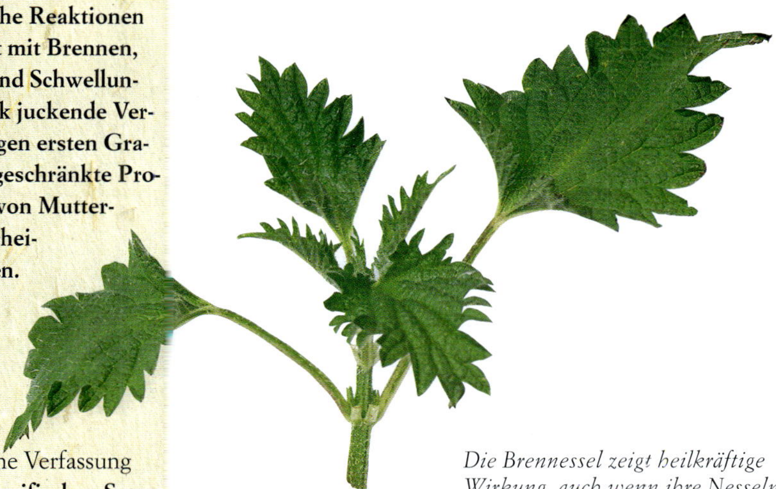

Die Brennessel zeigt heilkräftige Wirkung, auch wenn ihre Nesseln sehr schmerzhafte Hautreaktionen hervorrufen.

BESCHWERDEN

Hautreizungen
Nesselausschlag durch Insektenstiche oder Genuß von Meeresfrüchten und Schalentieren. Juckende Flecken. Dabei sind die betroffenen Bereiche größer als die Einstichstelle. Schlimmer durch Baden, körperliche Anstrengung, Wärme. Verbrennungen 1. Grades, Sonnenbrand oder Verbrühungen mit Juckreiz. Äußere und innere Anwendung.

FRAUEN

Stillen
Ohne ersichtlichen Grund bleibt die Milch aus. Zur Anregung der Milchproduktion innerlich anwenden.

ALTERNATIVE MITTEL

HAUT-REIZUNGEN

APIS
Insektenstiche, wenn Haut heiß und schlimmer durch Hitze; flache Schwellungen, heiß, gerötet, glänzend.

CAL.
Äußerliche Anwendung zur beschleunigten Erneuerung der Haut; Schnitte, Abschürfungen, offene und geschädigte Haut (weniger angezeigt bei allergischen Reaktionen der Hautoberfläche).

CANTH.
Verbrennungen 2. Grades mit starken Schmerzen. Verbrennungen vor Bildung von Blasen. Verbrennungen mit schmerzhaften Wunden.

CAUST.
Verbrennungen 3. Grades, Verbrühungen und Verätzungen. Schmerz brennend mit Blasenbildung. Schädliche Auswirkungen schlecht verheilender Brandwunden.

RHUS T.
Jeder Ausschlag mit Brennen und Jucken. Sehr unruhig, schlimmer durch Kälte, Feuchtigkeit und Kratzen.

Veratrum album

[VERAT.]

Das homöopathische Präparat wird aus den Wurzeln der Weißen Nieswurz gewonnen. Die Pflanze wird von alters her medizinisch genutzt und ist hilfreich bei manischen Zuständen, Melancholie und Epilepsie. Ihr giftiger Saft wurde von den Römern als Pfeilgift verwendet. Das Mittel wird verschrieben, wenn Kollaps droht.

KURZINFORMATIONEN

Pflanze: Veratrum album, *Weiße Nieswurz*

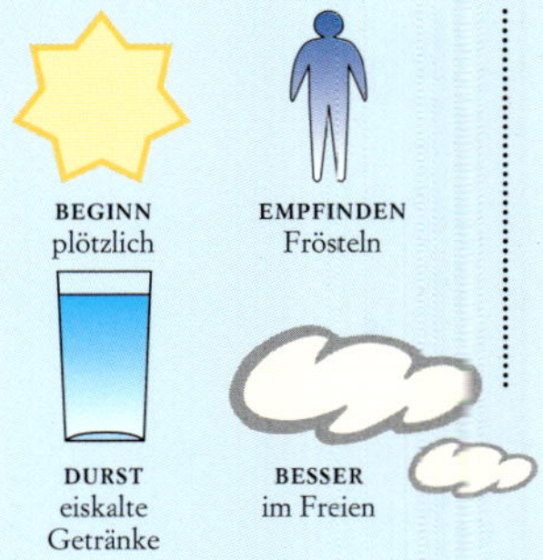

- *Akuter Beginn*
- *Eiseskälte*
- *Kalter Schweiß*
- *Heftiges Erbrechen und starker Durchfall, die zu Erschöpfung führen.*

Allgemeine Indikationen
Anzeichen von drohendem Kollaps; extreme Kälte, blau angelaufen, geschwächt. Akuter Beginn und rascher Verlauf. Starke Beeinträchtigung des Magen-Darm-Trakts, begleitet von Erbrechen und Durchfall, starken kalten Schweißausbrüchen, starkem Durst, plötzlichen Schwächeanfällen. Ohnmacht.

Der Veratrum-album-*Patient verlangt nach sauren Früchten, deren Genuß den Zustand verschlimmert.*

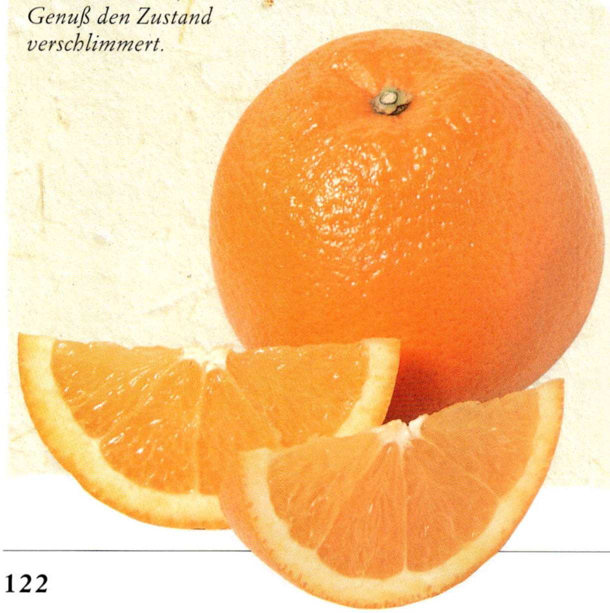

Psychische Verfassung
Unruhig, erregt. Oder still, zurückgezogen, mürrisch.

Modalitäten
<u>Schlimmer:</u> kalte Getränke, Obst.
<u>Besser:</u> warme Speisen, heiße Getränke, Milch.

Essen/Trinken
<u>Verlangen:</u> saures Obst, salzige Speisen, kalte Getränke, Obst, Eis.
<u>Abneigung:</u> warmes oder kaltes Essen.
<u>Durst:</u> extrem, auf große Mengen kalten Wassers.

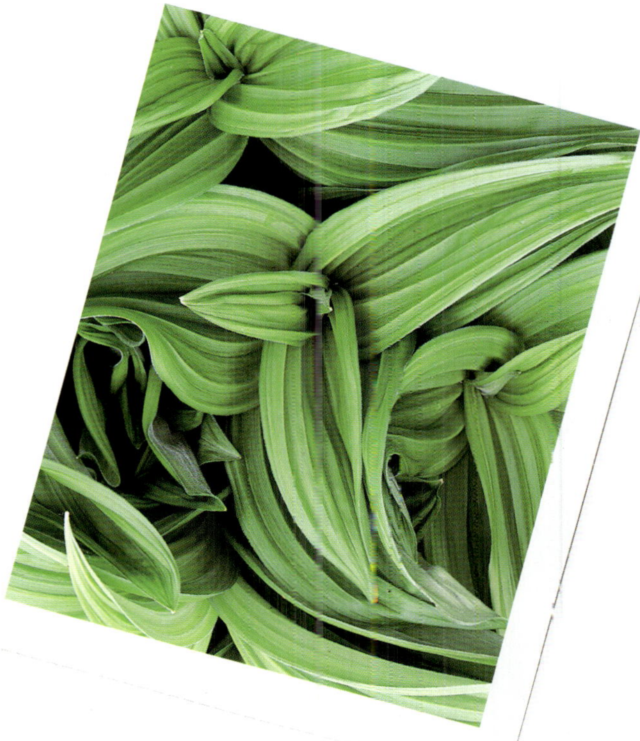

Die Weiße Nieswurz wächst in den Gebirgen Mittel- und Südeuropas.

BESCHWERDEN

Das Krankheitsbild von Veratrum album *zeigt großen Durst auf eisgekühlte Getränke.*

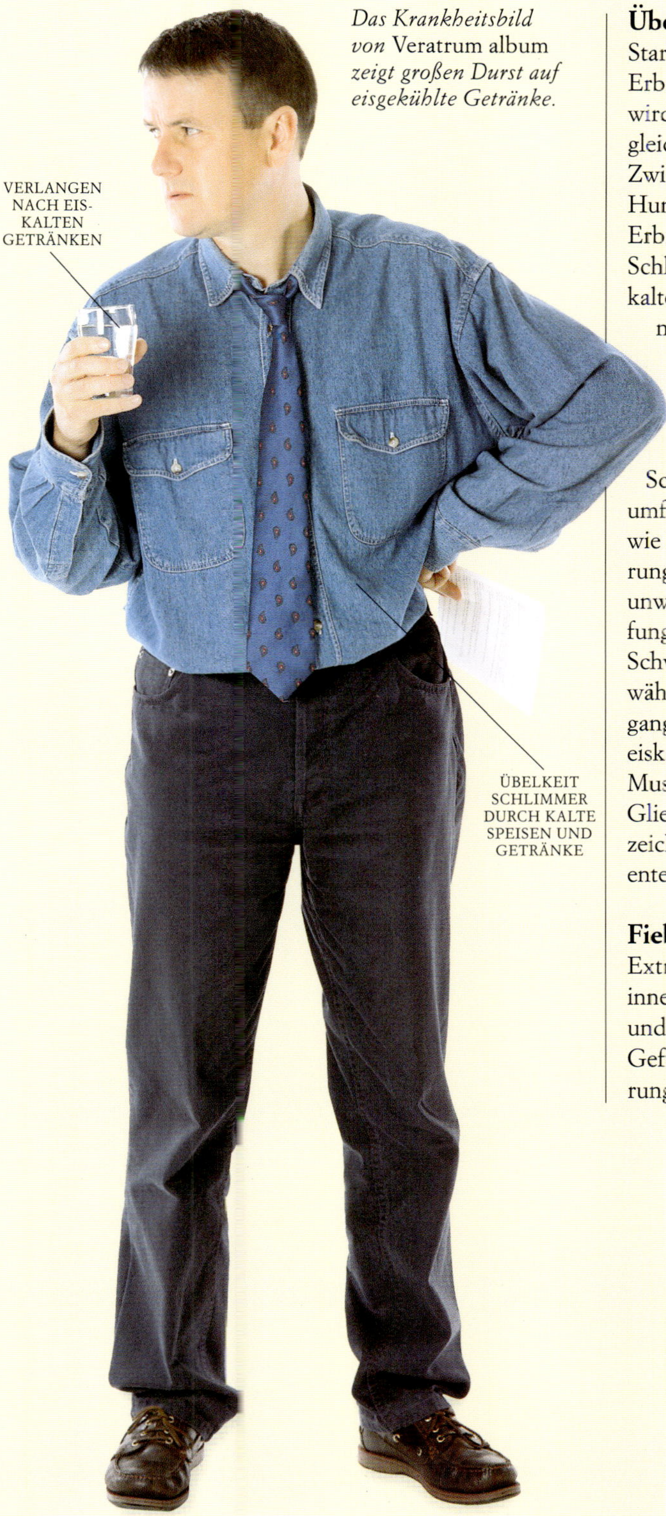

VERLANGEN NACH EIS-KALTEN GETRÄNKEN

ÜBELKEIT SCHLIMMER DURCH KALTE SPEISEN UND GETRÄNKE

Übelkeit, Erbrechen

Starke Übelkeit, heftiges Erbrechen. Kaltes Wasser wird nach dem Trinken gleich wieder erbrochen. Zwischen den Anfällen Hunger und Appetit. Erbrechen grünen Schleims. Verlangen nach kalten Speisen und Obst, nach deren Genuß die Beschwerden nur schlimmer werden.

Durchfall

Schmerzhaft, wäßrig, umfangreich, grünlich; wie Reiswasser; Entleerung drängend oder unwillkürlich. Erschöpfung nach Durchfall. Schweißausbrüche während oder nach Stuhlgang. Hände und Füße eiskalt. Bei Durchfall Muskelkrämpfe in den Gliedmaßen. Krankheitszeichen von Gastroenteritis.

Fieber

Extreme Kälte und Durst; innere Hitze. Haut blaß und bei Berührung kalt. Gefühl der Verschlechterung durch Schwitzen.

ALTERNATIVE MITTEL

SCHWÄCHE/ KOLLAPS

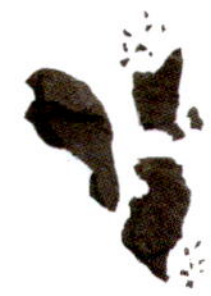

CARB-V.

Auch ein frostiger Typ, aber mit schwächlichem Antrieb; braucht jedoch frische Luft trotz Schwäche und Kälte, die zu blauem Anlaufen führen können. Durchfall schmerzhaft, auch mit Brennen im Mastdarm (wie bei *Ars.*), aber Stuhl eitrig und unangenehm; selbst bei weichem Stuhl macht das Entleeren Mühe. Gasbildung im Verdauungstrakt; Aufstoßen bringt Erleichterung. Beschwerden können die Folge von übermäßiger Nahrungsaufnahme oder zu üppigen Speisen sein.

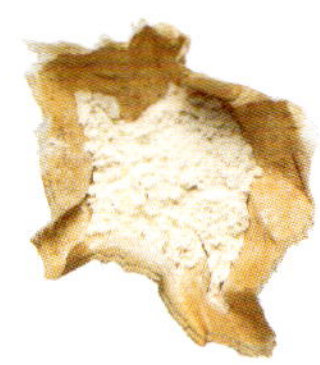

ARS.

Spezifisches Mittel gegen Lebensmittelvergiftungen. Patient fröstelt stark. Durchfall erzeugt brennende Schmerzen in Magen, Därmen und Mastdarm; Wärme bringt Erleichterung. Die brennenden Ausscheidungen sind dünnflüssig und spärlich. Trotz Unruhe ist Patient um Besserung bemüht, fast bis zur Erschöpfung. Es besteht das Verlangen, an kalten Getränken zu nippen, um den brennenden Durst zu stillen.

Über den Gebrauch des Repertoriums

Homöopathen benutzen ein medizinisches Repertorium, um für bestimmte Symptome das probate Mittel zu bestimmen. In der Liste sind die Symptome alphabetisch geordnet; hinter den Suchbegriffen stehen die abgekürzten Bezeichnungen der Heilmittel. Jeder Eintrag wird als »Rubrik« bezeichnet. In das Repertorium dieses Buches wurden ausschließlich Rubriken mit Beschwerden aufgenommen, die im Rahmen der Hausmedizin behandelt werden können. Dazu gehören Erste-Hilfe-Leistungen, kleinere Verletzungen und akute Krankheiten. Bei ernsteren Krankheitsbeschwerden ist der Rat eines qualifizierten Heilpraktikers oder eines niedergelassenen Arztes einzuholen. Obwohl es sich also um keine vollständige Liste homöopathischer Arzneien handelt, wird Ihnen das Repertorium eine große Hilfe sein, auch umfassendere Verzeichnisse zu verstehen und zu nutzen.

Die Rubriken dieses Repertoriums sind gegliedert. Wenn Sie beispielsweise Husten haben, sehen Sie unter dem Stichwort »Husten« nach. Hier finden Sie Untereinträge wie »trokken« oder »locker«.

Diese Eingrenzung ermöglicht einen genaueren Befund. Homöopathen achten bei jedem Krankheitsfall auf charakteristische Unterscheidungsmerkmale. Überlegen Sie, welche Symptome das Krankheitsbild prägen. So kann bei einer Erkältung Fieber auftreten, Atemwege können verlegt oder offen, der Hals entzündet sein und so weiter.

Bemühen Sie sich, die Symptome so genau wie nur möglich zu beschreiben. Wenn ein Patient Schmerzen hat, sehen Sie unter diesem Stichwort nach und versuchen Sie, den betreffenden Schmerz zu charakterisieren. Schmerzen können beispielsweise brennen oder pochen.

Modalitäten geben an, welche Einflüsse den Zustand des Patienten oder die Symptome verschlimmern oder verbessern. Sie sollten die allgemeinen Modalitäten prüfen wie auch das spezifische Symptom.

Ausscheidungen können von unterschiedlichen Organen stammen: Augen, Nase, Ohren, Mund, Vagina, Penis, After, Poren (bei Schnittwunden, Furunkeln). Wichtiger ist jedoch die Art der Ausscheidungen – Farbe, Konsistenz (weich oder hart), Geruch, Schmerz und so weiter –, um das geeignete Mittel zu bestimmen. Zum Beispiel finden Sie im Repertorium unter »Ausscheidungen« den Hinweis, daß bei grünen Ausscheidungen der Augen, Ohren und Nase *Pulsatilla* angezeigt ist, hingegen *Arsenicum* empfohlen wird, wenn die Ausscheidungen außerdem brennend und scharf sind, wobei es unerheblich ist, ob sie aus Nase oder After kommen. Haben die Ausscheidungen alle diese Eigenschaften gemeinsam, ist wahrscheinlich *Mercurius* vorzuziehen.

Wählen Sie mit Hilfe der Liste von Symptomen im Repertorium die geeigneten Heilmittel aus und lesen Sie anschließend, was die Materia Medica über diese Arzneien aussagt, damit Sie wirklich sicher sein können, die richtige Wahl getroffen zu haben. Bedenken Sie stets, daß mit einem Mittel verschiedene Beschwerden behandelt werden können. Stellen Sie fest, ob das Krankheitsbild mit dem Arzneimittelbild übereinstimmt.

Die Beschwerden sind im Repertorium alphabetisch aufgelistet, zum Beispiel »Fieber« unter F

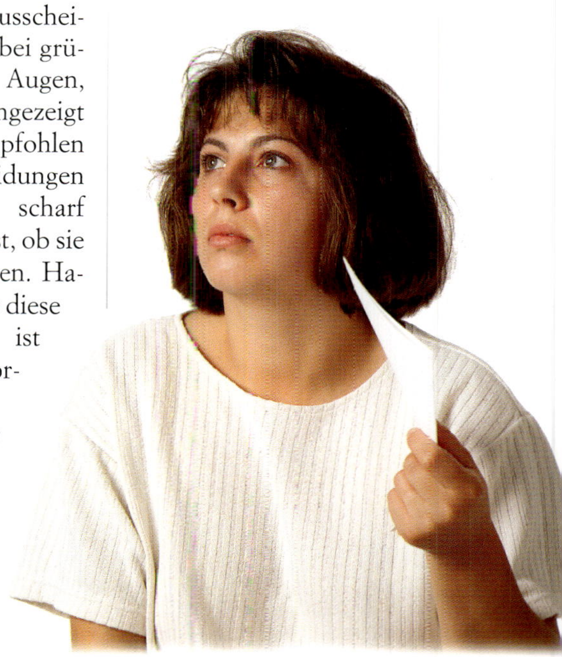

…N ARZNEIMITTELS

…Lyc., Merc., … geeignete … Sie weitere … e, zum Bei- … rchfall«, wo … verwiesen … und *Verat.* … ei reichli- … n (*Nux v.*

hingegen ist »heiß«). Nun haben Sie die Wahl zwischen *Arsenicum* und *Veratrum album.* Die ausführliche Beschreibung zu beiden finden Sie in der Materia Medica, mit deren Hilfe Sie feststellen können, welches Arzneimittelbild dem Krankheitsbild am besten entspricht.

Mit Hilfe des Repertoriums und der Materia Medica stellen Sie fest, welche Arznei für die Krankheitsbeschwerden des Patienten die richtige ist.

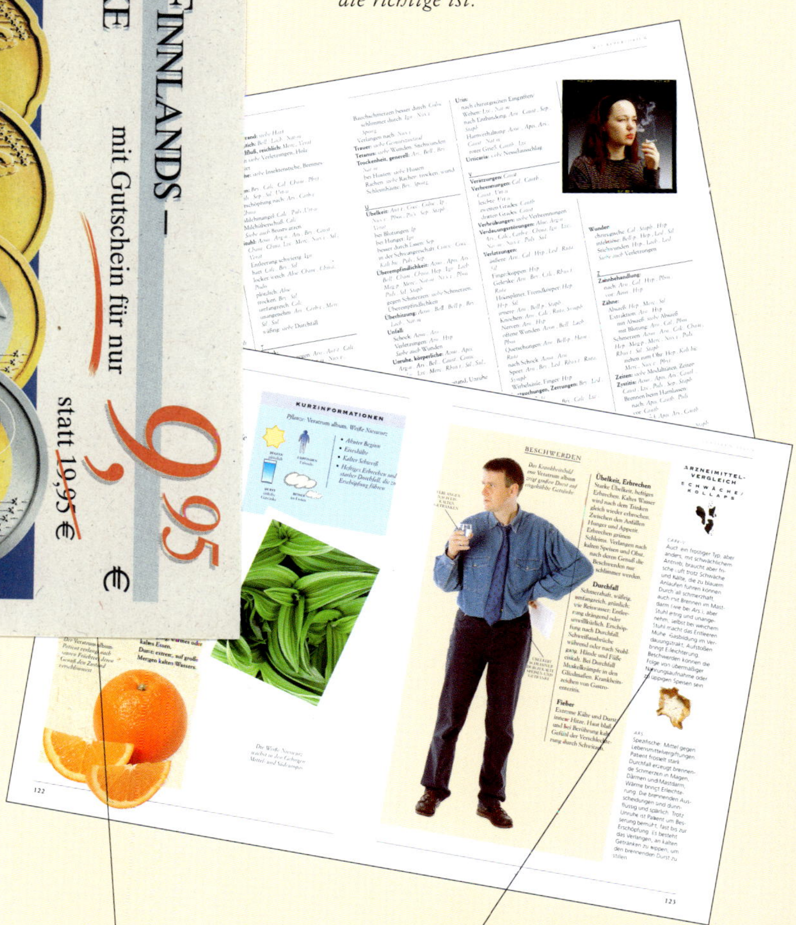

re Symptome dem Arzneimittelbild von *Arsenicum* entsprechen. Auch viele der im Untereintrag »stark« angeführten Präparate fehlen im Haupteintrag, können aber hilfreich sein, wenn andere Symptome darauf hinweisen.

- Weiter fällt auf, daß viele der bei »kalt« verzeichneten Mittel auch bei »stark« vorkommen. Wenn der Patient beide Symptome zeigt, stellen Sie mit Hilfe der Untereinträge fest, welche Mittel in beiden angezeigt sind, nämlich *Ant-t.*,

2. Unter »Allgemeine Indikationen« stehen weitere Hinweise auf das wirksamste Heilmittel.

3. In der Spalte »Alternative Mittel« finden Sie weitere Präparate mit sehr ähnlichem Arzneimittelbild.

Das Repertorium

A

Abszesse: *Calc., Hep., Merc., Sil.*
Allergische Reaktionen: *Apis, Rhus t., Urt-u.*
Alpträume: *Bell., Calc., Ign.*
Anfächeln erwünscht: *Carb-v.*
Ärger: *Ars., Bell., Bry., Cham., Hep., Ign., Lyc., Nat-m., Nux v., Sep., Staph., Sul.*
Siehe auch Gemütszustand
Aufstoßen, Rülpsen: *Arg-n., Calc., Carb-v., Cham., China, Cocc., Ip., Lyc., Mag-p., Nat-m., Nux v., Phos., Puls.*
Augen:
Ausscheidungen:
brennend: *Caust., Euph., Merc., Sul.*
eitrig: *Arg-n., Calc., Hep., Lyc., Merc., Puls.*
ergiebig: *All-c., Arg-n.*
mild: *All-c., Bry.*
Entzündung: *All-c., Apis, Arg-n., Bell., Caust., Euph., Gels., Mag-p., Merc., Puls., Rhus t., Ruta, Sul.*
Störungen nach Verletzung: *Arn., Led., Ruta, Symph.*
Überanstrengung: *Arg-n., Ruta*
Ausscheidungen, generell:
blutig: *Bry., Merc., Phos., Rhus t.*
brennend: *Ars., Merc.*
dünnflüssig: *Ars., Merc., Nat-m., Sul.*
eitrig: *Arg-n., Hep., Merc., Sil.*
wie Eiweiß: *Nat-m.*
gelb: *Lyc., Kali bic., Merc., Puls., Sep., Sul.*
grün: *Kali bic., Puls., Merc.*
klar: *Nat-m.*
klebrig: *Kali bic., Lyc.*
mild: *Puls.*
quälend, scharf: *Ars., Merc.*
reizlos: *Nat-m.*
umfangreich: *China, Hep., Merc., Nat-m., Sil.*
unangenehm: *Ars., Carb-v., Hep., Kali bic., Lyc., Merc., Sil., Sul.*
zäh: *Kali bic., Lyc., Merc., Puls.*
Ausschlag: *siehe* Haut

B

Babys:
Durchfall: *Calc., Cham., Podo., Sil., Sul.*
Harnverhaltung bei Neugeborenen: *Acon.*
Kollaps nach anstrengenden Wehen: *Carb-v.*
Windelausschlag: *Cal., Sul.*
Zahnen: *Acon., Calc., Cham., Mag-p., Phyt., Sul.*
Beginn:
akut: *Acon., Apis, Bell., Canth., Coloc., Hep., Ip., Lach., Phyt., Verat.*
allmählich: *Ant-t., Bry., Calc., Gels., Kali bic., Lyc.*
Beschwerden durch:
Besorgnis: *Acon., Arg-n., Ars., Bell., Bry., Calc., Carb-v., Caust., China, Cocc., Lyc., Phos., Puls., Rhus t., Sep., Spong., Sul.*
Biergenuß: *Aloe, Kali bic., Nux v.*
bei Fieber: *Acon., Ars., Ip., Sep.*
Genuß Essen/Trinken, übermäßiger : *Ip., Nux v., Sul.*
nach Lebensmittelvergiftung: *Ars.*
schlimmer:
abends: *Calc., Carb-v., Sep., Sul.*
beim Aufwachen: *Ars., Lach., Spong.*
im Bett: *Ars., Carb-v., Rhus t.*
Einsamkeitsgefühl: *Ars., Phos.*
nach Mitternacht: *Ars.*
Siehe auch Gemütszustand
Schock, plötzlicher: *Acon.*
seelisch bedingte:
Ärger, Wut, Zorn: *Caust., Coloc., Ip., Staph.*
unterdrückt: *Staph.*
mit Mißbilligung: *Staph.*
Enttäuschung (Liebe): *Ign., Lach., Nat-m., Staph.*
Erwartungsängste: *Arg-n.,Gels., Lyc.*
Furcht: *Acon., Ign.*
Schock, schlechte Nachrichten: *Gels.*
Trauer, Verlust: *Caust., Ign., Lach., Nat-m., Puls., Staph.*

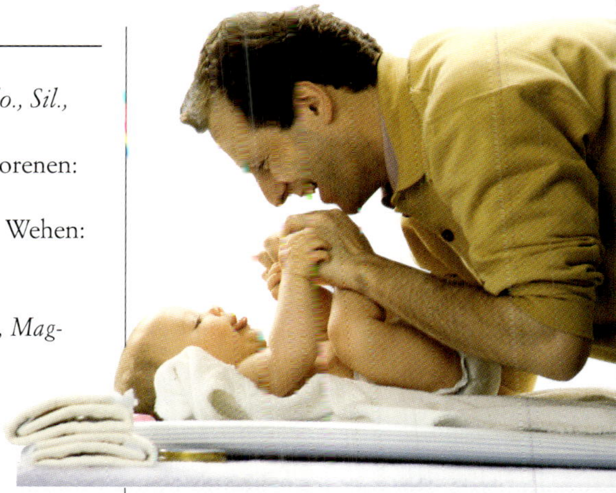

Überanstrengung: *Arn., Mag-p., Rhus t., Ruta, Sul.*
Überlastung: *Acon.*
Überhitzung: *Acon., Bell., Bell-p., Bry., Lach., Nat-m., Puls.*
Unfall: *Arn., Bell-p., Hyp.*
Verlust von Körperflüssigkeit: *Carb-v., China, Verat.*
Unterkühlung nach Erhitzung: *Bell-p.*
Verletzungen: *Arn., Hyp.*
Siehe auch Verletzungen
Bindehautentzündung: *Apis, Bell., Euph., Puls.*
Siehe auch Augenbeschwerden
Blasenentzündung: *siehe* Zystitis
Blutungen: *Arn., Bell-p., China, Dros., Lach., Phos.*
Brennessel (Hautreizungen): *Urt-u.*
Bronchitis: *Ant-t., Ars., Bry., Dros., Hep., Ip., Kali bic., Phos.*
Siehe auch Husten
Brüste:
Entzündungen, Mastitis: *Bell., Bry., Hep., Merc., Phyt., Sil., Sul.*
hart, heiß: *Bell., Bry.*
rote Streifen: *Bell.*
Schmerzen: *Bell., Bry., Merc., Sil.*
Schwellung: *Urt-u.*
Spannungsgefühl: *Bell., Bry.*
Stillen: *Phyt.*
Verletzungen: *Bell-p.*

Brustwarzen:
aufgesprungen: *Calc., Ca.*
entzündet: *Cham.*
geschwürig: *Sil.*

C

Chirurgische Eingriffe, danach: *Arn., Acon., Bell-p., China, Hyp., Staph.*
Amputation: *Arn., Hyp.*
Augen: *Arn., Led.*
Blinddarm: *Arn., Rhus t.*
Brüste: *Arn., Ham.*
gynäkologisch: *Arn., Bell., Staph.*
Kaiserschnitt: *Arn., Bell-p., Cal., Hyp., Staph.*
Knochen: *Arn., Symph.*
Krampfadern: *Arn., Led., Ham.*
orthopädische: *Arn., Ruta*
Prostata: *Arn., Staph.*
Unterleib: *Arn., Bell-p., China, Staph.*
Wirbelsäule: *Arn., Hyp.*
Chirurgische Eingriffe, davor: *Acon., Arn., Bell., Hyp., Phos.*
Angst vor: *Arg-n., Gels.*
Todesangst vor: *Acon.*
Wirbelsäule: *Hyp.*

D

Dammschnitt: *Hyp., Staph.*
Drüsen, geschwollen: *Bell., Calc., Hep., Merc., Phyt., Rhus t., Sil.*
Durchfall: *Acon., Aloe, Arg-n., Ars., Calc., Carb-v., China, Coloc., Gels., Kali bic., Merc., Nux v., Podo., Puls., Sil., Staph., Sul., Verat.*
Brennen: *Ars., Carb-v., Sul.*
explosiv: *Podo., Verat.*
grün/gelb: *Arg-n., Ars., Cham., Coloc., Gels., Ip., Merc., Puls., Verat.*
nach:
Ärger: *Coloc., Ip., Staph.*
Biergenuß: *Aloe, Kali bic.*
Essen: *Ars., Ip., Nux v.*
Stuhlgang: *Calc.*
Süßigkeiten: *Arg-n.*
Nahrung, unverdaute : *Ars., Calc., Sil.*
schmerzhaft, stark: *Coloc., Verat.*
schmerzlos: *Aloe, Apis, China, Gels., Hep., Nat-m., Phos., Podo., Sil.*
unwillkürlich: *Aloe, Verat.*
wäßrig: *Arg-n., Ars., Calc., China, Nat-m., Phos., Puls., Rhus t., Sul., Verat.*
Zahnen: *Calc., Cham., Podo., Sil., Sul.*
Durst: *Acon., Ars., Bell., Bry., Cham., Mag-p., Merc., Nat-m., Phos., Rhus t., Sil., Spong., Sul., Verat.*
Siehe auch Getränke, Verlangen
Durstlosigkeit: *Ant-t., Apis, Gels., Ip., Puls., Verat.*

E

Eiter: *siehe* Ausscheidungen, eitrig
Empfindlichkeit: *siehe* Überempfindlichkeit
Entbindung: *Arn., Cal., Caul., Cham., Cimic., Gels., Hyp., Sep., Mag-m., Puls., Ruta, Sep., Staph.*
Angst vor: *Acon., Gels.*
Blutverlust während: *China*
mit Erschöpfung: *Caul., Cimic.*
Erschöpfung nach: *Arn., China*
Gebärmuttersenkung: *Ruta, Sep.*
nach: *Arn., Hyp., Sep.*
Schmerzüberempfindlichkeit: *Cham., Cimic.*
Wehenschmerzen:
falsche: *Caul., Gels.*
unregelmäßige: *Caul., Cham., Cimic., Puls.*
ziehen Schenkel hinunter: *Caul., Cham.*
ziehen über den Bauch: *Caul., Cimic.*
zu Ende gehende: *Arn., Cimic.*
zu schwach: *Arn., Caul., Cimic., Puls.*
zu langsam: *Caul., Cimic., Gels., Puls.*
zu schnell: *Arn., Acon.*
Siehe auch Kaiserschnitt
Erbrechen: *Acon., Ant-t., Ars., Bell., Bry., Calc., Cham., China, Coloc., Ign., Ip., Kali bic., Verat.*
nach Ärger: *Cham., Coloc., Ip., Nux v.*
bitterer Geschmack: *Cham.*
mit Durchfall: *Ars., Nux v., Verat.*
gallig: *Ars., Cham., Ip., Nux v., Phos., Sep., Verat.*
ergiebig: *Ant-t., Ars., Calc., Carb-v., China, Hep., Lyc., Merc., Phos., Sep., Sil., Sul., Verat.*
nach Husten: *Ant-t., Carb-v., Dros., Ip.*
nach Kopfschmerz: *Arg-n., Ip.*
wegen Milchunverträglichkeit: *Calc., Sil.*
möchte, aber kann nicht: *Ant-t., Nux v.*
in Schwangerschaft: *Cocc., Kali bic., Ip., Nux v., Sep.*
gelbes Wasser: *Kali bic., Phos., Verat.*
Siehe auch Lebensmittelvergiftung; Reisekrankheit; Übelkeit
Erkältungen: *Acon., All-c., Ars., Bell., Bry., Calc., Carb-v., Euph., Gels.*
Augen, Nase, Kehle: *Hep., Kali bic., Lyc., Nat-m., Merc., Puls.*
Siehe auch Ohren
Erschöpfung: *Arn., Ars., Carb-v., China, Gels., Mag-p., Phos., Sep., Verat.*
nach Durchfall und Erbrechen: *Verat.*
Unruhe bei: *Ars., Rhus t.*
Erwartungshaltung: *Arg-n., Gels., Lyc.*
Siehe auch Gemütszustand

F

Fieber: *Acon., Ant-t., Apis, Ars., Bell., Bry., Cham., China, Dros., Gels., Hep., Ign., Ip., Lyc., Merc., Nat-m., Nux v., Phos., Puls., Rhus t., Sep., Sil., Sul., Verat.*
mit Blähungen: *Aloe, Arg-n., Carb-v., Cham., China, Lyc., Mag-p.*
nach chirurgischen Eingriffen: *Carb-v., China*
mit Delirium: *Bell.*
Durst, keiner: *Bell., Gels., Phos.*

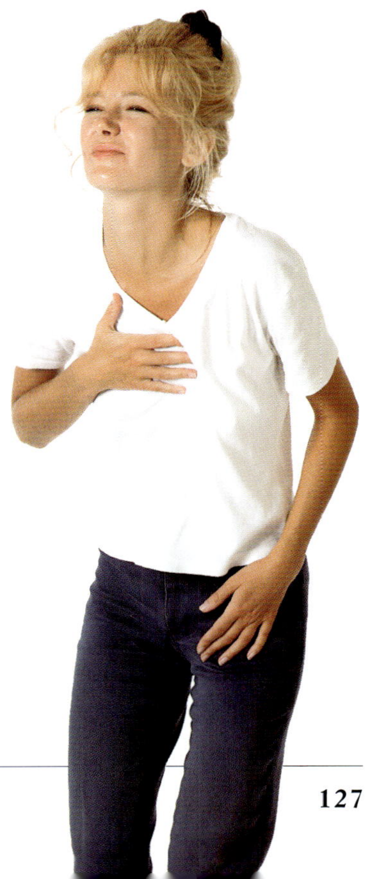

Frösteln: *Ars., Calc., Carb-v., China, Gels., Ip., Lach., Nux v., Puls., Verat.*
ohne: *Ars., Bell., Bry., Gels.*
periodisch auftretend: *Ars., China, Nat-m.*
Schweiß, ergiebig: *Acon., Ant-t., Ars., Bry., Calc., China, Hep., Merc., Phos.*
keiner: *Acon., Apis, Bell., Bry., Nux v., Phos., Rhus t.*

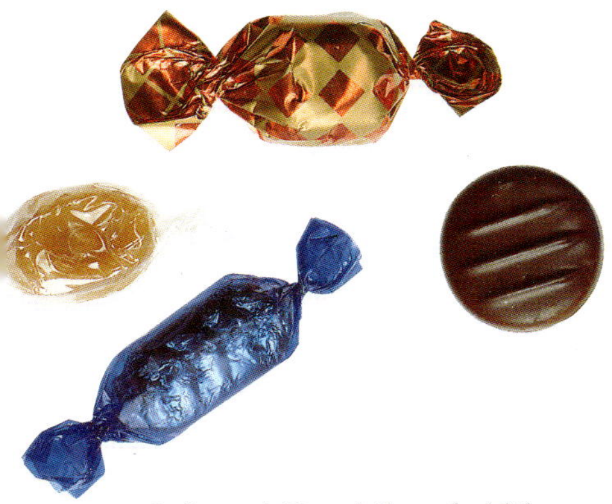

Siehe auch Unterleib, aufgebläht
Fortbewegung (Auto, Flugzeug, Schiff): *Cocc., Staph.*
Siehe auch Reisekrankheit
Frösteln: *siehe* Fieber

G

Gastroenteritis: *Aloe, Ars., China, Coloc., Merc., Verat.*
Gelenke:
entzündet: *Apis, Bry., China, Led., Rhus t., Ruta*
Schmerzen: *Arn., Apis, Bell-p., Bry., Calc., Caul., China, Kali bic., Lach., Led., Phyt., Rhus t., Ruta*
Schwellungen: *Apis, Bry., Lach., Led., Puls., Rhus t.*
besser durch Bewegung: *Rhus t.*
schlimmer durch Bewegung: *Bry., Led.*
Gemütszustand:
Alleinsein, Wunsch nach: *Ant-t., Bry., Gels., Ign., Nat-m., Rhus t., Sep.*
Angst vor:
Alleinsein: *Acon., Apis, Ars., Arg-n., Arn., Calc., Ign., Lyc., Phos., Puls., Sil., Spong.*
Berührung: *Arn.*
Dunkelheit: *Bell., Phos.*
Einsamkeit: *Apis, Arg-n., Ars., Lyc., Phos.*
Fliegen: *Acon., Arg-n.*
Tod: *Acon., Apis, Ars., Calc., Cimic., Gels., Phos., Ruta*
Besorgnis: *Acon., Arg-n., Ars., Bell., Bry., Calc., Carb-v., Caust., China, Cocc., Ign., Lyc., Phos., Puls., Rhus t., Sep., Sil., Spong.*
empfindsam: *Ars., Bell., Cham., Hep., Ign., Lyc., Nat-m., Nux v., Phos., Puls., Sil., Staph.*
Enttäuschung in der Liebe: *Ign., Nat-m., Staph.*
Erwartung: *Arg-n., Gels., Lyc.*
gereizt: *Ant-t., Apis, Ars., Bry., Carb-v., Caust., Cham., Hep., Lyc., Mag-p., Nat-m., Nux v., Phos., Puls., Rhus t., Sil., Sep., Staph., Sul., Verat.*
geschwätzig: *Lach.*
möchte getragen werden: *Cham., Puls.*
Heimweh: *Bry.*
liebevoll: *Phos., Puls.*
mitfühlend: *Caust., Phos., Puls.*
Prüfungsangst: *Arg-n., Gels., Lyc.*
Schreien: *Bell., Cham., Hep., Ip.*
streitsüchtig: *Cham., Nux v., Sep.*
spricht ständig über Schmerzen: *Mag-p., Nux v.*
traurig: *Caust., Cimic., Ign., Nat-m., Rhus t.*
unbeteiligt, apathisch: *Carb-v., China, Gels., Nat-m., Phos., Sep., Verat.*
unruhig: *Acon., Apis, Arg-n., Ars., Bell., Caust., Cimic., Coloc., Dros., Lyc., Merc., Rhus t., Sil., Verat.*
verärgert: *Ars., Bell., Bry., Cham., Coloc., Hep., Ign., Lyc., Nat-m., Nux v., Sep., Staph., Sul.*
weinerlich: *Apis, Calc., Carb-v., Caust., Ign., Lyc., Nat-m., Puls., Rhus t., Ruta, Sep., Spong., Verat.*
bei Fieber: *Acon., Bell., Puls., Spong.*
Gereiztheit: *siehe* Gemütszustand
Geschlechtsorgane, Männer: *Canth., Carb-v., Caust., Kali bic., Puls., Rhus t., Staph.*
Siehe auch Prostatitis
Geschwüre: *Hep., Lach., Sil.*
Gesicht:
aufgedunsen, geschwollen: *Apis, Bry.*
blaß, fahl: *Acon., Ant-t., Apis, Ars., Calc., Carb-v., Cham., China, Ip., Lyc., Verat.*
blau angelaufen: *Ant-t., Carb-v., Dros., Ip., Lach., Verat.*
gerötet: *Acon., Apis, Bell., Bry., Cham., Gels., Lach., Phos., Rhus t., Sul.*
heiß: *Acon., Arn., Bell., Bry., Dros.*
kalt: *Ant-t., Carb-v., Verat.*
Getränke:
Abneigung: *Apis*
Verlangen
Alkoholika: *Acon., Arn., Lach., Led., Lyc., Nux v., Puls., Staph., Sep., Sul.*
Bier: *Aloe, Arn., Bell., Caust., Cocc., Kali bic.*
Eiswasser: *Phos., Verat.*
Kaffee: *Nux v., Lach.*
kalte: *Acon., Ant-t., Arg-n., Ars., Bell., Calc., Caust., Cham., China, Cocc., Mag-p., Merc., Phos., Rhus t., Sep., Verat.*
saure: *Arn., Ars., Cham.*
warme: *Ars., Hyp.*
Zitrone: *Bell.*
Grippe: *Acon., Ars., Bry., Gels., Ip., Nux v., Rhus t., Sul.*
gastrisch: *Ars., Bry., Ip., Nux v.*
Gürtelrose (Herpes zoster): *Apis, Ars., Canth., Caust., Hep., Kali bic., Lach., Merc., Nat-m., Rhus t., Sul.*

H

Hämorrhagien: *siehe Blutungen*
Hämorrhoiden: *Aloe, Ham., Hyp., Ign., Nux v., Sep.*
äußere Anwendung: *Ham.*
Halluzinationen:
bei Fieber: *Bell.*

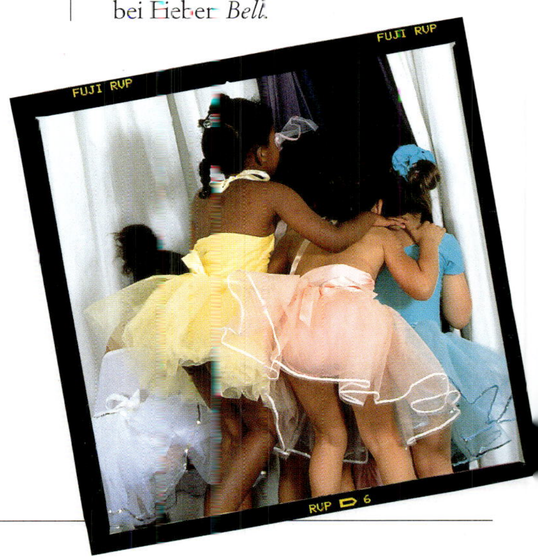

Harnlassen:
häufig: *Apis, Canth., Caust., Gels., Lyc., Merc., Nux v., Puls., Staph.*
unwillkürlich bei Husten und Niesen: *Caust., Sep.*
Siehe auch Zystitis
Harnverhaltung: *Acon., Apis, Ars., Caust., Nat-m.*
Haut: *Apis, Cal., Hep., Lach., Puls., Rhus t., Sil., Sul., Urt-u.*
gerötet: *Acon., Apis, Bell., Rhus t., Puls., Sul.*
glänzend: *Apis, Bell.*
heiß: *Apis, Bell., Gels.*
juckend: *Apis, Canth., Gels., Rhus t., Sul., Urt-u.*
kalt: *Carb-v., Led., Verat.*
Quetschungen: *Arn., Ham., Ruta*
rotviolett/blau: *Carb-v., Lach.*
Sonnenbrand: *Cal., Urt-u.*
leicht: *Cal.*
stark: *Urt-u.*
Siehe auch Verbrennungen
Hautblasen: *Arn.*
Heiserkeit: *siehe* Kehlkopfentzündung
heiß: *Acon., Cham., Ign., Ip., Nux v., Sep.*
heiße Umschläge: *Ars., Bry., Rhus t.*
Wärme:
Bett: *Ars., Caust., Hep., Lyc., Mag-p., Rhus t.*
Getränke: *Hep., Lyc., Nux v., Rhus t., Spong., Verat.*
Weinen: *Puls.*
Wetter, feuchtes : *Hep., Nux v.*
Wetter, trockenes: *Bry., Calc., Caust., Phyt., Sul.*
Heuschnupfen: *All-c., Ars., Euph., Kali bic., Nat-m., Nux v., Sul.*
Siehe auch: Nase, Nasensekret; Augen, Ausscheidungen; Erkältungen
Husten: *Acon., All-c., Ant-t., Bry., Calc., Carb-v., Caust., Euph., Hep., Ign., Ip., Kali bic., Phos., Puls., Sep. Spong., Sul.*
Atemnot: *Ant-t., Ars., Carb-v., Dros., Ip., Lyc., Nux v., Phos., Spong.*
Ausscheidungen:
dick: *Carb-v., Hep., Kali bic., Sil.*
ergiebig: *Ars., Calc., Carb- v., Euph., Hep., Kali bic., Lyc., Phos., Puls.*
gelb: *Calc., Carb-v., Hep., Kali bic.,Lyc., Phos., Puls., Sep.*
bellend: *Acon., Bell., Bry., Dros., Hep., Spong.*
Brustschmerzen: *Arn., Bell., Bry., Caust., Dros., Gels., Ign., Kali bic., Phos., Spong.*
Erbrechen: *Ant-t., Bry., Dros., Hep., Ip., Kali bic.*
erstickend: *Ant-t., Carb-v., Dros., Hep., Lach., Nux v., Sul.*
heiser: *Acon., Caust., Ip., Spong.*
Keuchhusten: *Ant-t., Arn., Bell., Carb-v., Dros., Ip.*
kitzelnd: *Acon., All-c., Bell., Bry., Calc., Caust., Cham., Dros., Ign., Ip., Kali bic., Lach., Lyc., Nat-m., Nux v., Phos., Puls., Rhus t., Spong.*
locker: *Ars., Hep., Ip., Sep.*
muß sich Brust halten: *Arn., Bry., Dros.*
produktiv: *Carb-v., Euph., Hep., Kali bic., Lyc., Sep.*
rasselnd: *Ant-t., Caust., Hep., Ip., Lyc.*
schmerzhaft: *Acon., All-c., Bry.,*

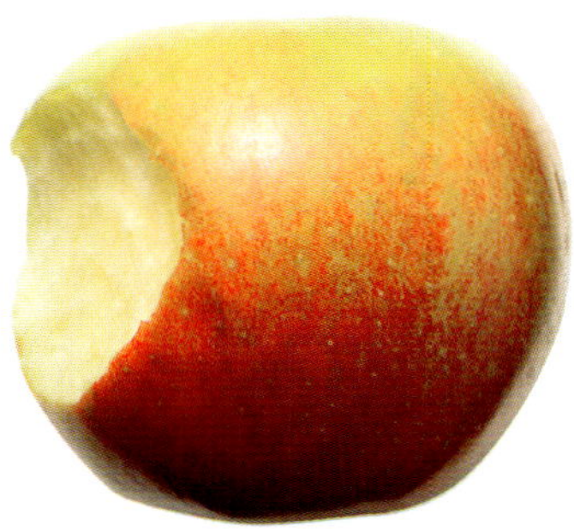

Caust., Hep., Lyc., Spong.
trocken: *Acon., Ars., Bell., Bry., Calc., Caust., Cham., Dros., Gels., Hep., Ign., Ip., Lyc., Nux v., Phos., Puls., Spong., Sul.*
Übelkeit: *Ant-t., Ip., Puls.*
unaufhörlich: *Carb-v., Dros., Ip., Spong.*
unproduktiv: *Ant-t., Ars., Bry., Bell., Calc., Caust., Cham., Dros., Ign., Ip., Sep., Spong.*

I

Insektenstiche, -bisse: *Apis, Hyp., Led., Rhus t., Urt-u.*
gerötet, geschwollen, heiß: *Apis*
kalt bei Berührung: *Led.*
stechender Schmerz: *Hyp.*

J

Jet-lag: *Arn.*

K

Kaiserschnitt, nach: *Arn., Bell-p., Cal., Hyp., Staph.*
Kater: *siehe* Beschwerden durch übermäßigen Genuß Essen/Trinken
Kehlkopfentzündung: *Acon., Arg-n., Bell., Calc., Caust., Hep., Kali bic., Phos., Puls., Spong.*
Siehe auch Rachen, wund
Keuchhusten: *siehe* Husten
Knochen:
Bruch: *Arn., Ruta, Symph.*
Schmerzen: *siehe* Verletzungen
Kohlenmonoxidvergiftung: *Carb-v.*
Kolik: *Acon., Bry., Calc., Cham., China, Coloc., Dios., Ip., Lyc., Mag-p., Nux v., Staph., Sul.*
bei Babys: *Cham., Coloc., Dios., Lyc.*
krampfartiger Schmerz: *Dios., Ip., Mag-p., Nux v., Staph., Coloc.*
Schmerzen in Wellen: *Coloc.*
besser:
Bettwärme: *Nux v.*
Druck: *Coloc.*
heiße Getränke: *Nux v.*
Vornüberbeugen: *Coloc., Mag-p.*
Wärme: *Mag-p.*
Zurückbeugen: *Dios., Nux v.*
schlimmer:
nach dem Essen: *Nux v.*
kalte Getränke, Überhitzung: *Coloc.*
Kollaps: *Carb-v., Verat.*
bei älteren Menschen: *Carb-v.*
Kopfschmerz: *Acon., All-c., Arg-n., Arn., Bell., Bry., China, Gels., Hep., Ign., Ip., Kali bic., Lach., Lyc., Nat-m., Nux v., Phos., Puls., Mag-p., Merc., Rhus t., Sep., Sil., Sul.*
Besserung:
Hände gegen Kopf pressen: *Bry., Nat-m., Puls.*
durch überanstrengte Augen: *Bry., Lyc., Nat-m., Nux v., Ruta, Sil.*
durch Bewegung: *Bell., Bry., Hep.,*

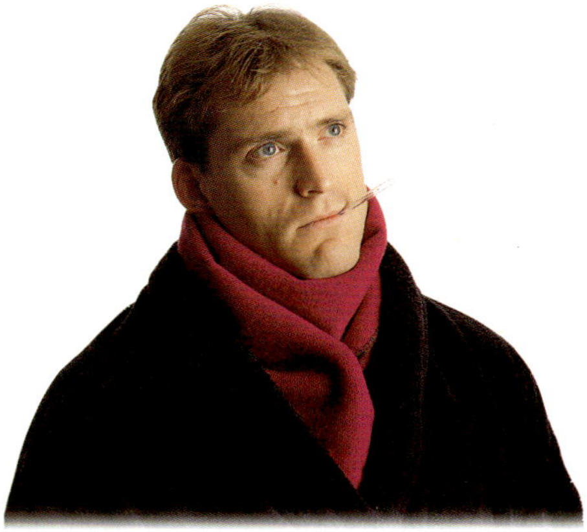

Nat-m., Sil.
nach Erbrechen: *Arg-n.*
sehr heftig: *Bry., Nat-m.*
bei Husten: *Bry., Lyc., Nat-m., Phos., Sul.*
durch Kopfverletzungen: *Arn.*
pochend: *Acon., Ars., Bell., China, Ign., Lach., Lyc., Nat-m., Phos., Puls., Sep., Sil., Sul.*
durch Sonne: *Acon., Bell., Bry., Lach., Nat-m., Nux v.*
durch Übelkeit: *Cocc., Ip., Nux v., Sul.*
zerberstende: *Acon., Bell., Bry., China, Lach., Nux v., Puls., Sep.*
Siehe auch Migräne

Kopfverletzungen: *Arn., Hyp.*

Körperseite:
links: *Kali bic., Lach., Sep*
rechts: *Apis, Bell., Canth., Caust., Hep., Lyc., Mag-p., Puls.*

Körpertemperatur, generell:
fröstelnd: *Ant-t., Ars., Calc., Carb-v., Hep., Kali bic., Mag-p., Merc., Nux v., Phos., Sep., Sil., Verat.*
heiß: *Apis, Arg-n., Puls., Sul.*

Krampfadern: *Bell-p., Ham.*

L

Lebensmittelvergiftung: *Ars., Carb-v., Urt-u.*

Liebevoll: *Phos., Puls.*
Siehe auch Gemütszustand

M

Magen-Darm-Trakt: *Acon., Arg-n., Ars., Bry., Calc., Carb-v., China, Coloc., Ign., Ip., Kali bic., Lyc., Mag-p., Nux v., Phos., Puls., Sep., Sil., Staph., Sul., Verat.*
Siehe auch Koliken, Unterleib, Verdauungsstörungen

Mandelentzündung: *Acon., Apis, Ars., Bell., Hep., Ign., Kali bic., Lach., Lyc., Merc., Phos., Phyt., Puls., Sil., Sul.*
Siehe auch Rachen, wund

Masern: *Acon., Apis, Arn., Ars., Bell., Bry., Carb-v., Cham., China, Gels., Puls., Rhus t., Sul.*

Mastdarmschwäche: *Aloe*

Mastitis: *siehe* Brüste

Migräne: *Arg-n., Bell., Gels., Ign., Ip., Kali bic., Lach., Nat-m.*
Sehstörungen: *Gels., Lach.*

Mittelohrentzündung: *Bell., Cham., Hep., Lyc., Merc., Puls., Rhus t.*
Siehe auch Ohrenschmerzen

Modalitäten, besser:
Anfächeln: *Carb-v., Dros., Ip., Lach.*
Aufstoßen: *Carb-v., Lyc.*
Ausscheidungen: *Lach., Nux v.*
Baden: *Euph. (Augen), Puls.*
Beschäftigung: *Sep.*
Bewegung:
fortgesetzte: *Rhus t.*
heftige: *Sep.*
sanfte: *Ars., Bell-p., Caust., Cimic., Kali bic., Lyc., Mag-p., Puls., Rhus t., Ruta, Sul.*
Druck: *Bry., Coloc., Dros., Mag-p., Sep.*
fester: *China, Lach., Mag-p., Sil.*
Essen: *Phos., Sep.*
Feuchtigkeit: *Caust.*
Gesellschaft: *Arg-n., Ars.*
getragen werden: *Cham.*
Harnlassen: *Gels., Sil.*
Hitze/Wärme: *Ars., Calc., Canth., Caul., Caust., China, Hep., Ign., Kali bic., Mag-p., Nux v., Rhus t., Ruta, Sep., Sil., Staph.*
Kälte:
Anwendungen: *Apis, Bell-p., Led.*
Baden: *Arn., Led.*
Getränke: *All-c., Aloe, Caust., Ip., Lach., Phos., Phyt., Puls.*
Kleidung, lockere : *Carb-v., China, Lach.*
Körpertraining: *Sep.*
Kühlung: *All-c., Aloe, Apis, Arg-n., Led., Phos.*
Liegen: *Arn., Cocc., Euph.*
ruhig: *Hyp.*
still: *Bry., Led.*
Luft:
frische Luft (Fenster öffnen): *Acon., Arg-n., Carb-v., Lach., Lyc., Puls., Rhus t., Sul.*
im Freien: *All-c., Aloe, Bry., Carb-v., Dros., Ip., Lach., Puls., Sul.*
Reiben: *Canth., Urt-u.*
Ruhe: *Acon., Bell., Bry., Canth., Led., Merc., Nat-m., Staph.*
Schlaf: *Phos*
Schlucken: *Ign., Lach.*
Schwitzen: *Gels., Nat-m., Rhus t.*
Stellung ändern: *Arn., Rhus t.*
tief atmen: *Ign.*

Modalitäten, schlimmer:
Alkohol: *Cham., Lach., Led., Nux v.*
Anstrengung: *Ars., Calc., Carb-v., Cocc., Nat-m., Staph., Sul.*
Baden: *Sul.*
Berührung: *Acon., Apis, Arn., Bell., Bell-p., Bry., Canth., Cham., China, Ham., Hyp., Ign., Lach., Led., Mag-p., Nux v., Phos., Sep., Sil., Staph.*
Bewegung: *Bry., Caul., China, Cimic., Cocc., Gels., Hyp., Led., Phyt., Spong.*
erste Bewegung: *Rhus t., Ruta*
Bewegungsbeginn: *Rhus t.*
Decken abwerfen: *Hep., Mag-p., Nux v., Rhus t., Sil.*
Druck: *Apis, Coloc., Hep., Hyp., Lach., Lyc., Merc.*
Essen/Trinken: *Aloe, Arg-n., Arn., Ars., Cocc., Ip., Nat-m., Nux v., Staph.*
Feuchtigkeit: *Ant-t., Ars., Calc., Gels., Ip., Merc., Rhus t.*
Geräusche: *Bell., Cham., China, Sil.*
Gerüche: *Ip.*
Siehe auch Übelkeit
Gewitter: *Phos.*
Wetter, heißes : *Acon., Aloe, Apis, Bell., Bry., Gels., Kali bic., Lach., Nat-m., Podo., Puls.*
hinlegen: *Dros., Merc., Rhus t., Ruta*
Hitze/Wärme: *Apis, Ars., Bry., Carb-v., Cimic., Dros., Euph., Ip., Lach., Led., Lyc., Merc., Nat-m., Puls., Sul.*
Husten: *Bry.*
Kälte: *Ars., Bell-p., Caust., Cham., China, Cimic., Hyp., Mag-p., Merc.,*

Nux v., Phos., Puls., Rhus t., Ruta, Sep., Sil., Staph.
Baden: *Bell-p., Mag-p., Sil., Urt-u.*
Feuchtigkeit: *All-c., Calc., Cimic., Gels., Kali bic., Mag-p. Merc., Phyt., Rhus t., Sil.*
Getränke: *Ars., Bell-p., Canth., Mag- p., Rhus t., Sil., Verat.*
Trockenheit: *Acon., Caust., Hep., Ip., Mag-p., Spong.*
Kopf, nasser : *Bell.*
Körperflüssigkeit, Verlus von: *Carb-v., China, Verat.*
Luft (im Freien): *Caul., Cocc., Hep., Merc., Nux v., Sil., Sul.*
Milch: *Calc., China, Mag-p., Sil.*
Obst: *China, Ip., Verat.*
Ruhe: *Puls., Rhus t., Ruta, Sep.*
Schlaf: *Arn., Euph., Lach., Spong.*
Schwitzen: *Gels., China, Merc., Verat.*
Sonne: *Bell., Gels., Nat-m.,*
Süßigkeiten: *Arg-n.*
Tabak: *Ign., Nux v., Spong.*
Vornüberbeugen: *Bry.*
Wärme:
Getränke: *Phos.*
geschlossene Räume: *Ant-t., Apis, Arg-n., Bry., Carb-v., Puls., Sul.*
Zeit:
frühmorgens 1–2 Uhr: *Ars.*
2–3 Uhr: *Kali bic.*
4 Uhr: *Caust., Nux v.*
morgens: *Aloe, Sul.*
vormittags: *Nat-m.*
11 Uhr: *Sul.*
nachmittags 3 Uhr: *Apis*
4–8 Uhr: *Lyc.*
abends: *All-c., Puls.*
9 Uhr: *Bry.*
nachts: *Hep., Led., Mag-p., Merc., Phyt., Rhus t., Ruta, Sep., Sul.*
Mitternacht: *Acon., Dros.*
Zugluft: *Bell., Caust., China, Euph., Rhus t., Sil., Sul.*
Mumps: *Acon., Apis, Bell., Carb-v., Lach., Lyc., Merc., Phyt., Puls., Rhus t., Staph., Sul.*
Mundgeruch, unangenehmer: *Ars., Hep., Merc., Puls., Sil.*
Muskulatur/Skelett: *Apis, Bry., Calc., Led., Lach., Mag-p., Phyt. Rhus t., Ruta*
Siehe auch Gelenke, Verletzungen

N

Nahrungsmittel:
Abneigung:
Bier: *China, Nux v.*
blähend: *Bry., China, Lyc., Coloc.*
Eier: *Sul.*
fett, üppig: *Bry., Calc., Carb-v., China, Hep., Ip., Merc., Nat-m., Puls., Sep., Spong.*
Fleisch: *Arn., Bry., Calc., China, Kali bic., Nux v., Puls., Sep., Sil., Sul.*
Geruch: *Ars., Cocc., Ip., Sep.*
Kaffee: *Bell., Cham., China, Ip., Nux v., Phos.*
Milch: *Bry., Calc., China, Sep., Staph.*
Obst: *China, Ip., Phos., Puls.*
salzig: *Merc., Sep.*
scharf: *China*
Süßigkeiten: *Caust., Merc.*
warm: *Lach., Phos., Puls., Verat.*
Verlangen:
bitter: *Acon., Nat-m.*
Eier: *Calc., Puls.*
Eiscreme: *Calc., Phos., Puls.*
Essig/Saures: *Arn., Bell-p., Sep.*
Fett: *Nux v., Sul.*
gewürzt: *China, Phos., Sul.*
Milch: *Calc., Hyp., Rhus t., Sil.*
Obst: *Verat.*
salzig: *Arg-n., Carb-v., Caust., Nat-m., Phos., Verat.*
saure Speisen/Getränke: *Acon., Ant-t., Bell., Bry., Kali bic., Verat.*
Schokolade: *Phos., Sep.*
Süßigkeiten: *Arg-n., Calc., China, Ip., Lyc., Rhus t., Phos., Sep., Staph., Sul.*
Zitronen: *Bell.*
Zwiebeln: *All-c., Bell-p.*
Siehe auch Getränke, Verlangen
Nase:
verstopft: *All-c., Ars., Bry., Calc., Carb-v., Gels., Hep., Ip., Kali bic., Lyc., Merc., Nat-m., Nux v., Phos., Puls., Sul.*
Nasensekret:
brennend: *All-c., Ars., Euph., Gels., Lyc., Merc., Sul.*
dick: *Hep., Kali bic.*
dünn, wäßrig: *All-c., Ars., Gels., Nat-m., Sul.*
ergiebig: *All-c., Ars., Kali bic., Merc., Nux v., Phos.*
gelb: *Calc., Kali bic., Lyc., Merc., Phos.*
grün: *Kali bic., Merc., Phos.*
reizlos: *All-c., Puls.*
unangenehm: *Hep., Kali bic., Merc.*
weiß: *Nat-m.*
zähflüssig: *Kali bic.*
Nasenbluten: *Arn., Carb-v., Ham., Lach., Phos.*
bei Keuchhusten: *Arn., Dros., Ip., Phos., Puls., Sul.*
Nasennebenhöhlenentzündung:
siehe Erkältungen
siehe Kopfschmerz
siehe Nase, Nasensekret
Nerven: *Bell., Gels., Hyp., Mag-p.*
Nervosität: *Arg-n., Ars., China, Cocc., Ign., Rhus t.*
Siehe auch Gemütszustand
Nesselausschlag: *Apis, Ars., Rhus t., Urt-u.*
Neuralgien: *Acon., Bell., Caust., Cham., Mag-p., Nux v.*
Niesen: *All-c., Ars., Bry., Carb-v., Euph., Gels., Hep., Merc., Nat-m., Nux v., Phos., Puls., Rhus t., Sul.*

O

Ohrenschmerzen: *Acon., Apis, Bell., Calc., Cham., Hep., Kali bic., Lach., Lyc., Mag-p., Merc., Nux v., Puls., Sil., Sul*

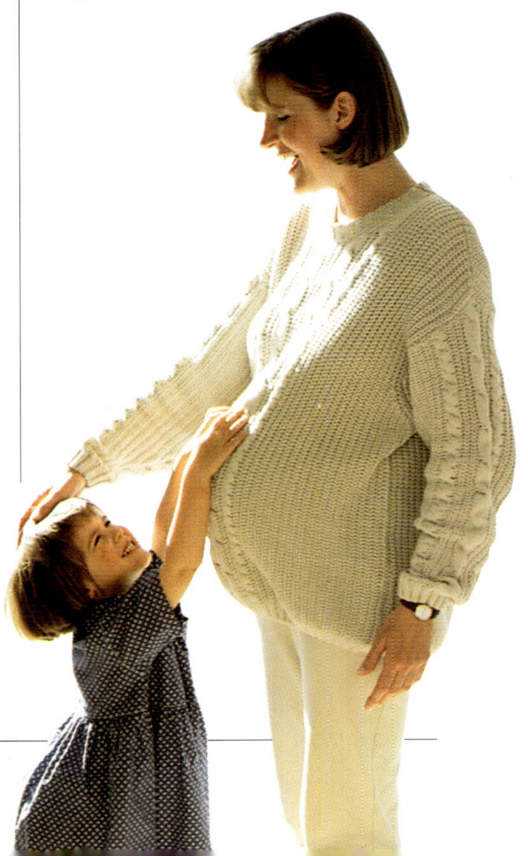

als Ursache von Beschwerden: *Arg-n., Caust., Cham., Cocc., Coloc., Gels., Ign., Lyc., Nat-m., Nux v., Sep., Staph.*
Ausscheidungen: *Hep., Kali bic., Lyc., Merc., Puls., Sil.*
Überempfindlichkeit gegen Geräusche: *Acon., Cham., Hep., Merc.*

P

Prostatitis: *Apis, Caust., Kali bic., Puls., Rhus t., Staph. Siehe auch* Geschlechtsorgane, Männer
Pseudokrupp: *Acon., Kali bic., Lach., Hep., Phos., Spong.*
Siehe auch Husten

Q

Quetschungen: *Arn., Ham., Ruta*
äußerlich: *Arn., Ham.*
innerlich: *Bell-p., Ruta*

R

Rachen, wund: *Acon., All-c., Ant-t., Apis, Arg-n., Ars., Bell., Caust., Dros., Hep., Ign., Kali bic., Lach., Lyc., Merc., Phos., Puls., Rhus t., Spong.*
brennend: *Acon., Apis, Ars., Caust., Merc., Nat-m., Spong., Sul.*
gerötet: *Acon., Bell., Kali bic., Phyt.*
geschwollen: *Apis, Ars., Hep., Kali bic., Lach., Lyc., Merc., Phos., Phyt., Puls.*
geschwürig, eitrig: *Hep., Kali bic., Lyc., Merc., Phyt.*
Kloß im Hals: *Gels., Ign., Lach., Lyc., Nat-m., Nux v., Phyt.*
Schluckbeschwerden:
leer, schmerzhaft: *Lach., Nux v.*
Schmerzen besser durch Schlucken: *Ign.*
schmerzhaft: *Ant-t., Apis, Bell., Hep., Lach., Merc., Phyt., Spong.*
trocken: *Acon., Bell., Bry., Calc., Gels., Kali bic., Lyc., Merc., Nat-m., Phos., Puls., Rhus t., Sil., Spong., Sul.*
Reisekrankheit: *Cocc., Nux v., Sep.*
Röteln: *Bell., Puls.*
Rückenverletzungen: *siehe* Verletzungen

S

Schlaflosigkeit: *Acon., Calc., Ign., Rhus t.*
Siehe auch Schlafstörungen
Schlafstörungen: *Ars., Cham., Ign., Lyc., Nux v., Rhus t.*
Schmerzempfinden:
berstend: *Bell., Bry., China, Sep.*
brennend: *Aloe, Apis, Ars., Bry., Canth., Caust., Hyp., Phos., Rhus t., Spong., Sul.*
einziges Gesprächsthema: *Mag-p.*
heftig/intensiv: *Acon., Bell., Hep., Cham., Mag-p., Merc., Nux v.*
pochend/pulsierend: *Bell., China, Sep.*
reißend: *Cham., Merc., Rhus t.*
scharf, zuckend: *Caul., Bell., China, Hep., Hyp., Led., Merc., Sep.*
schneidend: *Bell., Mag-p.*
stechend: *Apis, Mag-p., Sil.*
Überempfindlichkeit gegen: *Cham., Ign., Lach., Nux v., Phos., Sep., Sil., Staph.*
ziehend: *Sep.*
wie zerschlagen: *Bry., Dros., Gels., Phyt., Rhus t., Ruta*
Schnittwunden, Schürfwunden, Prellungen: *Cal.*
Schock: *Acon., Arn., Hyp., Ign., Lach.*
nach chirurgischen Eingriffen: *Acon.*
nach Entbindung: *Acon.*
Schwäche: *Ant-t., Arg-n., Arn., Ars., Bry., Carb-v., China, Cocc., Gels., Kali bic., Nat-m., Sep., Sil., Verat.*
Siehe auch Erschöpfung
Schwangerschaft:
Erbrechen während: *siehe* Erbrechen
schlimmer während: *Caul., Cimic., Cocc., Ip., Kali bic., Lach., Puls., Rhus t., Sep.*
Hämorrhoiden:
nach: *Ham., Ign., Lach., Podo., Puls., Sep., Sul.*
während: *Ham., Lach., Nat-m., Nux v., Sep., Sul.*
Krampfadern während: *Bell-p., Ham., Puls.*
Übelkeit während: *siehe* Übelkeit
Schweiß: *Calc., Merc., Sil., Verat.*
kalt: *Ant-t., Ars., Carb-v., China, Cocc., Hep., Ip., Lyc., Merc., Sep., Verat.*
Kälte, Unterkühlung: *Acon., Bry., Bell-p., Hep., Merc., Nux v., Phos., Rhus t., Sep., Spong.*
keiner bei Fieber: *Ars., Bell., Bry., Gels.*
Schwellungen: *Apis, Led., Rhus t.*
Schwindel bei Übelkeit: *Cocc., Staph.*
Sonnenbrand: *siehe* Haut
Sonnenstich: *Bell., Lach., Nat-m.*
Speichelfluß, reichlich: *Merc., Verat.*
Splitter: *siehe* Verletzungen, Holzsplitter
Stiche: *siehe* Brennessel, Insektenstiche,
Stillen: *Bry., Calc., Cal., Cham., Phyt., Puls., Sep., Sil., Urt-u.*
Erschöpfung nach: *Ars., Carb-v., China*
Milchmangel: *Calc., Puls., Urt-u.*
Milchüberschuß: *Calc.*
Siehe auch Brustwarzen
Stuhl: *Acon., Arg-n., Ars., Bry., Caust., Cham., China, Lyc., Merc., Nux v., Sil., Verat.*
Entleerung schwierig: *Ign.*
hart: *Calc., Bry., Sil.*
locker, weich: *Aloe, Cham., China, Podo.*
plötzlich: *Aloe*
trocken: *Bry., Sil.*
umfangreich: *Calc.*
unangenehm: *Ars., Carb-v., Merc., Sil., Sul.*
wäßrig: *siehe* Durchfall

T

Tabak:
Abneigung gegen: *Arn., Ant-t., Calc., Ign., Lach., Lyc., Nat-m., Nux v., Phos., Puls., Sul.*

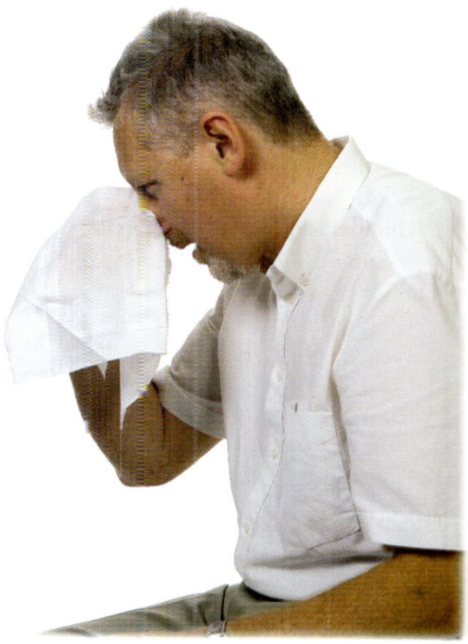

Verlangen nach: *Nux v.*
Trauer: *siehe* Gemütszustand
Tetanus: *siehe* Wunden, Stichwunden
Trockenheit, generell: *Ars. Bell., Bry., Nat-m.*
bei Husten: *siehe* Husten
Rachen: *siehe* Rachen, trocken, wund
Schleimhäute: *Bry., Spong.*

U

Übelkeit: *Ant-t., Cocc., Coloc., Ip., Nux v., Phos., Puls., Sep., Staph., Verat.*
bei Blutungen: *Ip.*
bei Hunger: *Ign.*
besser durch Essen: *Sep.*
in der Schwangerschaft: *Cimic., Cocc., Kali bic., Puls., Sep.*
Überempfindlichkeit: *Acon., Apis, Ars., Bell., Cham., China, Hep., Ign., Lach., Mag-p., Merc., Nat-m., Nux v., Phos., Puls., Sil., Staph.*
gegen Schmerzen: *siehe* Schmerzempfinden, Überempfindlichkeit
Überhitzung: *Acon., Bell., Bell-p., Bry., Lach., Nat-m.*
Unfall:
Schock: *Acon., Arn.*
Verletzungen: *Arn., Hyp.*
Siehe auch Wunden
Unruhe, körperliche: *Acon., Apis, Arg-n., Ars., Bell., Caust., Cimic., Coloc., Lyc., Merc., Rhus t., Sil., Sul., Verat.*
Siehe auch Gemütszustand, unruhig
Unterleib:
aufgebläht: *Acon., Aloe, Arg-n., Ars., Bell., Bry., Calc., Carb-v., Cham., China, Lyc.*
Blähungen: *Mag-p., Nat-m., Nux v., Sul.*
Unterleibskrämpfe: *Aloe, Ars., Bry., Carb-v., Cham., Cocc., Coloc., Lyc., Mag-p., Nux v., Verat.*
besser durch:
Bücken: *Coloc., Mag-p.*
Druck: *Coloc., Mag-p., Podo.*
Vornüberbeugen: *Coloc., Mag-p., Podo.*
Zurückbeugen: *Dios., Nux v.*
Urin:
nach chirurgischen Eingriffen/ Wehen: *Lyc., Nat-m.*
nach Entbindung: *Arn., Caust., Sep., Staph.*
Harnverhaltung: *Acon., Apis, Ars., Caust., Nat-m.*
roter Grieß: *Canth., Lyc.*
Urticaria: *siehe* Nesselausschlag

V

Verätzungen: *Caust.*
Verbrennungen: *Cal., Canth., Caust., Urt-u.*
leichte: *Urt-u.*
zweiten Grades: *Canth.*
dritten Grades: *Caust.*
Verbrühungen: *siehe* Verbrennungen
Verdauungsstörungen: *Aloe, Arg-n., Ars., Calc., Carb-v., China, Ign., Lyc., Nat-m., Nux v., Puls., Sul.*
Verletzungen:
äußere: *Arn., Cal., Hyp., Led., Ruta, Sil.*
Fingerkuppen: *Hyp.*
Gelenke: *Arn., Bry., Calc., Rhus t., Ruta*
Holzsplitter, Fremdkörper: *Hep., Hyp., Sil.*
innere: *Arn., Bell-p., Staph.*
Knochen: *Arn., Calc., Ruta, Symph.*
Nerven: *Arn., Hyp.*
offene Wunden: *Acon., Bell., Lach., Phos.*
Quetschungen: *Arn., Bell-p., Ham., Ruta*
nach Schock: *Acon., Arn.*
Sport: *Arn., Bry., Led., Rhus t., Ruta, Symph.*
Wirbelsäule, Finger: *Hyp.*
Verstauchungen, Zerrungen: *Bry., Led., Rhus t., Ruta*
Verstopfung: *Arg-n., Bry., Calc., Lyc., Nat-m., Sep., Sil., Nux v.*

W

Wehen: *siehe* Entbindung
Weinerlich: *siehe* Gemütszustand,
Winde: *siehe* Unterleib, aufgebläht
Windpocken: *Apis, Merc., Puls., Rhus t., Sul.,*
Wunden: *Arn., Cal., Led., Sil., Staph.*
Siehe auch Insektenstiche, Verletzungen

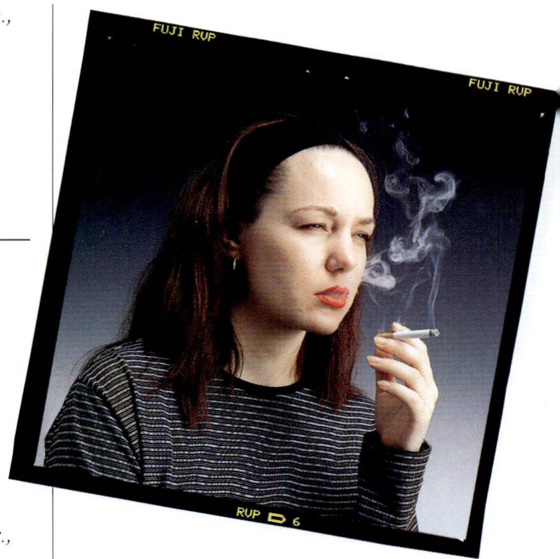

Wunden
chirurgische: *Cal., Staph., Hyp.*
infektiöse: *Bell-p., Hep., Led., Sil.*
Stichwunden: *Hyp., Lach., Led.*
Siehe auch Verletzungen

Z

Zahnbehandlung:
nach: *Arn., Cal., Hyp., Phos.*
vor: *Acon., Hyp.*
Zähne:
Abszeß: *Hep., Merc., Sil.*
Extraktion: *Arn., Hyp.*
mit Abszeß: *siehe* Abszeß
mit Blutung: *Arn., Cal., Phos.*
Schmerzen: *Acon., Arn., Calc., Cham., Hep., Mag-p., Merc., Nux v., Puls., Rhus t., Sil., Staph.*
ziehen zum Ohr: *Hep., Kali bic., Merc., Nux v., Phyt.*
Zeiten: *siehe* Modalitäten, Zeiten
Zystitis: *Acon., Apis, Ars., Canth., Caust., Lyc., Puls., Sep., Staph.*
Brennen beim Harnlassen:
nach: *Apis, Canth., Puls.*
vor: *Canth.*
während: *Apis, Ars., Canth., Caust., Puls.*
Brennen ohne Harnlassen: *Staph.*
roter Grieß: *Canth., Lyc.*

Die Hausapotheke

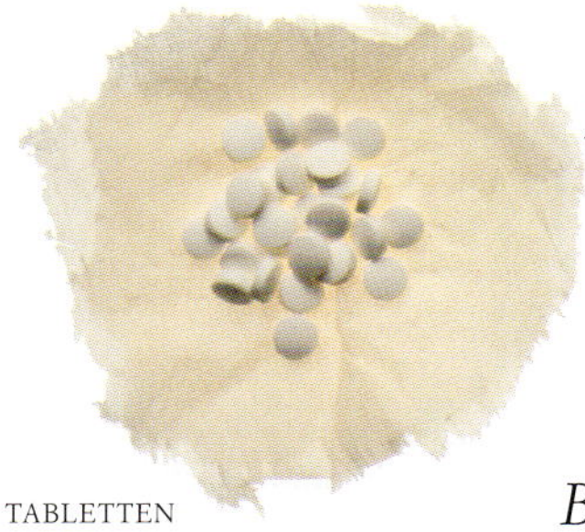

TABLETTEN

Homöopathische Heilmittel gibt es in verschiedenen Darreichungsformen.

Homöopathische Mittel bieten sich als ausgezeichnete Ergänzung Ihrer Hausapotheke an, so daß sie immer griffbereit sind, wenn man sie braucht. Alle in diesem Buch beschriebenen Präparate kommen dafür in Frage, auch wenn einige nur bei ganz bestimmten Beschwerden anzuwenden sind. Für Arnica *zum Beispiel gibt es so viele Anwendungsmöglichkeiten, daß man sich gleich zwei Fläschchen besorgen sollte.*

GRANULAT

DIE ARZNEIEN

Arzneien in niedrigen Potenzen (C6, C30) gibt es fertig zubereitet in fast allen Apotheken und Reformhäusern. Auf Homöopathika spezialisierte Apotheken, die Heilmittel für den Einzelverkauf selbst zubereiten, führen auch dazwischenliegende oder höhere Potenzen (D6, C12, C200).

In Apotheken sind Arzneimittelzusammenstellungen erhältlich, wie z.B. die »Notfall-Apotheke«.

DARREICHUNGSFORMEN

Tabletten
Tabletten werden etwa fünf Minuten im Mund gelutscht und anschließend zerkaut. Manche Tabletten lösen sich unter der Zunge auf.

Granulat
Die Bestandteile dieses grobkörnigen Pulvers haben etwa die Größe von Mohnsamen und lösen sich im Mund rasch auf.

Pulver (Verreibung)
Man gibt es unter die Zunge, wo es sich auflöst.
Die oben erwähnten Präparate enthalten Milchzucker.

Globuli (Kügelchen)
Die Kügelchen haben etwa die Größe eines Stecknadelkopfes und lösen sich im Mund rasch auf. Globuli sind ohne Milchzucker hergestellt und daher für Patienten mit Milchunverträglichkeit geeignet.

Tropfen
Heilmittel in alkoholischer Lösung werden mit der Pipette dosiert.

Cremes, Salben, Lotionen
Für die äußere Anwendung. Es gibt auch Arzneien auf Bienenwachsbasis für Patienten, die gegen Lanolin empfindlich sind.

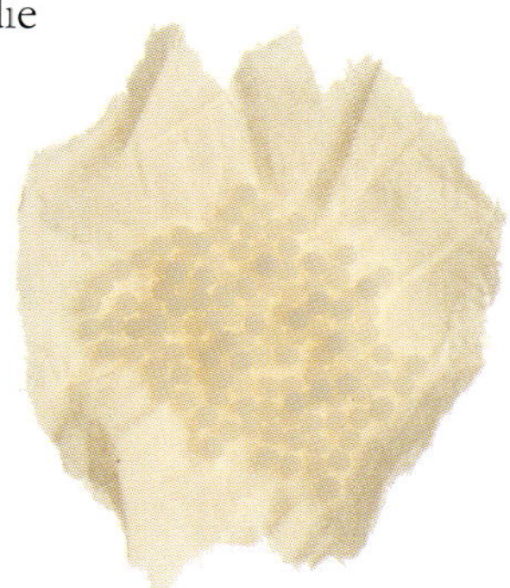

GLOBULI

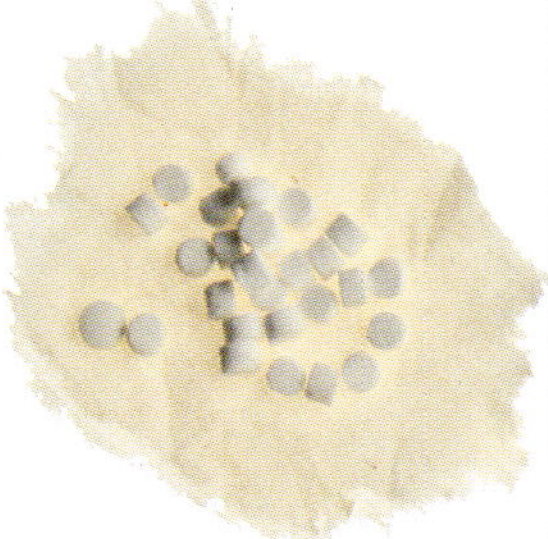

TABLETTEN

WO KAUFT MAN HOMÖOPATHISCHE MITTEL?

Außer Apotheken haben auch Reformhäuser und Naturkostgeschäfte in der Regel ein breites Sortiment an Homöopathika vorrätig, daneben auch Arzneimittelzusammenstellungen insbesondere für den Hausgebrauch.

WIE WERDEN DIE MITTEL ANGEWENDET?

Die Arzneien sind in Fläschchen konfektioniert, die eine Anzahl mit Tinktur behandelter Milchzuckertabletten von der benötigten Potenz enthalten. Die Einnahme ist unkompliziert. Man läßt die Tabletten langsam unter der Zunge zergehen. Die Einnahme sollte vorzugsweise »mit sauberem Mund« erfolgen; also 15 bis 20 Minuten vorher – und auch danach – nichts anderes in den Mund nehmen oder essen, damit die Wirkung der Arznei durch keine anderen Substanzen beeinträchtigt wird. Bei Notfällen braucht man sich an diese Regel nicht zu halten; man nimmt das Mittel sofort, und in den meisten Fällen wirkt es auch. Auch empfiehlt es sich, die Arznei so wenig wie möglich zu berühren und am besten unmittelbar aus der Verpackung einzunehmen.

ARZNEIMITTEL FÜR DEN HAUSGEBRAUCH

Im Folgenden finden Sie eine Zusammenstellung von Arzneien, die als Bestandteil der Hausapotheke hilfreiche Dienste leisten können. Sie sind nach Anwendungsgebieten geordnet und sollten sowohl für den inneren Gebrauch als auch für die äußere Anwendung vorrätig sein.

Akute Erkrankungen. Diese Arzneien eignen sich zur Behandlung von leichten Erkältungen wie Schnupfen, Husten, Halsschmerzen, Verdauungsstörungen, Übelkeit, Durchfall, Entzündungen, Kinderkrankheiten usw.: *Aconitum, Allium cepa, Aloe, Antimonium tartaricum, Apis, Argentum nitricum, Arnica, Arsenicum, Belladonna, Bryonia, Calcium carbonicum, Cantharis, Carbo vegetabilis, Causticum, Chamomilla, China, Colocynthis, Dioscorea, Drosera, Euphrasia, Gelsemium, Hamamelis, Hepar sulfuris calcareum, Ignatia, Ipecacuanha, Kali bichromicum, Lachesis, Lycopodium, Magnesium phosphoricum, Mercurius, Natrium muriaticum, Nux vomica, Phosphorus, Phytolacca, Podophylum, Pulsatilla, Rhus toxicodendron, Sepia, Silicea, Spongia, Staphisagria, Sulfur, Urtica urens, Veratrum album.*

Erste Hilfe. Diese Gruppe von Arzneimitteln ist besonders hilfreich bei leichteren Unfällen und Verletzungen wie Prellungen, Quetschungen, Stürzen, Verstauchungen, Verrenkungen, Zerrungen, Schnittwunden, Knochenbrüchen und ähnlichen. Sie sind für jedermann geeignet, besonders für Kinder und Sportbegeisterte: *Aconitum, Apis, Arnica* (innerlich und als Salbe, aber nicht auf offene Wunden), *Calendula* (als Salbe, Tinktur und Gel), *Cantharis, Carbo vegetabilis, Causticum, Hamamelis* (innerlich und als Salbe sowie Tinktur), *Hypericum, Ledum, Rhus toxicodendron, Ruta, Staphysagria, Symphytum, Urtica urens* (innerlich und äußerlich).

Es gibt auch Komplexmittel als Salben für die äußere Anwendung wie *Hypericum* mit *Calendula* und *Urtica* mit *Calendula.*

Arzneien für die Entbindung. Es sind sehr nützliche Hilfsmittel während der Geburt und danach. Sie werden feststellen, daß einige davon auch in den anderen Kategorien enthalten sind, weil sie sich vielseitig verwenden lassen: *Aconitum, Arnica, Belladonna, Calendula, Caulophyllum, Cimicifuga, Gelsemium, Ignatia, Hypericum, Pulsatilla, Rhus toxicodendron, Sepia, Staphysagria.*

Reiseapotheke. Bei der Zusammenstellung handelt es sich nur um die Grundausstattung, die Sie jedoch nach persönlichem Bedarf und individuellen Erfordernissen ergänzen können:
Aconitum (akute Angstzustände, Angst vor dem Fliegen, jegliche Art von plötzlichem Schock, erste Anzeichen einer Erkältung, Durchfall durch Überhitzung), *Aloe* (Reisedurchfall, sofern die Symptome entsprechen), *Apis* (Insektenstiche), *Arnica* (jegliche Art von Trauma, Erschöpfung nach Jetlag; sollte man immer dabei haben), *Arsenicum* (spezifisches Mittel gegen Lebensmittelvergiftung), *Belladonna* (Beschwerden durch Sonnenstich wie Kopfschmerz), *Calendula* (Hautverletzungen, Sonnenbrand), *Carbo vegetabilis* (Kollaps durch Autoabgase), *Cocculus* (Reisekrankheit), *Gelsemium* (Angst vor dem Fliegen, sofern die Symptome entsprechen), *Hypericum* (Erste-Hilfe-Mittel bei Nervenverletzungen), *Ledum* (Insektenbisse, Stichwunden, insbesondere bei Gefahr von Tetanus), *Nux vomica* (übermäßiges Essen und Trinken, Kater), *Podophyllum* (Durchfall, sofern Symptome entsprechen), *Rhus toxicodendron* (Verstauchungen, Zerrungen, Nesselausschlag), *Symphytum* (Knochenbrüche, Augenverletzungen), *Urtica urens* (Nesselausschlag).

Potenzen. Idealerweise hat man die Arzneien sowohl in der Potenz C6 und C30 vorrätig. Welche man anwendet, hängt von der Schwere der Beschwerden ab. Die Potenz C6 ist in den meisten Naturkostgeschäften und Apotheken fertig erhältlich. Wenn Sie sich auf nur eine Potenz beschränken wollen, empfiehlt sich die sehr wirksame niedere C30.

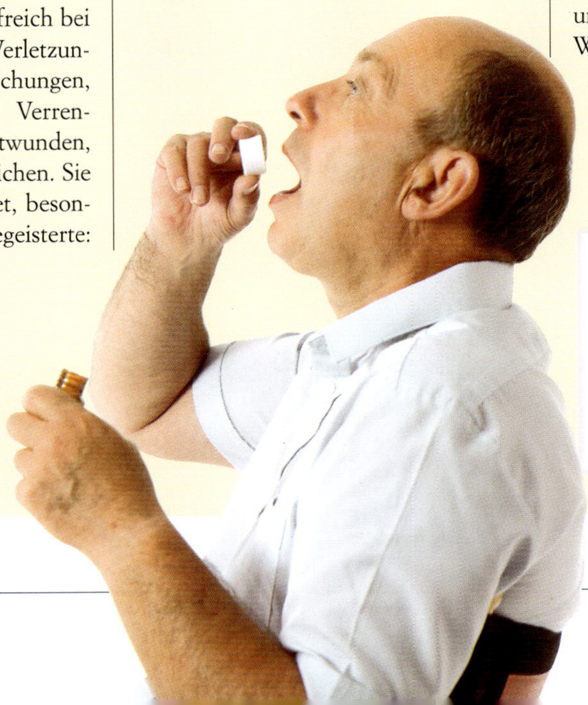

Die Arznei so wenig wie möglich berühren. Man schüttet die Tablette oder die Globuli in den Behälterverschluß und gibt sie unmittelbar in den Mund.

VORSICHT

Bewahren Sie die Arzneien in Fläschchen auf, stellen Sie sie niemals ins direkte Sonnenlicht und halten Sie sie von intensiven Gerüchen fern.

Eine Fallstudie

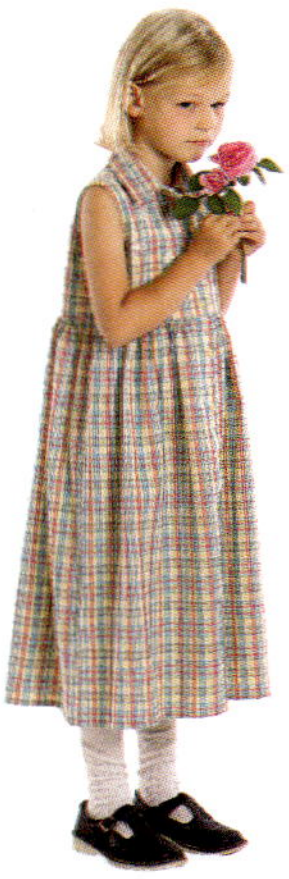

Diese Fallgeschichte beschreibt die Anwendung von Homöopathika in einer Notfallsituation. Achten Sie auf die wichtigsten Symptome der Beschwerden im Moment ihres Auftretens. Hören Sie dem Patienten genau zu, wenn er seinen Zustand beschreibt. Wo treten die Schmerzen auf? Wie äußern sie sich? Wodurch treten Besserung oder Verschlimmerung ein? Druck? Wärme? Kühlung? Verschaffen Sie sich einen genauen Eindruck vom Befinden des Patienten, besonders bei Kindern. Ist der Patient unruhig und in welchem Grad? Gesichtsfarbe? Allgemeine Stimmungslage? Geweitete Pupillen? Wählen Sie von allen Symptomen das deutlichste und stärkste aus, um das Mittel zu bestimmen.

Ihre Tochter ist normalerweise ausgeglichen und fröhlich.

Ihre Tochter wacht in den frühen Morgenstunden laut weinend auf. Sie hat eindeutig große Schmerzen. Beim Zubettgehen war sie noch lustig und munter. Sie stellen fest, daß ihr Gesicht stark gerötet und das Kind am ganzen Körper so heiß ist, als würde es die Hitze abstrahlen. Ganz offensichtlich hat das Kind Fieber, aber es schwitzt nicht.

Die Kleine legt die Hand aufs rechte Ohr: hier tut es weh. Sie ist stark erregt, wirft die Bettdecke ab, will nicht getröstet werden und stößt Sie weg. Sie bieten ihr ein Getränk an, aber sie lehnt ab.

Beim Weinen stammelt sie etwas von Spinnen, die überall auf ihrem Bett herumkriechen und vor denen sie sich fürchtet. Normalerweise ist Ihre Tochter ein freundliches, fröhliches, selbständiges, liebes und ausgeglichenes Kind.

Es scheint, als habe Ihre Tochter eine Ohrenentzündung. Welches sind die Symptome?

- Am Abend vorher war alles in Ordnung, jetzt hat sie hohes Fieber.
- Der Körper ist heiß, das Gesicht gerötet, aber das Kind schwitzt nicht.
- Sie hat große Schmerzen im entzündeten Ohr – Ohrenschmerzen.
- Sie hat eine miserable Stimmung.
- Sie möchte nichts trinken.
- Sie bildet sich ein, daß Spinnen über ihr Bett laufen.

Welche Entsprechungen bestehen zwischen diesen Symptomen und denen im Repertorium?

- Akuter Beginn
- Trockenes Fieber, gerötetes Gesicht (zwei Symptome)
- Ohrenschmerzen
- Erregte oder unruhige Stimmung
- Kein Durst
- Halluzinationen bei Fieber

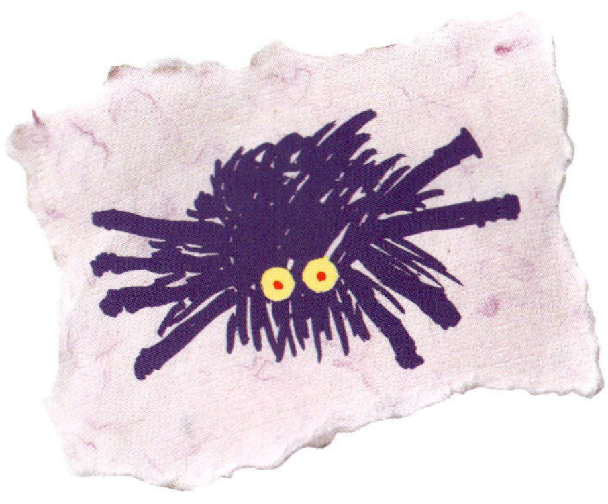

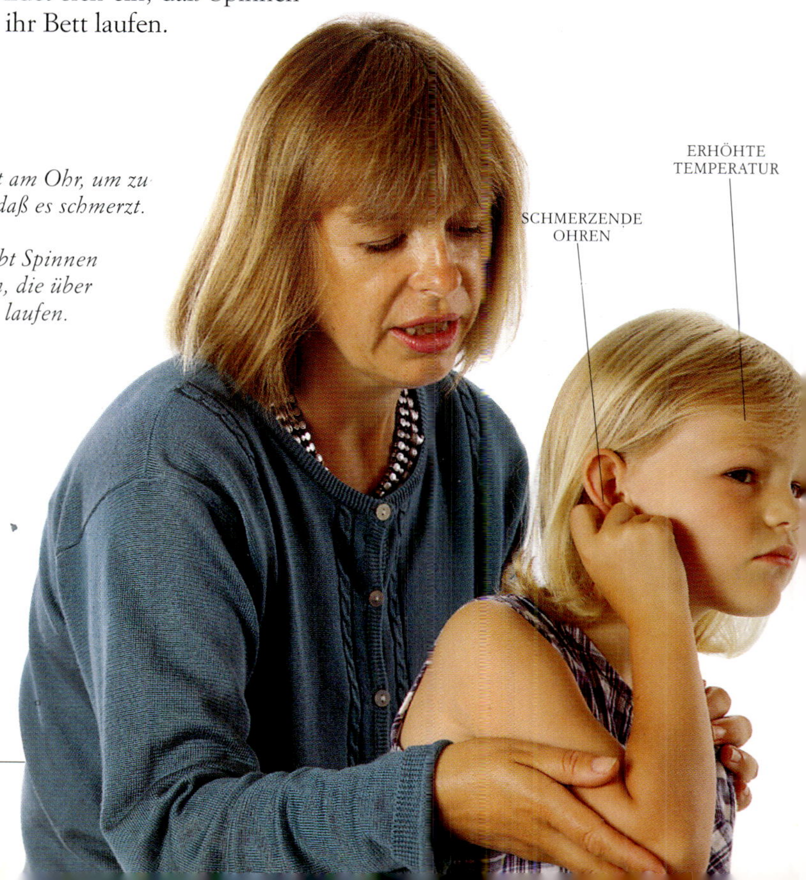

Sie zieht am Ohr, um zu zeigen, daß es schmerzt.

Sie glaubt Spinnen zu sehen, die über das Bett laufen.

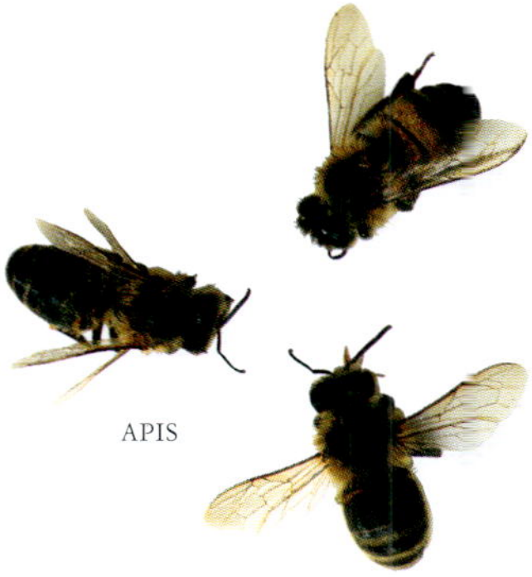

APIS

Apis *oder* Belladonna *können das richtige Mittel für die hier beschriebenen Symptome sein.*

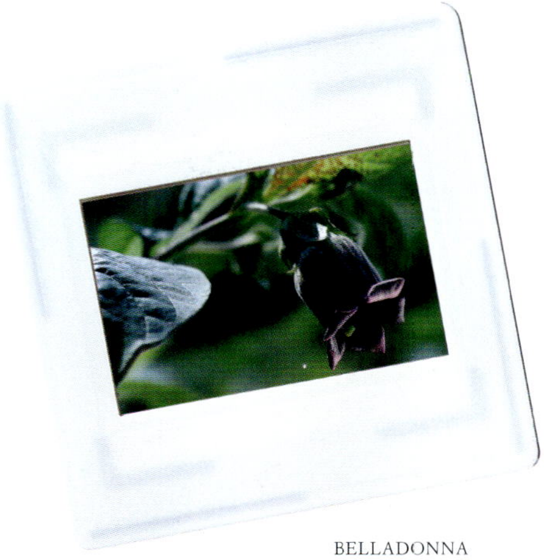

BELLADONNA

Das sind sieben eindeutige und stark ausgeprägte Symptome. Wenn Sie im Repertorium nachschlagen, finden Sie folgende Arzneien:

1. Akuter Beginn: *Acon., Apis, Bell., Canth., Coloc., Hep., Ip., Lach., Phyt., Verat.*

2. Trockenes Fieber: *Acon., Apis, Bell., Bry., Nux v., Phos., Rhus t.* Es gibt wesentlich mehr Mittel gegen Fieber, aber die Auswahl ist auf »trockenes Fieber« eingeengt.

3. Gerötetes Gesicht: *Acon., Apis, Bell., Bry., Cham., Gels., Lach., Phos., Rhus t., Sul.*

4. Ohrenschmerzen: *Acon., Apis, Bell., Calc., Cham., Hep., Kali bic., Lach., Lyc., Mag-p., Merc., Nux v., Puls., Sil., Sul.*

5. Stimmung erregt: *Ars., Bell., Bry., Cham., Coloc., Hep., Ign., Lyc., Nat-m., Nux v., Sep., Staph., Sul.*

6. Kein Durst: *Ant-t., Apis, Gels., Ip., Puls., Verat.*

7. Halluzinationen: *Bell.*

Belladonna scheint das geeignetste Mittel zu sein, denn es ist bei sechs von sieben Symptomen angezeigt und das einzige für Symptom 7. Sie lesen über *Belladonna* in der Materia Medica nach und erhalten die Bestätigung, daß es die richtige Arznei ist. Das Arzneimittelbild stimmt mit dem Krankheitsbild in vielen wichtigen Punkten überein.

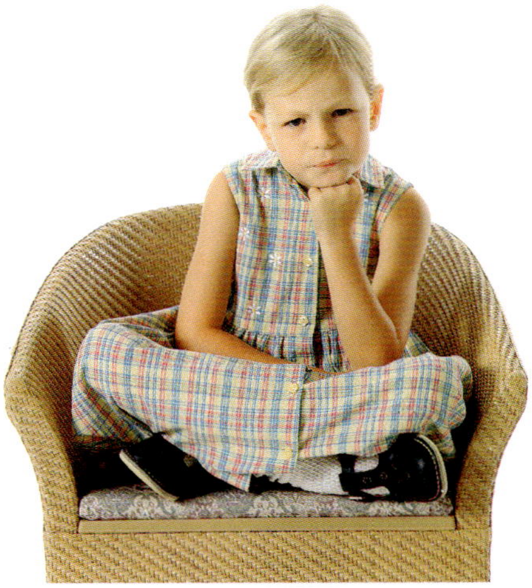

Ihre Tochter möchte allein sein und will nicht bemuttert werden.

Sie stellen außerdem fest, daß *Belladonna* »durstig« ist, ausgenommen bei Fieber.

Wenn Sie sich nur auf die ersten drei Symptome konzentriert hätten, wären *Acon., Apis* und *Bell.* angezeigt gewesen. Welche der drei Arzneien hätten Sie gewählt, wenn Ihre Tochter keine Halluzinationen gehabt hätte oder nur so schwache, daß sie Ihnen nicht auffielen?

Wenn Sie die Beschreibungen von *Aconitum* durchlesen, werden Sie feststellen, daß hier Angstgefühle den Gemütszustand bestimmen, nicht so sehr Erregung und Unruhe. Außerdem gehört brennender Durst zu den diesem Mittel zugeschriebenen Symptomen.

Apis scheint *Belladonna* sehr ähnlich zu sein, mit spontan auftretenden rechtsseitigen Ohrenschmerzen, Rötung und Entzündung mit trockener Hitze, kein Durst (Abneigung gegen Wasser), Unruhe und Erregbarkeit. Sie geben also Ihrer Tochter *Apis* C30, eine Dosis jede halbe Stunde, weil sich der Verlauf der Erkrankung sehr rasch vollzieht und die Schmerzen heftig sind, aber nach drei Dosen tritt keine Besserung ein. Sie entscheiden sich für *Belladonna* C30. Nach 15 Minuten beruhigt sich das Kind und wirkt schläfrig. Das ist eine positive Reaktion, und Sie verabreichen keine weiteren Gaben. Das Kind schläft ein, und auch Sie gehen wieder zu Bett. Am Morgen geht es Ihrer Tochter etwas schlechter, und Sie geben ihr eine Dosis *Belladonna* C30. Das Fieber ist abgeklungen, aber sie fühlt sich noch nicht völlig wohlauf. Sie setzen die Behandlung nur dann fort, wenn Sie feststellen, daß der Heilungsprozeß nicht vorankommt oder sich verlangsamt hat.

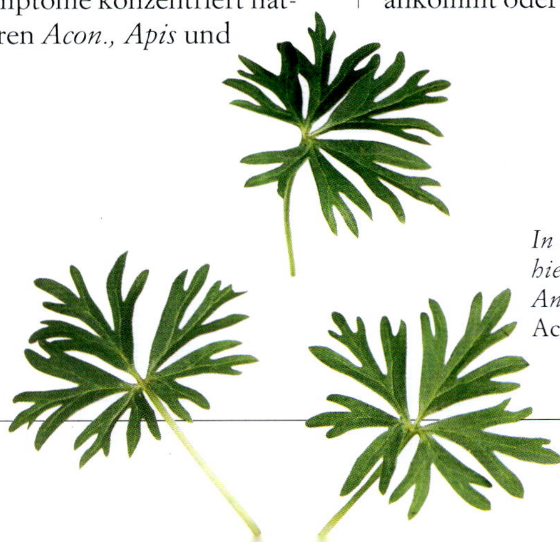

In ähnlichen Fällen wie hier, aber mit stärkeren Angstgefühlen, wäre Aconitum *angezeigt.*

Medizinisches Glossar

A

Abort: spontaner oder abrupter Abbruch der Schwangerschaft.
Abszeß: örtliche Eiteransammlung, gewöhnlich mit Rötung, Hitze, Schwellung und Schmerzen.
Akut: spontaner Beginn einer kurzen Erkrankung.
Angina: eitrige Mandeln, *siehe* Mandelentzündung.
Appendizitis: Blinddarmentzündung.
Atemwege: Nase, Rachen, Kehlkopf, Luftröhren, Bronchien, Lungenbläschen.
Aufblähung: anomale Schwellungen, hauptsächlich im Bauch.
Ausscheidung: Absonderung der Schleimhäute oder anderer Substanzen aus dem Körper.
Aversion: starke Abneigung, besonders gegen Nahrungsmittel und Getränke.

B

Bauchfell: Hautauskleidung des Bauchraumes.
Bindegewebe: Binde- und Stützgewebe, dessen Substanz nicht durch Druck, aber in bestimmten Fällen durch Zug beansprucht wird. Ermöglicht z. B. das Gleiten der Organe aneinander.
Bindehautentzündung: Rötung der Schleimhaut an den Innenflächen der Augenlider.
Bluterguß: auch blauer Fleck genannt, Ansammlung von Blut im Gewebe, hervorgerufen durch Verletzung von Blutgefäßen.
Blutung: entsteht meistens durch Verletzungen von Blutgefäßen, z. B. bei Schnittwunden. Bei inneren Blutungen gelangt Blut in eine Körperhöhle wie Bauch oder Brust.

C

Chronisch: langanhaltender Zustand ohne merkliche Veränderungen.

D

Dammschnitt: Einschnitt in den Damm zwischen After und Scheide bei der Entbindung, um eine Überdehnung des Beckenbodens zu verhindern.
Dosis: Menge der verabreichten Arznei.
Drüsen: Organe, die in ihren Zellen Sekrete bilden und ausscheiden, zum Beispiel Speicheldrüsen oder Milchdrüsen. Die Lymphdrüsen scheiden keine Sekrete aus, sondern filtern Gewebsflüssigkeit. *Siehe* Lymphe.
Durchfall: häufige Ausscheidung von dünnem, wäßrigem Stuhl.

E

Eiterung: Reaktion des Körpers auf bestimmte Infektionen, bestehend aus Blutserum, weißen Blutkörperchen und Gewebe.
Entzündung: Reaktion des Blutgefäßsystems auf alle Arten von Schädigungen; äußert sich durch Rötung, Schwellung, Hitze und Schmerz.
Epiduralanästhesie: vorübergehende Unterbrechung der Erregungsleitung durch Injektion eines Betäubungsmittels in den Periduralraum des Wirbelkanals.
Erschütterung: Einwirkung von Schock oder stumpfen Gegenständen.

F

Fieber: erhöhte Körpertemperatur.
Flatulenz: Blähungen durch Gase oder Luft in Magen und Darm.
Furunkel: Eiterbeule mit Schwellung, Rötung und heftigen Schmerzen.

G

Gastrisch: den Magen betreffend.
Gastroenteritis: gleichzeitige Schleimhautentzündung des Magens und Dünndarms, vor allem durch Salmonellen verursacht.
Genitalapparat: Gesamtheit aller der Fortpflanzung dienenden Geschlechtsorgane.
Geschwür: ein tiefgreifender Defekt, Loch an der Oberfläche von Schleimhäuten, z. B. im Magen oder Darm.
Gürtelrose: sich durch Nervenschmerzen äußernde Krankheit bei Erwachsenen, die durch das Virus der Windpocken verursacht wird.

H

Halluzinationen: Sinnestäuschungen.
Hämatom: *siehe* Bluterguß.
Hämorrhagie: *siehe* Blutung.
Hämorrhoiden: traubenartige Erweiterungen im Venengeflecht des unteren Mastdarmendes.
Heißhunger: starkes Verlangen nach bestimmten Nahrungsmitteln oder Speisen.
Herpes zoster: *siehe* Gürtelrose.
Homöopathikum: homöopathisches Arzneimittel.
Hyperaktivität: übersteigerter Drang zu körperlicher Betätigung bei psychischer Unruhe.
Hypochondrie: Zustand übertriebener Angst um die Gesundheit.

I

Ischiassyndrom: von den Hüften in Gesäß und Beine ausstrahlende Schmerzen.

K

Kaiserschnitt: Entbindung mittels chirurgischen Eingriffs.
Katarrh: chronische Schleimhautentzündung mit fortwährender Absonderung dicken Schleims.
Kehlkopf: das Stimmorgan zwischen Rachen und Luftröhre.
Kehlkopfentzündung: Entzündung der Kehlkopfschleimhaut, meist einschließlich der Stimmbänder.
Keuchhusten: Infektion der Atemwege durch den Bacillus pertussis; sehr anstrengend, befällt meistens Kinder.
Klimakterium: *siehe* Wechseljahre.
Knochenhaut: Bindegewebsüberzug der Knochen.
Kolik: akute, schubweise auftretende Unterleibsschmerzen.
Konstitutionsmittel: im homöopathischen Sinn das Heilmittel, das dem Patienten in seiner Gesamtheit entspricht und seinem körperlichen, emotionalen und geistigen Krankheitsbild ähnlich ist.
Krampf: unwillkürliches, meist anfallsweise auftretendes, schmerzhaftes Zusammenziehen der Muskeln.
Krampfadern: Veränderung der Venen infolge von Bindegewebsschwäche; das Blut kann nicht gleichmäßig zum Herzen fließen und staut sich.

Kürettage: Ausschaben von Gewebe aus einem Hohlorgan, beispielsweise der Gebärmutter.

L

Lactose: Milchzucker.
Lähmung: die Unfähigkeit, einzelne Muskeln, Muskelgruppen oder Gliedmaßen willkürlich zu betätigen.
Laryngitis: *siehe* Kehlkopfentzündung.
Lazeration: Zerreißung, Einriß, z. B. von Gewebe und Bändern.
Lymphe: Gewebsflüssigkeit, z. B. der Inhalt von Hautbläschen.

M

Masern: sehr ansteckende, fiebrige Infektionskrankheit mit rot umrandeten weißlichen Flecken auf den Schleimhäuten der Wangen, Fieber und größeren, rötlich-runden Hautausschlägen.
Mastitis: Entzündung der weiblichen Brustdrüsen.
Materia Medica: Arzneimittelkatalog mit Informationen zu Ursprung und Eigenschaften von Heilmitteln.
Mazerieren: Gewinnung von Arzneiextrakten durch Ziehenlassen von Pflanzenteilen in Alkohol oder Wasser.
Menopause: *siehe* Wechseljahre.
Metastase: Ausbreitung einer Störung von einem Teil des Organismus zu einem andern.
Mittelohrentzündung: Mittelohreiterung, häufigste Erkrankung des Ohres.
Modalität: Faktoren, durch die Symptome schlimmer oder besser werden.
Mumps: akute Entzündung der Ohrspeicheldrüse mit Schwellung von Gesicht und Hals.

N

Nasennebenhöhlen: mit der Nasenhöhlen in Verbindung stehende Hohlräume im Schädelknochen.
Nesselausschlag: heftig juckende, leicht erhabene Flecke (Quaddeln) auf der Haut; treten plötzlich auf und verschwinden bald wieder.
Neuralgie: heftiger, bohrender, schneidender oder ziehender Nervenschmerz.

O

Ohrspeicheldrüse: speichelproduzierende Drüse unter dem äußeren Gehörgang.
Orchitis: Hodenentzündung.

P

Paralyse: Bewegungslähmung.
Peritonitis: Entzündung des Bauchfells.
Photophobie: Lichtscheu infolge Blendungsempfindlichkeit.
PMS: prämenstruelles Syndrom. Körperliche und psychische Veränderungen wenige Tage vor der Periode, z. B. Spannungsgefühl in der Brust oder Gereiztheit.
Potenz: im homöopathischen Sinne der Grad der Verdünnung der Urtinktur und die dadurch ausgelöste Heilwirkung.
Prostata: Vorsteherdrüse, eine unter der Harnblase gelegene Drüse, Teil der männlichen Geschlechtsorgane.
Prostatitis: Entzündung der Prostata.
Pseudokrupp: Entzündung von Kehlkopf und Luftröhre, gewöhnlich bei Kindern, mit krampfhafter Einschnürung der Kehle, Luftmangel, Atemnot.

R

Rheumatismus: alle schmerzhaften Erkrankungen der Muskeln und Gelenke.
Röteln: ansteckende Krankheit mit blassem, flüchtigem Ausschlag, der oft übersehen wird. *Siehe auch* Masern.

S

Salmonellen: krankheitserregende Bakteriengattung mit großer Ansteckungskraft.
Schlafstörungen: Schlaflosigkeit aus verschiedenen Ursachen wie Lärm, Zeitdruck sowie seelischen und körperlichen Störungen.
Schock: plötzlich einsetzende Kreislaufschwäche mit erheblicher Störung der Blutversorgung lebenswichtiger Organe.
Sinusitis: Entzündung der Nasennebenhöhlen.
Sodbrennen: Funktionsstörung des unteren Speiseröhrenschließmuskels mit brennendem Gefühl in der Kehle, ausgelöst durch Magensäfte.
Soor: eine an verschiedenen Körperteilen auftretende Hautpilzkrankheit.
Spasmen: *siehe* Krämpfe.
Speichel: die geruchs- und geschmacklosen Absonderungen der Speicheldrüsen.
Sputum: Auswurf, abgehustete Absonderungen der Atemwegsschleimhäute mit Beimischung von Speichel, Gewebeteilchen, Staub usw.
Steißbein: letzter Wirbel der Wirbelsäule.
Symptom: besonders charakteristisches Krankheitszeichen.

T

Trauma: körperliche (psychische) Schädigung infolge äußerer (emotionaler) Verletzungen.

U

Übelkeit: unangenehmes Gefühl, besonderes im Magen.
Ulkus: *siehe* Geschwür.
Unterleib: Teil des Körpers zwischen Brustkorb und Beckenboden.
Urticaria: *siehe* Nesselausschlag.

V

Verdauung: Umwandlung der Nahrungsbestandteile in eine Form, die von den Zellen verwertet werden kann.
Verrenkung: Schädigung von Gelenken, deren Teile durch Gewalteinwirkung aus der normalen Lage gebracht wurden.
Verschlimmerung: die Symptome werden stärker.
Verstopfung: Unfähigkeit zur Darmentleerung, ausgelöst durch Darmbewegungen, die den Stuhlgang behindern.

W

Wallungen: fliegende Hitze, unvermittelt auftretendes Hitzegefühl mit Erröten und Schweißausbruch.
Wechseljahre: Aufhören der Monatsblutungen und der Eierstocktätigkeit.
Windpocken: durch Viren ausgelöste, ansteckende Kinderkrankheit mit Fieber und Bildung von stecknadelkopf- oder linsengroßen Flecken hauptsächlich am Rumpf, die zu einem dunkelbraunen Schorf eintrocknen.

Z

Zäpfchen: Teil des weichen Gaumens bzw. Gaumensegels.
Zystitis: Blasenentzündung, Entzündung der Harnblase.

Literaturverzeichnis

Homöopathisches Arzneimittelverzeichnis – Remedia homeopathica, Herausgegeben von der Deutschen Homöopathie-Union, Karlsruhe.

Homöopathie-Jahrbuch, Stuttgart. Erscheint jährlich.

Enders, Norbert
Hausapotheke für den homöopathischen Patienten. Ein Lesebuch für Laien und Studierende, Heidelberg 1991

Enders, Norbert
Homöopathischer Hausschatz. Ein Lesebuch für studierende Laien und werdende Meister, Heidelberg 1988

Enders, Norbert
Homöopathische Reisefiebel. Ein Begleiter für unbeschwertes Reisen mit Notfallapotheke, Heidelberg 1992

Ganzer, Brigitte M.
Homöopathie leicht gemacht, Eschborn 1994

Hammond, Christopher
Praktische Homöopathie. Das neue Handbuch, München 1996

Huijsen, L. P.
Der Homöopathie-Führer. Ein Wegweiser zum Gebrauch homöopathischer Mittel, München 1991

Lockie, Andrew
Homöopathie-Handbuch für die ganze Familie, München 1996

Lockie, Andrew, und Geddes, Nicola, *Frauen-Handbuch der Homöopathie*, München 1994

Maury, E. A.
Homöopathie von A–Z. Die Behandlung alltäglicher Krankheiten mit einfachen und bewährten Mitteln, Stuttgart 1989

Meyer, Eric (Hrsg.)
Das große Handbuch der Homöopathie. Ein Ratgeber für die ganze Familie, Genf und München 1994

Richberg, Inga-Maria
Sanft heilen mit Homöopathie. Der einfache klassische Weg, München 1995

Sommer, Sven
GU-Kompaß Homöopathie, München 1996

Stübler, Martin
Homöopathische Arzneien. Krankheiten schonend behandeln, Stuttgart 1993

Stumpf, Werner
Kinder mit Homöopathie natürlich behandeln, München 1994

Stumpf, Werner
Der große GU-Ratgeber Homöopathie, München 1994

Sullivan, Karen (Hrsg.)
Heilen mit der Natur. Homöopathie, Kräuterkunde und Aromatherapie gegen Alltagsbeschwerden, Rheda-Wiedenbrück 1997

Urban, E.
Kleiner homöopathischer Ratgeber. Hausapotheke für daheim und unterwegs, Tenningen 1994

Vogt, Willi
Naturheilkunde für den Hausgebrauch, Boppard 1990

Wiesenauer, M.
Homöopathie. Ein individueller, schonender Weg zur Heilung, Stuttgart 1989

Wiesenauer, M., und Berger, R.
Homöopathie fürs Kind. Tips für Eltern, Stuttgart 1994

Wiesenauer, M., und Berger, R.
Homöopathie für Senioren, Stuttgart 1995

Bei der Könemann Verlagsgesellschaft sind in der Reihe *Alternative Heilkunde* folgende Titel erschienen:

Brown, Elizabeth
Alternative Medizin, Köln 1999

Lavery, Sheila, *Aromatherapie*, Köln 1999

Marks, Cassandra
Homöopathie, Köln 1999

außerdem:

Norman, Shealy C., *Die große Enzyklopädie der Heilkunde. Über 1000 Naturheilmittel zur Vorbeugung, Behandlung und Heilung von Beschwerden*, Köln 1999

Nützliche Adressen

August-Weihe-Institut für Homöopathische Medizin e.V.
Dr. med. G. Behnisch
Beneckestraße 11
32756 Detmold
Tel.: 05231-34151
Fax: 05231-34152

Bundesverband Patienten für Homöopathie e. V.
Lange Straße 47
37181 Hardegsen
Bei Anfragen adressierten und mit DM 2,20 frankierten normalen Briefumschlag beilegen.

Deutsche Homöopathie-Union
Ottostraße 24, 76227 Karlsruhe
Medizinisch-wissenschaftliche Fragen werden unter Servicetelefon 0721-4093193 beantwortet.
Mo–Do. von 9.30–12.30 und 13.00–16.30 Uhr
Freitag von 9.30–12.30 Uhr

Deutscher Zentralverein Homöopath. Ärzte e. V.
Alte Steige 3
72213 Altensteig

Hahnemannia – Deutscher Verband für Homöopathie und Lebenspflege e. V.
Kapuzinerweg 20
89150 Laichingen

Hufeland-Gesellschaft
Bahnhofplatz 8
75137 Karlsruhe

Karl u. Veronica Carstens-Stiftung
Barkhovenallee 1
45239 Essen

Niedersächsische Akademie für Homöopathie und Naturheilverfahren
Blumläger Kirchweg 1
29221 Celle
Tel.: 05141-71312
Fax: 05141-7985

Zentralverband der Ärzte für Naturheilverfahren
Alfredstraße 21
72250 Freudenstadt
Tel.: 07441-2151 Fax: 07441-87830

Naturärztliche Vereinigung der Schweiz
Postfach 127
CH-9110 Herisau

Österreichische Gesellschaft für Homöopathische Medizin
Mariahilferstraße 110
A-1070 Wien

British Homeopathic Association
27A Devonshire Street
London W1N 1RJ England

Society of Homeopaths
2 Artisan Road
Northampton NN1 4HU England

Centre d'Etudes Homéopathiques de France
228, Boulevard Raspail
F-75014 Paris

Societé Médical de Biothérapie
62, rue Beaubourg
F-75003 Paris

Homeopathic Council for Research and Education
50 Park Avenue
New York 10016 USA

International Foundation for Homeopathy
2366 Eastlake Avenue East
Suite 301
Seattle Washington
98102 USA

National Center for Homeopathy
801 North Fairfax Street
Suite 306
Alexandria, Virginia 22314 USA

Register

A

B

C

D

E

F

G

H

I

J

K

L

M